高职高专**国际护理专业**双语教材

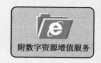

护理礼仪与沟通艺术

Nursing Etiquette and Communication Art

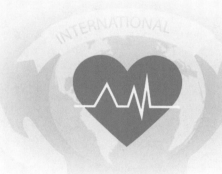

主编 刘 雯 王 娟

郑州大学出版社

图书在版编目（CIP）数据

护理礼仪与沟通艺术 = Nursing etiquette and communication art：汉英对照 ／ 刘雯，王娟主编. — 郑州：郑州大学出版社，2023. 9

高职高专国际护理专业双语教材

ISBN 978-7-5645-9331-5

Ⅰ. ①护…　Ⅱ. ①刘…②王…　Ⅲ. ①护理 - 礼仪 - 高等职业教育 - 教材 - 汉、英②护理学 - 人际关系学 - 高等职业教育 - 教材 - 汉、英　Ⅳ. ①R47

中国国家版本馆 CIP 数据核字（2023）第 005012 号

护理礼仪与沟通艺术

HULI LIYI YU GOUTONG YISHU

策划编辑	李龙传		封面设计	苏永生
责任编辑	张彦勤		版式设计	苏永生
责任校对	薛　晗		责任监制	李瑞卿

出版发行	郑州大学出版社		地　址	郑州市大学路 40 号（450052）
出 版 人	孙保营		网　址	http://www.zzup.cn
经　销	全国新华书店		发行电话	0371-66966070
印　刷	新乡市豫北印务有限公司			
开　本	850 mm×1 168 mm　1 / 16			
印　张	15		字　数	480 千字
版　次	2023 年 9 月第 1 版		印　次	2023 年 9 月第 1 次印刷

书　号	ISBN 978-7-5645-9331-5		定　价	59.00 元

高职高专国际护理专业双语教材

编写委员会

作者名单

主　编　刘　雯　王　娟

副主编　郭烘宇　陈莹莹　杨　兵

编　委　刘　雯　郑州铁路职业技术学院

　　　　王　娟　郑州铁路职业技术学院

　　　　郭烘宇　郑州铁路职业技术学院

　　　　陈莹莹　郑州铁路职业技术学院

　　　　杨　兵　郑州铁路职业技术学院

　　　　田　兴　郑州大学第一附属医院

　　　　院文倩　河南省人民医院

　　　　王　娜　郑州市第七人民医院

　　　　赵　云　郑州市第九人民医院

　　　　司延萍　云南中医药大学

序

"十四五"期间,我国经济社会发展以推动高质量发展为主题,加快构建国内大循环为主体、国内国际双循环相互促进的新发展格局。职业教育是我国高等教育的重要组成部分,肩负着服务国家战略、促进高质量发展的重任。伴随着"一带一路"倡议背景下的国际产能合作,职业教育迎来了前所未有的发展机遇。2019 年《国家职业教育改革实施方案》《中国教育现代化 2035》和《关于实施中国特色高水平高职学校和专业建设计划的意见》相继出台,建设一批引领改革、支撑发展、中国特色、世界水平的高等职业院校和骨干专业群,培养具有国际视野、通晓国际规则、能够参与国际事务和国际竞争的高素质技能人才成为未来一段时期指引我国职业教育改革发展的纲领性目标。

新目标开启新征程。在新的历史机遇期,职业院校应全面对标时代发展新要求,主动承担职业教育历史使命,积极扩大对外交流合作,吸收借鉴国际先进理念,开发建设一批原创性的国际化教学标准和教学资源,为打造技能人才培养高地、开创高质量发展新局面做出重要贡献。在此背景下,郑州铁路职业技术学院联合河南中医药大学、新乡医学院第一附属医院、郑州大学第一附属医院、河南省人民医院、郑州市第三人民医院、郑州市第九人民医院、郑州市第七人民医院、河南护理职业学院,汇集骨干力量,面向国内护理专业中外合作办学项目,开发了一系列中英双语教材。

本系列教材在编写过程中紧扣创新性的编写理念,充分反映了近年来职业院校在"三教改革"方面取得的丰硕成果,在内容和形式方面具有以下鲜明特征:

1. 在深化医教协同背景下,教材内容重吸收护理学发展的新知识、新技术、新方法,全面反映了岗位实际需求和课程建设成果,充分体现了产教融合的教学特点。

2. 教材编写过程中坚持以学生为本,以人的健康为中心,更加突出医德教育,注重人文实践。

3. 教材内容取材广泛,视野宽阔,吸收融合了国外优质教学资源,为学生将来从事跨国就业奠定坚实的基础。

4. 本套教材除了纸质版外,还配套了大量数字教学资源,可供学生自主学习。

本系列教材在编写和审定过程中,得到了加拿大诺奎斯特学院、郑州大学出版社的大力支持和帮助,在此深表感谢!编写期间相关人员参考了大量国内外专业书籍和教材,在此一并向有关作者致以谢意!

在本系列教材的编写过程中,全体编写人员本着高度负责的态度,克服了许多困难,几经修改,但因经验不足,时间仓促,书中可能有不足及错漏之处,恳请广大师生提出宝贵意见和建议,以冀再版时加以改进与完善。

许 珉

2022 年 12 月

Introduction

During the 14th Five-Year Plan period, Chinese economic and social development will focus on promoting high-quality development and accelerate the establishment of a dual circulation development pattern in which domestic economic cycle plays a leading role while international economic cycle remains its extension and supplement. Vocational education, as an important component of higher education in our country, bears the responsibility of serving national strategies and promoting high-quality development. With the international production capacity cooperation under the background of the Belt and Road Initiative, vocational education has ushered in unprecedented development opportunities. In 2019, the *National Vocational Education Reform Implementation Plan*, *China's Education Modernization* 2035 and *Opinions on the Implementation of the Construction Plan of High-level Vocational Schools and Majors with Chinese Characteristics* were successively issued. These documents aim to "establish a number of world-class vocational schools and key specialty groups with Chinese characteristics that lead reform and support development" and "cultivate highly skilled technical professionals with an international perspective, understanding of international rules, and the ability to participate in international affairs and competitions". These goals serve as the guiding principles for the future period of vocational education reform and development in China.

New goals start a new journey. In this new era of historical opportunities, vocational colleges should fully align themselves with the new requirements of development, actively assume the historical mission of vocational education, and proactively expand international exchanges and cooperation. They should absorb and learn from advanced international concepts, develop and establish a set of original internationalized teaching standards and teaching resources. By doing so, they will make significant contributions to the creation of a high-level talent training hub for technical skills and the establishment of a new phase of high-quality development. Against this backdrop, in 2021, Zhengzhou Railway Vocational & Technical College, in collaboration with Henan University of Chinese Medicine, the First Affiliated Hospital of Xinxiang Medical University, the First Affiliated Hospital of Zhengzhou University, Henan Provincial People's Hospital, the Third People's Hospital of Zhengzhou, the Ninth People's Hospital of Zhengzhou, the Seventh People's Hospital of Zhengzhou, and Henan Vocational College of Nursing, has gathered key resources to develop a series of bilingual (Chinese-English) teaching materials for domestic nursing cooperative education programs.

During the development of this teaching material series, the guiding principle of "innovation" was adhered to, reflecting the fruitful achievements of vocational colleges in the "reforms in teachers, teaching materials and teaching methods" in recent years. The materials exhibit the following distinct characteristics in terms of content and format.

1

1. In the context of deepening the collaboration between medical and educational institutions, the teaching materials emphasize the absorption of new knowledge, technologies, and methods in nursing development. They comprehensively reflect the actual demands of the profession and the achievements in curriculum development, fully embodying the teaching characteristics of industry−education integration.

2. Throughout the process of developing the teaching materials, a student−centered approach has been maintained, with a focus on the well−being of individuals. Emphasis has been placed on medical ethics education, and significant attention has been given to incorporate humanistic practices into the materials.

3. The teaching materials draw from a wide range of sources and have a broad perspective. They incorporate and integrate high−quality teaching resources from abroad, laying a solid foundation for students' future employment in multinational settings.

4. In addition to the printed version, this set of teaching materials is accompanied by a wealth of digital teaching resources, which can be used by students for self−directed learning.

We would like to express our deep gratitude for the strong support and assistance provided by NorQuest College in Canada and Zhengzhou University Press throughout the writing and approval process of this teaching material series. We also extend our thanks to the authors of the numerous domestic and international professional books and textbooks that were referenced during the writing process.

During the writing process of this teaching material series, all the authors approached their responsibilities with a high level of dedication. They overcame numerous challenges and made multiple revisions. However, due to limited experience and time constraints, there may be some shortcomings and errors. If any teachers or students encounter issues while using these materials, we sincerely request that you provide valuable feedback and suggestions. This will allow us to make improvements and enhancements in future editions.

December 2022

前　言

随着系统化整体护理在临床实践中的应用和发展,护理人员不仅应具有丰富的专业理论知识和熟练的操作技能,还应具有良好的职业形象、沟通能力及礼仪修养。护理礼仪与人际沟通是护理人文素质教育的重要组成部分,近年来受到了普遍重视。

本书紧紧围绕高等职业教育护理专业的人才培养目标,落实知识、技能、素养并重的理念,强化教材与临床的紧密联系,精准对接行业标准和岗位需求,以职业能力培养为目标,培养学生良好的护士行为规范和职业素养。

本教材分为10个项目,反映了高职教育教学改革最新理念,以单元项目模块、典型工作任务为主要形式。对编写体例进行了创新,注重科学性、先进性、启发性和实用性相结合,形成"学—做—练"一体化,将护理礼仪与人际沟通有机结合。同时,融入数字化教学资源(PPT、题库、案例、微课视频等),体现信息技术与高等职业教育深度融合,拓展学生的学习空间,促进优质教学资源的融合共享。

在本教材的编写过程中,我们参考了本行业国内外专家、学者的相关研究成果。编写团队全体成员付出了辛勤的劳动,各编者所在单位给予了大力的支持,在此一并表示诚挚的感谢。

鉴于编者水平的局限性,本书难免存在不足之处,敬请读者与同行不吝指正。

Preface

With the application and development of systematic holistic nursing in clinical practice, nursing staff should not only have rich professional theoretical knowledge and skilled operation skills, but also have good professional image, communication ability and etiquette cultivation. Nursing etiquette and interpersonal communication is an important part of nursing humanistic quality education, which has received widespread attention in recent years.

This textbook closely focuses on the talent training goal of nursing specialty in higher vocational education, implements the concept of attaching equal importance to knowledge, skills and quality, strengthens the close connection between teaching materials and clinical practice, accurately matches the industry standards and job requirements, and aims at cultivating professional ability, so as to cultivate students with good nurse behavior and professional quality.

This textbook reflects the latest concept of teaching reform in higher vocational education. The compilation of the textbook is divided into ten projects, mainly in the form of unit project modules and typical work tasks. The writing style was innovated, focusing on the combination of science, progressiveness, inspiration and practicality, forming the integration of "learning doing practice", and organically combining nursing etiquette and interpersonal communication. At the same time, integrate digital teaching resources, reflect the deep integration of information technology and higher vocational education, expand students' learning space, and promote the integration and sharing of high-quality teaching resources.

In the process of compiling this textbook, we have referred to the relevant research results of domestic and foreign experts and scholars in this industry. All members of the compilation team have paid a lot of hard work, and the units where the editors work have given great support. I would like to express my sincere thanks.

In view of the limitations of the editor's level, it is inevitable that there are omissions and inappropriate places in this book. Readers and colleagues are kindly requested to make corrections.

目 录

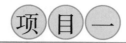

礼仪及护理礼仪
（Etiquette and Nursing Etiquette）

礼仪是人们在社会交往中形成的各种符合"礼"的精神及要求的行为准则或规范的总和。重礼仪、守礼法、行礼教已内化为一种民众的自觉意识而贯穿其心理与行为活动之中,成为中华民族的文化特质。在现代社会中,礼仪在各行各业都发挥着重要作用。随着医学模式的转变以及护理理念的成熟与发展,护理人员的工作范围和内容发生了巨大变化,护理人员要改善护理服务,提高护理质量,努力为民众提供安全、优质、满意的护理服务。因此,加强护理人员对礼仪的学习,已成为护理教育中不可缺少的重要课程。

礼仪及护理礼仪

Etiquette is the sum of various codes of conduct or norms in line with the spirit and requirements in social communication. Paying attention to etiquette, abiding by etiquette and practicing etiquette has been internalized into a public consciousness and runs through its psychological and behavioral activities, and it becomes the cultural characteristics of the Chinese nation. In modern society, etiquette plays an important role in all walks of life. With the transformation of medical mode and the mature and development of nursing concept, the work scope and content of nursing staff have changed greatly, it improves nursing services and the quality of nursing, and strives to provide people with safe, high-quality and satisfactory nursing services for the public. Therefore, strengthening the study of etiquette has become an indispensable and important course in nursing education.

任务一　礼仪概述（Overview of Etiquette）

任务目标

◆描述礼仪的特点、原则、功能。
◆知道礼仪的基本概念及礼仪的分类。
◆了解我国礼仪的起源与发展,学习礼仪的方法和意义。

"礼"是一种社会道德规范,是人们社会交际中的行为准则。礼貌、礼节、礼仪都属于"礼"的范畴。礼貌是表示尊重的言行规范,礼节是表示尊重的惯用形式和具体要求,礼仪仅是由一系列具体表示礼貌的礼节所构成的完整过程。礼貌、礼节、礼仪尽管名称不同,但都是人们在相互交往中表示尊敬、友好的行为,其本质都是尊重人、关心人。三者相辅相成,密不可分。礼是仪的本质,而仪则是礼的外在表现。礼貌是礼仪的基础,礼节是礼仪的基本组成部分。有礼貌而不懂礼节,往往容易失礼;谙熟礼节却流于形式,充其量只是客套。礼节只是一种具体的做法,而礼仪则是一个表示礼貌的系统、完整的过程。礼仪在层次上要高于礼貌、礼节,其内涵更深、更广,它由一系列具体的礼貌、礼节所构成。

Etiquette is a kind of socialethics and a code of conduct in social communication. Politeness, courtesy etiquette and etiquette all belong to the category of etiquette. Politeness is the code of words and deeds of respect. Courtesy etiquette is an usual form and specific requirements of respect. Etiquette is a complete process only composed of a series of specific courtesy.

一、我国礼仪的起源与发展(Origin and development of Chinese etiquette)

(一)礼仪的起源

礼仪起源于人类之初的原始社会,原始社会的生产力水平低下,人们对大自然缺乏科学的认知,当自然灾害来临时束手无策,充满了恐惧,也无法对其做出科学合理的解释,因此人们敬天畏神,通过祭天敬神的祭典仪式以求风调雨顺,赐福消灾,形成了早期的宗教与祭祀活动。这些祭祀活动在历史发展的过程中逐渐形成了相应的规范和制度,最终成为正式的祭祀礼仪。这些祭祀活动和祭祀形式经过世代的演变、沉淀、累积,逐渐形成了一套相对完善的礼仪规范并且流传下来。人们将敬神祈福活动中的一系列行为扩展到各种人际交往活动中,从最初的祭祀之礼扩展到社会各个领域,形成了礼仪。

为了生存,人以群居形式生活,人与人之间进行交往、协作,共同生活。在交往活动中人们会习惯用一些动作向对方表达自己的意向和情感,这种习惯和惯例的延续就形成了约定俗成的习俗。习俗经过长时间沿袭,自然而然地被人们自觉遵守并且被统一规范,形成了后来的礼仪。如原始人类是赤身裸体的,后来穿着动物毛皮等。首要目的是保暖,形成了穿衣的习俗;随着社会的进步,另一个目的出现了——遮羞;随着社会的进一步发展,不同性别、不同场合、不同季节,穿衣都有不同要求,这就逐渐形成了穿衣的礼仪。其他各种不同形式的礼仪,大部分都是如此形成的。

(二)礼仪的发展

礼仪是伴随着历史和文化而产生和发展的,礼仪的形成和发展经历了从无到有、从低级到高级、从零散到完整的过程。从历史发展的角度来看,其演变过程可以分5个阶段。

1. 礼仪的起源时期——夏朝以前(公元前21世纪前) 原始社会中、晚期(约旧石器时代)出现了早期礼仪的萌芽阶段。整个原始社会是礼仪的萌芽时期,礼仪较为简单和虔诚,还不具有阶级性。内容包括:制定了明确血缘关系的婚嫁礼仪;区别了部族内部尊卑等级的礼制;为祭天敬神而确定的一些祭典仪式;制定了一些在人们的相互交往中表示礼节和表示恭敬的动作。

2. 礼仪的形成时期——夏、商、西周3代(公元前21世纪—公元前771年) 我国进入青铜器时代后,人类社会进入奴隶社会,统治阶级为了巩固自己的统治地位而将原始的宗教礼仪发展成符合奴隶社会统治需要的礼制,礼仪被印上了阶级的烙印。这个阶段的礼仪涵盖政治、婚姻、家庭、宗教等各方面,我国第一次形成了比较完整的国家礼仪与制度。如周代的礼仪著作"三礼"(《周礼》《仪礼》《礼记》),是中国最早的礼制百科全书。其中《周礼》侧重政治制度,《仪礼》侧重行为规范,《礼记》侧重对礼的各个分支做出符合统治者需要的理论说明。"三礼"将人们的行为举止、心理情操等纳入一个尊卑有序的模式中,要求人们按礼而行;《周礼》书中记载的"五礼",即吉礼、凶礼、宾礼、军礼、嘉礼,是一整套涉及社会生活各方面的规范和行为标准,也是当时治国安邦的典籍。"三礼"是中国古代礼仪形成的标志,并对中国后世的礼仪产生了重大的影响。

3. 礼仪的变革时期——春秋战国时期(公元前 771 年—公元前 221 年)　春秋战国时期,是奴隶社会向封建社会过渡的时期。这一时期,学术界形成了百家争鸣的局面,出现了以孔子、孟子、荀子为代表的一批礼学家,他们系统地发展和革新了礼仪理论,对礼仪的起源、本质和功能进行了系统阐述,第一次在理论上全面而深刻地论述了社会等级秩序划分及其意义。

孔子对礼仪非常重视,把"礼"看成是治国、安邦、平定天下的基础。他认为"不学礼,无以立""质胜文则野,文胜质则史。文质彬彬,然后君子"。他要求人们用礼的规范来约束自己的行为,要做到"非礼勿视,非礼勿听,非礼勿言,非礼勿动"。倡导"仁者爱人",强调人与人之间要有同情心,要相互关心,彼此尊重。

孟子是战国时期儒家思想的主要代表人物,他将孔子的"仁学"发扬光大,主张"以德服人""舍生取义",他将礼解释为对尊长和宾客严肃而有礼貌,并将礼看作人性善的发端之一。荀子是战国末期的大思想家,他主张"隆礼""重法",提倡礼法并重。

荀子把"礼"作为人生哲学思想的核心,把"礼"看作做人的根本目的和最高理想,"礼者,人道之极也"。他认为"礼"既是目标、理想,又是行为过程,强调"人无礼则不生,事无礼则不成,国无礼则不宁"。在这一时期,孔孟思想构成了中国传统礼仪文化的基本精神,对古代中国礼仪的发展产生了深远的影响。

4. 礼仪的强化时期——秦汉到清末(公元前 221 年—1911 年)　进入封建社会后,孔子的儒家思想作为封建社会的统治思想,为统治阶级服务。西汉初期,叔孙通协助汉高帝刘邦制定了朝礼之仪,发展了礼的仪式和礼节。思想家董仲舒,把儒家礼仪具体概括为"三纲五常":"三纲"即"君为臣纲、父为子纲、夫为妻纲";"五常"即"仁、义、礼、智、信"。宋代时出现了以儒家思想为基础,兼容道学、佛学思想的理学,朱熹指出:"仁莫大于父子,义莫大于君臣,是谓三纲之要,五常之本。"此时,对妇女提出了"三从四德"的道德礼仪要求,"三从"即"在家从父、出嫁从夫、夫死从子","四德"即"妇德、妇言、妇容、妇功"。在盛唐时期,封建礼仪得到了进一步强化;元清两朝,少数民族入主中原,虽然给中国传统礼仪带来了冲击,但最终也被中国传统礼仪融合。在强化期的 2 000 多年里,随着朝代的变换,礼仪一直在发展、在融合,但始终为统治阶级所利用和服务,是维护封建社会等级秩序的重要工具。这一时期礼仪的重要特点是尊君抑臣、尊夫抑妇、尊父抑子、尊神抑人。在漫长的历史演变过程中,它逐渐变成妨碍人类个性自由发展、阻挠人类平等交往、桎梏思想自由的精神枷锁。纵观封建社会的礼仪,内容大致有涉及国家政治的礼制和家庭伦理两类。这一时期的礼仪构成中华传统礼仪的主体。

清末时期,随着西方列强的入侵,中国社会沦为半殖民地半封建社会,一些西方礼仪传入中国,与中国传统礼仪形成一个礼仪道德大杂绘。中国传统礼仪文化受到了西方礼仪的巨大冲击,进入了黑暗时期,礼仪的发展停滞不前。

5. 现代礼仪的发展时期——辛亥革命以后(1911 年—至今)　辛亥革命以后,受西方资产阶级"自由、平等、民主、博爱"等思想的影响,中国传统礼仪的规范和制度受到强烈冲击。"五四"新文化运动对腐朽、落后的礼教进行了清算,符合时代要求的礼仪被继承、完善、流传,那些繁文缛节逐渐被抛弃,同时接受了一些国际上通用的礼仪形式。新的礼仪标准、价值观念得到推广和传播。中华人民共和国成立后,摒弃了"神权天命""愚忠愚孝""三从四德"等封建礼教,逐步确立了互相帮助、团结友爱的同志式关系和男女平等的新型社会关系。改革开放以来,随着中国与世界的交往日益频繁,一些西方先进的礼仪传入我国,尊老爱幼、讲究信义、以诚待人、先人后己、礼尚往来等中国传统礼仪中的精华得到继承和发扬。党的十八大以来,习近平总书记提出社会主义核心价值观和弘扬中华民族传统文化,礼仪文化作为中国传统文化之一,其中蕴含着中国传统文化价值观的思想精华和道德精髓,构成了社会主义礼仪的基本框架。许多礼仪从内容到形式都在不断变革,现代礼仪的发展进入了全新的发展时期,各行各业的礼仪规范纷纷出台。随着社会的进步、科技的发展和国际交往的增多,礼仪必将得到进一步的完善和发展。

Etiquette originated in the primitive society at the beginning of human beings. The productivity level of primitive society is low, people lack of scientific cognition of nature, when natural disasters are helpless, full of fear, also cannot make a scientific and reasonable explanation, so people respect God and fear of God, through priest ceremony achieving good weather, blessing disaster, it formed the early religious and sacrificial activities. People will a series of prayer activities extend to various interpersonal activities, and the original ritual expanding to various fields of society, forms etiquette.

Etiquette is produced and developed along with history and culture. The formation and development of etiquette have experienced a gradual development process of developing from nothing, from low to advanced, from scattered to complete. From the perspective of historical development, its evolution process can be divided into five stages.

The embryonic stage of early etiquette appeared in the middle and late society (Old Paleolithic). The infancy of etiquette is in the whole primitive society and it is relatively simple and pious, but not class.

After our country entered the Bronze Age, human society entered the slave society. In order to consolidate its ruling position, the ruling class developed the primitive religious etiquette into an etiquette system in line with the needs of the rule of the slave society. Etiquette was printed with the brand of the class. At this stage, the etiquette content covers politics, marriage, family, religion and other aspects, and China formed a relatively complete national etiquette and system for the first time.

The Spring and Autumn Period and the Warring States Period were the transition from slavery to the feudal system. In the period, the academic circle formed a situation of contention, it appeared a group of ritualists represented by Confucius, Mencius, Xunzi systematically developed and innovated the etiquette theory. They systematically elaborated the origin, essence and function of etiquette. They discussed comprehensively and profoundly the social hierarchical order classification and its significancein theory for the first time.

In the more than 2 000 years of the strengthening period, with the transformation of dynasties, etiquette has been developing in the integration, but it is always used and served by the ruling class, and it is an important tool to maintain the hierarchical order of the feudal society. The etiquette of the period constitutes to the main body of the traditional etiquette.

In the end of the Qing Dynasty, with the invasion of Western powers, China became a semi-colonial and semi-feudal society. Some Western etiquette was introduced into China, which formed moral multiple with traditional Chinese etiquette. Chinese traditional etiquette culture had been greatly impacted by Western etiquette, which entered the dark period, and its development stagnated.

Many etiquette are constantly changing from content to form, the development of modern etiquette has entered a new period of development, etiquette norms of all walks of life have been introduced. With the progress of society, the development of science and technology and the increase of international exchanges, the etiquette will be further improved and developed.

二、礼仪的特点和基本原则(Characteristics and basic principles of etiquette)

(一)礼仪的特点

1. 继承性　礼仪规范将人们交往中约定俗成的行为定式固定并沿袭下来,形成了礼仪的继承性的特点。现代礼仪就是在我国传统礼仪的基础上逐渐发展并完善起来的,礼仪的发展是一个剔除糟粕、继承精华的过程。尊老爱幼、与人为善等传统精华礼仪得到了现代礼仪的肯定和发扬,特权思想、男尊女卑等糟粕礼仪则得到根除。

2. 差异性　不同国家、不同地区、不同民族的政治体制、经济发展水平和文化背景不同,导致礼仪存在着明显的地域差异性和民族差异性,如见面问候时,有拱手礼、鞠躬礼、合十礼、拥抱礼、亲吻礼、吻手礼等。此外,礼仪也有职业差异性,如商贸、医疗、外交等行业礼仪各具特色。护理礼仪在仪容、举止、服饰等方面都有特殊要求。

3. 通用性　人们在社会交往中离不开礼仪规范的制约。虽然不同国家、不同地区、不同民族的礼仪规范不尽相同,但随着对外开放,国际交往日益频繁,它早已跨越了国家和民族的界限,逐渐转化成国际通用礼仪,如名片礼、鲜花礼、握手礼等。

4. 时代性　礼仪会随着时代的发展,地点、环境、人物等方面的变化而变化,因此,礼仪具有明显的时代特征,打着时代的烙印。在古代,女性的社会地位和家庭地位低下,人们要求女性"三从四德",认为"女子无才便是德",而现代社会,女性在家庭、受教育程度、工作等方面不再受到歧视。随着时代的进步和社会的不断发展,礼仪必须推陈出新,与时代同步。

5. 可操作性　礼仪来源于社会实践,因此礼仪具有很强的可操作性。只有在学好礼仪理论知识的基础上,注重将理论应用于实践,并在实践中不断演练,才能不断提高礼仪素养,达到学礼贵在用的目的。

6. 针对性　礼仪只有在特定的交际场合中使用才能发挥很好的效果。如果离开了特定的范围、特定的场合,礼仪就不一定适用了。如"欢迎光临""欢迎下次再来"这些礼貌用语如果在酒店使用,会使服务对象感到温馨,可如果在医院说这样的话就可能适得其反。

(二)礼仪的基本原则

1. 遵守的原则　在人际交往过程中,每个人都必须自觉自愿地遵守礼仪规则,以礼仪规范自己的言行举止,不论其身份高低、财富多寡。否则,交际就难以成功,甚至会受到公众的谴责。

2. 自律的原则　自律出自《左传·哀公十六年》,意为遵循法纪,自我约束。礼仪规范是由对待自己的要求和对待他人的做法两个部分组成。学习、应用礼仪最重要的就是自我要求、自我约束和自我反省。如果不能律己,只求律人,遵守礼仪便无从谈起。

3. 宽容的原则　宽容就是要求人们在交际活动中既要严于律己,又要宽以待人。礼仪的基本要求是尊重人,在人际交往中,尊重人实际就是尊重他人的个人选择,不强求他人与自己完全一致,要多理解、多体谅别人,不可求全责备,过分苛求,这样才能保持和谐的人际关系。

4. 敬人的原则　敬人即互相尊敬、互相谦让、友好相待、和睦共处。它是礼仪的核心内容之一,也是礼仪的最终目的。在人际交往中要时刻怀有敬人之心,处处不可失敬于人,既不能伤害他人的尊严,也不能侮辱他人的人格。孔子有云:礼者,敬人也。此语道出了礼仪的灵魂。

5. 平等的原则　在交往过程中,对人应一视同仁,以诚相待,不能因为与交往对象之间存在年龄、性别、职业、文化、种族、身份、地位、财富以及与自己的关系亲疏远近等方面的不同,就厚此薄彼、区别对待。

6. 真诚的原则　在运用礼仪时务必诚实无欺、言行一致、表里如一,不能言行不一、口是心非。

交际活动作为人与人之间信息传递、情感交流的载体,如果缺乏真诚,就无法达到交际的效果。

7. 适度的原则 要求人们在应用礼仪时注意技巧,把握分寸,适度得体。既要真诚友好,又不能虚伪客套;既要彬彬有礼,又不能低三下四;既要优雅得体,又不能夸张造作。

8. 从俗的原则 俗语云:十里不同风,百里不同俗。由于国情、民俗、文化背景的差异,不同国家、不同民族、不同地区有着不同的风俗习惯和礼仪禁忌。在人际交往中应尊重对方,入乡随俗,切勿目中无人、自以为是,甚至批评或否定他人的风俗习惯。

Characteristics of etiquette:

√ Etiquette norms fix and inherit the conventional behavior patterns in people's communication, forming the characteristics of the inheritance of etiquette.

√ Different political systems, economic development level and cultural background of different countries, different regions and different nationalities differ, leading to obvious regional differences and ethnic differences in etiquette.

√ Although different countries, different regions, different ethnic groups of the etiquette norms are different, but with the opening to the outside world, international exchanges are increasingly frequent, it has already gradually transformed into the international common etiquette.

√ With the progress of the times and the continuous development of society, etiquette must bring forth the new and synchronize with the times.

√ Etiquette comes from social practice, so etiquette has a strong operability.

√ Etiquette is only used in a specific communicative occasion to play a very good effect, if etiquetteleft from a certain scope, a specific occasion, it is not necessarily applicable.

Basic principles of etiquette:

√ In the process of interpersonal communication, everyone must consciously and voluntarily abide by the rules of etiquette.

√ The most important thing in learning and applying the etiquette is the self-requirement, self-restraint and self-reflection.

√ People should be both strict with themselves and forgive others in their social activities.

√ In interpersonal communication, we should always have the heart of respect, and never disrespect others everywhere, neither to hurt the dignity of others, nor to insult the personality of others.

√ In the process of communication, people should be treated equally, and sincerity.

√ When using etiquette, we must be honest, and our words and deeds consistent.

√ People pay attention to the application of etiquette skills, and they should be appropriate and decent.

√ In interpersonal communication, we should respect each other, do as the Romans do, but not be arrogant, self-righteous, or even criticize or deny the customs of others.

三、礼仪的基本功能(Basic functions of etiquette)

在人际交往中,人们可以根据各种礼仪规范处理人与人之间的关系,礼仪是塑造形象的重要方式,是化解矛盾、增强感情的催化剂,是公共场所文明的标志,是职业的要求,也是事业成功的条件。礼仪具有多方面的功能,主要表现在以下几个方面。

1. 沟通的功能 在人际交往之初,一个亲切的微笑、一声热情的问候均可以增加好感,拉近双方的距离,从而达到沟通和交流的目的。

2. 协调的功能 礼仪是人际关系的润滑剂,人们在人际交往的过程中,都需遵循和符合一定的礼仪规范。现代社会的人际关系日益复杂,对人们的社交能力的要求也越来越高,只有规范自己的仪表、仪态,才能更好地向交往对象表达自己的尊重和友好,从而达到联络感情、消除隔阂、协调关系和化解矛盾的目的。

3. 维护的功能 礼仪是一个国家文明程度的体现,约束着人们的态度和动机,规范着行为方式,协调着人际关系,维护着正常的社会秩序,起到了法律不能起到的作用。在社会生活中,每个人都应加强礼仪修养,做到讲究礼仪、互谅互让、和谐共处。

4. 教育的功能 礼仪蕴含着丰富的文化内涵,潜移默化地净化人们的心灵,通过评价、劝阻等教育方式纠正人们的错误行为习惯,又用示范、榜样的方式去影响和带动周围的人,使人们在耳濡目染中受到教育。

In interpersonal communication, people can deal with the relationship between people according to various etiquette norms, etiquette is an important way to shape the image, the catalyst for resolving conflicts and enhance feelings, the symbol of civilization in public places, the requirement of occupation, and the condition for career success. Etiquette has many functions, mainly includes the following four aspects: communication, coordinate, maintenance, education.

四、学习礼仪的方法(Ways of learning etiquette)

良好的气质和礼仪,绝不是先天就具备的,更不是一蹴而就的,而是通过后天不断的学习和不懈的训练才逐渐形成的。要学好礼仪,必须充分发挥个人的主观能动性,注重理论联系实际,采取多种途径对礼仪规范进行学习。

1. 注重礼仪基础知识和相关知识的学习 礼仪从表面上看仅仅只是一个人的言谈举止,但实际上其中蕴藏着深厚的文化底蕴。因此,要注重礼仪基本知识和相关人文知识的学习,将所学到的古今中外的礼仪和相关文化知识内化为文明素质和修养,将日常的语言美、举止美、仪态美转化为内在美、气质美、风度美,领悟言谈举止中的文化意义,进而更加自觉地提升自己的文化素养,使护士的形象得到提升。

2. 循序渐进地开展护理礼仪的行为规范训练 学习护理礼仪是一个渐进的过程,不可急于求成,应该从基本的行为规范开始,而且必须坚持知行合一,将礼仪知识运用到日常生活中。例如,护士的站立、行走、端坐、蹲下、端治疗盘、持病历夹、推治疗车等姿态的训练,需要循序渐进、反复强化才能达到良好的效果。在养成优雅端庄的行为举止、掌握良好的语言沟通技巧之后,才能将其熟练地应用于护理实践中。

3. 将护理礼仪应用于其他护理课程的学习中 除了在护理礼仪实训课程中加强对护理礼仪行为规范的训练外,还应将护理礼仪应用于其他护理课程的学习中,尤其是在护理学基础课程的学习中,要主动将护理礼仪修养和沟通技巧融入各项护理操作中。例如,静脉输液的操作练习,要求将护理礼仪、沟通交流的知识和技巧融入其中,进行场景模拟练习,强化理论与实践结合的能力。

4. 结合临床实例进行模拟训练 模拟临床护理操作前、操作中、操作后护患沟通情景,结合护理美学、护理礼仪来规范自己的言行。因此,护理礼仪知识和技能的学习,不仅可以在课堂上完成,还应从课内活动向课外活动延伸,既可培训技能、检验课堂学习效果,又可丰富学习内容。在临床实际情景中对学过的护理礼仪知识进行巩固、强化,提高临场应变能力,学生走向工作岗位后能较快地适应临床环境。

To learn etiquette well, we must give full play to personal subjective initiative, pay attention to theory and practice, and we also adopt a variety of ways to learn etiquette norms.

● We should pay attention to the basic knowledge of etiquette and related humanistic knowledge. We will take the etiquette of ancient and modern and related cultural knowledge into civilization quality. Meanwhile, we will convert daily language beauty, behavior beauty, posture beauty into internal beauty, temperament beauty, demeanor beauty, and understand the cultural significance of speech. It will more consciously improve our cultural accomplishment and the image of the nurse.

● Learning nursing etiquette is a gradual process, it can not be eager to be succeed. We should start from the basic code of conduct, and we must adhere to the unity of knowledge and action. At the same time, etiquette knowledge should be applied to daily life.

● In addition to strengthening training on the codes of conduct in nursing etiquette training courses, nursing etiquette should also be applied to the study of other nursing courses.

● Students simulate the dialogues and communication scenes between patients and nurses before and after clinical nursing, meanwhile they combine nursing aesthetics and nursing etiquette to standardize own words and deeds.

（王　娟）

任务二　护理礼仪（Nursing Etiquette）

任务目标

◆ 描述护理礼仪的特点、原则、功能。
◆ 知道护理礼仪基本概念、分类。

护理人员要注意自身的礼仪形象。护理人员的服务对象是人,人是有生理、心理、精神、文化和社会等各方面需求的。护理人员的言谈、举止、仪表、态度等行为会对服务对象的身体和心理产生一定的影响。在现代整体护理工作中,护理礼仪不仅体现了护理人员的综合素质,更是代表了医院的整体形象。

Nurses should pay attention to their own etiquette image. The service object of caregivers is people, and people have physical, psychological, spiritual, cultural and social needs. The nursing staff's speech, behavior, appearance, attitude and other behavior will have a certain impact on the physical and psychological impact of the service object. In the modern overall nursing work, the nursing etiquette not only reflects the comprehensive quality of the nursing staff, but also represents the overall image of the hospital.

一、护理礼仪的概念与特征（Concept and characteristics of nursing etiquette）

（一）护理礼仪的概念和基本原则

1.护理礼仪的概念　护理礼仪属职业礼仪范畴，是护士在本职工作岗位上向患者提供护理服务时必须严格遵守的准则、程序和行为规范的体系总和。它既是护理工作者素质修养的外在表现，也是护理人员职业道德的具体表现，是护士与患者、患者家属、医护人员以及其他人员之间相互沟通的重要技巧。护理礼仪主要包括两方面的内容：护士内在的文化底蕴、素质修养和外在的仪表行为。这些内容通过礼节和仪式表现出来。

2.护理礼仪的基本原则　①行为、仪表端庄大方；②语言态度和蔼可亲；③操作技术娴熟准确；④护理服务主动周到；⑤工作作风认真严谨。

（二）护理礼仪的特征

作为护理工作过程中行为的基本规范和要求，护理礼仪具有其自身的特征。护理礼仪的特征包括礼仪的规范性、礼仪的强制性、礼仪的可行性、礼仪的传承性、礼仪的普遍性和社会性。下面主要介绍护理礼仪的规范性、强制性和可行性。

1.规范性　礼仪的规范性指的是人们在交际场合待人接物时必须遵守的行为规范。这种规范性不仅约束着人们在一切交际场合的言谈话语、行为举止，使之合乎礼仪，而且也是人们在一切交际场合必须采用的一种"通用语言"，是衡量他人、判断自己是否自律、敬人的一种尺度。护士在待人接物、律己敬人、行为举止等方面必须遵循护理职业标准和行为规范规定。这也是礼仪规范性的具体体现。如各医院对护士的服装有统一的规定及有各自规范的工作用语等。

2.强制性　护理人员提供的护理服务，实质上是由一系列专业性很强的护理操作技术组成的，如注射、发药、测体温、灌肠、导尿等，其目的是满足患者生理和心理需求，而护理礼仪也正是在这些操作实施过程中通过形体的举止和适当的言语得以体现的。每一项护理技术都不是护士随心所欲完成的，而是在相关法律、规章、制度、守则的基础上，严格遵循一套完整的专业技术操作规范才能完成。因此，在日常护理工作中，护理人员必须约束自己的一些不正确、非专业的行为和语言，严格遵循操作技术原则是为服务对象提供良好护理服务的重要保证。

3.可行性　护理礼仪详细而具体地规定了护士在护理活动中的仪容、仪态及操作时的要求，规范了护理人员的言谈举止。护理礼仪要求具体、通俗易懂、切实可行，易于学习和掌握，可广泛应用于日常护理活动中。

Nursing etiquette belongs to the category of professional etiquette. It is the sum of the norms, procedures and behavior norms that nurses must strictly abide by when providing nursing services to patients in nursing work.

Principles of nursing etiquette：

✓ Conduct and appearance are dignified and generous.

✓ Language is amiable.

✓ Operation technology is skilled and accurate.

✓ Nursing services are active and thoughtful.

✓ Work style is serious and rigorous.

Characteristics of nursing etiquette：

√The standardization of etiquette refers to the code of behavior that people must abide by when treating people in social situations. Nurses must follow the nursing professional standards and norms of conduct in terms of interpersonal behavior.

√In the daily nursing work, nurses must restrain their own some incorrect, non – professional behavior and language, and strictly follow the principle of operational technology. It is an important guarantee to provide good nursing services for the service object.

√Nursing etiquette detailed standards of the appearance, behaviors and operation requirements. Nursing etiquette requirements are specific, easy to understand, easy to learn and master.

二、护理礼仪的规范性(Normative of nursing etiquette)

护理礼仪作为护理工作内在的品质和灵魂,在现代护理教育中越来越被重视,并作为护理人员在工作中的行为准则。

1.仪表规范　得体的着装不仅能体现护士良好的精神风貌和较高的文化素养,还可增强护士的自信,提高其与人交往的能力。因此,护士端庄的仪表是建立良好护患关系的开端。护士着装应符合护理工作的职业特点:护士服应大方、合体、清洁,燕尾帽要戴正戴稳、高低适中;护士的工作发式应与护士帽相协调,与护士角色相适应;淡妆上岗,精神饱满,给患者以整洁俊美之感,赢得患者的尊重和信任。

2.职业用语规范　护士在护理工作中应熟练掌握和使用文明用语及职业用语。工作中应当以"请"字当头,"谢"字结尾。在接待患者或进行各项操作时,应根据患者不同的年龄、性别、职业、地位、文化背景等给患者一个合适的称谓,表示对患者的尊重;因护理操作失败给患者增加痛苦时,要说"对不起"表示歉意;患者提出问题时,应耐心倾听,做好解释、解答。

3.形体语言规范　形体语言是非语言交流的重要组成部分,尤其在日常护理工作中。比如:护士进出病区时挺胸抬头,平视前方,步履轻盈;患者向你走来时,要立即起身相迎;患者行动不便时,护士要主动出手相助;规范的形体语言,可使患者消除顾虑、减少紧张情绪、增加信任感。

4.技术操作规范　护士在进行各项护理操作时,动作要轻柔、娴熟,以减轻患者的痛苦和心理压力,给患者以安全感;护士除了要具备扎实的理论知识外,还要不断提高护理技能操作水平。护士对待患者应态度认真,对其病痛、伤残、死亡应给予同情和帮助,最大限度地减轻患者的痛苦,不可漠不关心或嬉笑诙谐,也不能哭泣悲哀。

5.职业形象规范　规范礼仪服务是体现护理职业道德,树立良好护理职业形象的有效手段。不能在护士办公室及病室内吃东西,不能接受患者的馈赠;在与患者对话时,应与患者处于同一高度。

Nursing etiquette, as the internal quality and soul of nursing work, has been increasingly attention in modern nursing education, and as the code of conduct for nursing staff in the work.

● Nurse dress should meet the professional characteristics of nursing work：nurse clothes should be generous, fit, clean, moderate; the nurse's hair should be coordinated with the nurse hat, and the nurse role; light makeup, full of spirit, give patients clean and beautiful sense to, win respect and trust.

● Nurses should master and use civilized language and professional language in nursing work.

● Body language is an important part of non–verbal communication, especially in daily nursing work, nurses should pay special attention. Standardized body language can enable patients to eliminate concerns, reduce tension and increase trust.

● When the nurses operat, the action should be gentle, skilled, it is useful to reduce the patient's pain and psychological pressure, to give patients a sense of security.

● Standardizing etiquette reflect nursing professional ethics, it is an effective means to establish a good nursing professional image.

三、护理礼仪在临床工作中的意义(Significance of nursing etiquette in clinical work)

1.护理礼仪能提高护理人员的自身素质,有助于塑造良好的个人形象 护士素有"白衣天使"之美称,这是人们对护士的赞美,更是人们对护士的高标准和高要求。护理礼仪不仅是一种职业行为,而且有丰富的文化内涵。它要求护士用礼仪的标准规范自己的言行、举止、态度等,体现出对服务对象的尊重、友好和关爱。它不仅可以提高护理人员的整体素质和文化修养,还可以让"白衣天使"的形象塑造得更加美好。

2.护理礼仪能优化护患关系,减少医疗纠纷 护患关系是护理人员与服务对象及其家属在一定条件下建立起来的人际关系,良好的护患关系应该建立在尊重、平等、信任、合作的基础上。在从事护理服务的过程中,护理人员端庄的仪表、得体的语言、文雅的举止、规范的操作可以给人留下良好的印象,从而得到服务对象更多的配合和支持,对患者的康复起到很大的促进作用。护理人员采用灵活的语言交流方式,更有利于加强沟通,减少医疗纠纷的发生。

3.护理礼仪能强化护理行为效果,提高护理质量 良好的护理礼仪不仅体现在护理操作中,而且融入了整个护理工作。护士通过学习护理礼仪,可以提高职业素养,让护理行为由被动变为主动,使自己对待工作更积极、更认真,从而有效地避免医疗事故及差错,提高护理质量。

4.护理礼仪有助于医护关系的融洽,增强协作精神 在新的医学模式下,为了让患者在住院期间得到最佳的诊疗护理,在工作中需要医护人员互相信任、互相支持、真诚合作。良好的礼仪修养往往是好的人际关系的开始,同事之间的一个微笑、一声问候、一句关切的话语就可以拉近彼此之间的距离,形成愉悦的工作环境。护理人员整洁的仪容、饱满的精神、干练的操作可取得他人的信任,有利于彼此合作。

5.护理礼仪能宣传护理人员的职业形象,赢得社会的认可 护理礼仪是塑造和宣传护理人员职业形象的主要方式。在临床上,个别护士对患者及其家属缺乏耐心,态度生硬,言语不敬,严重损害了护士形象,违背了"以人为本,关爱生命"的职业原则。因此,重视护理礼仪,提高护理队伍的整体素质,在规范的服务中体现护理人员崇高的职业道德是树立良好护士职业形象的重要方式。

6.护理礼仪能提升医院专业形象,增加医疗服务价值 护理人员与患者之间的接触是最频繁的,因此护理人员的形象成为影响医院公众形象的关键因素。护士个人在工作场所的仪容仪表、言谈举止,已不再是单纯的个人行为,而是代表了其所在的医院。因此,良好的护理礼仪有助于提高医院专业形象。

Nursing etiquette has a very important significance in clinical work, mainly including following aspects.

● Nursing etiquette can improve the quality of nursing staff and it helps to shape a good personal image.

● Nursing etiquette can optimize the relationship between protecting patients and reduce medical disputes.

- Nursing etiquette can strengthen the effect of nursing behavior, improve the quality of nursing.

- Nursing etiquette helps to the harmony of medical relationship and enhancethe spirit of cooperation.

- Nursing etiquette can promote the professional image of nursing staff and win the recognition of the society.

- Nursing etiquette can enhance the professional image of hospitals and increase the value of medical services.

课件

课后习题

知识拓展

（陈莹莹）

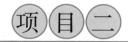

常用社交礼仪
（Daily Social Etiquette）

日常社交礼仪是人们在日常社会交往活动中应当遵守的礼仪规范。日常社交礼仪以尊重他人、建立和谐关系为目的，是人们在日常社会交往活动中逐步形成、沉淀和发展起来的一种文化，是人们内在修养和素质的外在表现。护士在护理工作中要与形形色色的人交往，掌握一定的日常社交礼仪知识并能恰到好处地加以应用，有助于护士在护理工作中建立良好的人际关系。日常社交礼仪还可使护理人员得到欢迎和尊重，以及更多的理解和支持。

Daily social etiquette is the etiquette standard that people should observe in their daily social communication activities. Daily social etiquette, with the purpose of giving respect for others and establishing harmonious relations, is a kind of culture gradually formed, precipitated and developed by people in the daily social communication activities. It is an external manifestation of people's inner cultivation and quality.

任务一　社交礼仪概述（Overview of Social Etiquette）

任务目标

◆ 掌握日常社交礼仪的基本含义。
◆ 熟悉日常社交礼仪应遵循的原则。

日常社交礼仪是人们在日常社会交往活动中应当遵守和恪守的礼仪规范。掌握一定的日常社交礼仪知识并能恰到好处地加以应用，能提升人的魅力，使其行为举止留给人们美好的印象，这有助于人们获得交往活动的成功。护士在护理工作中不可避免要与各种各样的人交往，掌握日常社交礼仪常识，有助于在护理工作中建立良好的人际关系。

Daily social etiquette is the etiquette standard that people should abide by in their daily social communication activities. Mastering a certain knowledge of daily social etiquette and properly applying, which can enhance human charm, make their behavior leave people a good impression, and help people to achieve the success of communication activities.

一、社交礼仪的概念（Concept of social etiquette）

社交又称为社会交往、社会交际，是人类生活中不可缺少的重要组成部分，是人们因为某种需要和目的与其他人建立和改善人际关系的活动。

基本交往礼仪

社交礼仪最初是指在较大、较隆重的场合，为表示对宾客的尊敬和友好，根据某些惯例而举行的礼宾仪式。后来根据社会生活中人际交往的需要，逐步发展为广义的礼仪，指人们在人际交往、社会交往和国际交往活动中用于表示尊重、亲善和友好的，大家共同遵循的律己敬人的道德行为规范、礼仪仪式，也可以说是人际交往中的约定俗成的以尊重、友好的习惯做法。社交礼仪受到物质水准、历史传统、文化心态、民族风俗等的影响。

Social etiquette is used to show respect, goodwill and friendship to follow the moral conduct and etiquette ceremony in interpersonal communication, social communication and international communication activities. It can also be said to be the convention of respect and friendly habits.

二、社交礼仪的内涵（Connotation of social etiquette）

1. 社交礼仪是一种道德行为规范　规范就是规矩、章法、条条框框，也就是说社交礼仪是对人的行为进行约束的条条框框，告诉人们应该要怎么做、不应该怎么做。如你到老师办公室办事，进门前要先敲门，若不敲门就直接闯进去是失礼的。社交礼仪比起法律、纪律，其约束力要弱得多。违反社交礼仪规范，只能让别人产生厌恶，别人不能对你进行制裁。因此，社交礼仪的约束要靠道德修养的自律。

2. 社交礼仪的直接目的是表示对他人的尊重　尊重是社交礼仪的本质。人都有被尊重的高级精神需要。当在社会交往活动过程中，按照社交礼仪的要求去做，人就会获得尊重的满足，从而获得愉悦，由此达到人与人之间关系的和谐。

3. 社交礼仪的根本目的是维护社会正常的生活秩序　没有礼仪，社会正常的生活秩序就会遭到破坏，在这方面，它和法律、纪律共同起作用，也正是因为这一目的，世界各国都非常重视社交礼仪规范建设。

4. 社交礼仪要求在人际交往、社会交往活动中遵守　这是礼仪范围，超出这个范围，社交礼仪规范就不一定适用了。如在公共场所穿拖鞋是失礼的，而在家穿拖鞋则是正常的。

> Connotation of social etiquette：
> ✓Social etiquette is a code of moral conduct.
> ✓The direct purpose of social etiquette is to show respect for others.
> ✓The fundamental purpose of social etiquette is to maintain the normal social life order.
> ✓We should observe social etiquette in interpersonal and social communication activities.

三、日常社交礼仪应遵循的原则（Principles of daily social etiquette）

1. 真诚、尊重　真诚是在交际过程中要做到诚实守信。不虚伪，是待人真心真意的友善表现。只有表现为对他人的正确认识，相信他人，尊重他人，真诚地奉献，才有丰硕的收获。社交活动作为人与人之间信息传递、情感交流、思想沟通的过程，如果缺乏真诚就无法保证达到良好的效果。

　　在社交场合中，要保持对对方人格的尊重，不损坏对方的人格和尊严。要避免以下误区：一种是在社交场合，一味地倾吐自己的所有真诚，甚至不管对象如何；一种是不管对方是否能接受，凡是自己不赞同的或不喜欢的一味地抵制排斥，甚至攻击。因此在社交场合，切记三点：给他人充分表现的机会；对他人表现出你最大的热情；给对方永远留有余地。

　　2.适度　在社交活动中不要我行我素，不要自以为是，不要厚此薄彼，更不要傲视一切、目空无人，更不能以貌取人，或以职业、地位、权势压人，而是应该时时处处平等、谦虚待人，才能结交更多的朋友。由于民族、文化背景的差异，人际交往中存在着"十里不同风，百里不同俗"的现象。因此，在社交活动中，必须做到入乡随俗，把握好正常的分寸，根据具体情况、具体情境而行使相应的礼仪。如在与人交往时，既要彬彬有礼，又不能低三下四；既要热情大方，又不能轻浮诡谲；要自尊，不要自负；要坦诚但不能粗鲁；要信人但不要轻信；要活泼但不能轻浮，否则无法表达敬人之意。

　　3.自律　自律是社交场合的一份很可贵的心理素质。一个有充分自律的人，才能在交往中不卑不亢、落落大方，遇强者不自惭，遇到磨难不气馁，遇到侮辱敢于挺身反击，遇到弱者会伸出援助之手。在社交活动中每个社会成员都应从一言一行、一举一动上严格按照礼仪规范去约束自己，努力做到自律、"慎独"。自律是施行礼仪的基本保障。古训"非礼勿视，非礼勿听，非礼勿言，非礼勿行"就是社交礼仪自律的具体要求。

　　4.守信　人们在交际活动中运用礼仪时，既要严于律己，又要宽以待人。宽容是一种较高的思想境界，一个注重社交礼仪修养的人应具有宽阔的胸襟和善解人意的心灵，容许别人有不同于自己和传统观点的见解，应该站在对方的立场去考虑一切，不能求全责备，过分苛求。

　　在社交场合，一定要守时、守约、守信。与人商定好时间的约会，绝不能拖延迟到。与人签订的协议，要如期履行。即所谓言必信，行必果。如没有十分的把握就不要轻易许诺他人，许诺做不到，反而会失信于人。

Daily social etiquette mainly abides by the following four principles: sincere and respect, moderate, self-discipline, keep faith.

- Sincerity is to be honest and trustworthy in the process of communication. In social occasions, we should maintain respect for each other's personality and do not damage their personality and dignity. Only for the correct understanding of others, believing in others, respecting for others, sincere dedication, there will be a fruitful harvest.

- In social activities, we must do as the Romans do, grasp the normal discretion, and exercise the corresponding etiquette according to the specific situation and the specific situation.

- In social activities, every member of society should restrain themselves in strict accordance with etiquette and norms instrict accordance with words and every move, and strive to achieve self-discipline and "careful independence". Self-discipline is the basic guarantee for implementing etiquette.

- When people use etiquette in communication activities, they should be strict with themselves and lenient with others. Tolerance is a higher realm of thought. A person who pays attention to the cultivation of social etiquette should have a broad mind and considerate mind, and allow others to have opinions different from his own and traditional views. He should stand in the other side's position to consider everything, not expect things to be perfect.

（陈莹莹）

任务二　会面礼仪(Meeting Etiquette)

任务目标

◆掌握培养日常社交礼仪素养的方法。

◆正确运用所学日常社交礼仪在护理工作中建立良好的人际关系。

◆熟悉日常社交礼仪及日常社交礼仪应遵循的原则;了解日常社交礼仪的基本概念。养成个人礼仪行为,提高自身素养。

在交际场合中,相识者之间和不相识者之间往往都需要在恰当的时候向交往对象行礼,以示尊重和敬意,这就是所谓的会面礼仪,是人们在长期的实践活动中约定俗成的礼仪。会面是人际交往的开始,也是非常重要的一步。恰当的会面礼仪会给交往对象留下良好的第一印象,从而为以后的交往奠定基础。常见的会面礼仪包括称谓、介绍、使用名片和行礼等环节。

Meeting is the beginning of interpersonal and a very important step. Proper meeting etiquette will leave a good first impression on the partner, thus laying the foundation for future communication. Common meeting etiquette includes appellation, introduction, use of business cards and etiquette.

一、称谓礼仪(Appellation etiquette)

在社会交往中,交际双方见面时,如何称呼对方,这直接关系到双方之间的亲疏、了解程度、尊重与否及个人修养等。一个得体的称呼可谓是交际的"敲门砖",会令彼此如沐春风,为以后的交往打下良好的基础。不恰当或错误的称呼,可能会令对方心里不悦,影响彼此的关系乃至导致交际失败。

(一)称谓的一般原则

1. 符合常规　称谓要符合民族、文化、传统习惯。例如,中国人对老人很尊重,对父母是不能直接称呼其名的;欧美国家崇尚人的平等与个性,所以孩子叫爸妈的名字就很正常。

2. 讲究场合　在不同的场合应使用不同的称谓。例如,在正式的场合就不适宜用昵称。

3. 入乡随俗　习俗不一样,称谓往往也不一样,同时还要考虑尊重个人习惯。

(二)通常的称呼

1. 称呼姓名　一般的同事、同学关系,平辈的朋友、熟人,均可彼此之间以姓名相称。长辈对晚辈也可以如此称呼,但晚辈对长辈却不可这样做。为了表示亲切,可以在被称呼者的姓氏前分别加上"老""大""小"字相称。例如,对年长于己者,可称"老张""大李";对年幼于己者,可称"小吴""小周"。但这种称呼多见于职业人士间,不适合在校学生。对同性的朋友、熟人,若关系极为亲密,可以不称其姓,而直呼其名,对于异性一般则不可这样做。这种称呼方式一般适用于家人、配偶之间。

2. 称呼职务　在工作中,以交往对象的职务相称,以示身份有别、敬意有加,这是一种最常见的称呼方法。可以仅称呼职务,如"局长""经理""主任"等;可以在职务前加上姓氏,如"王总经理""李市长""张主任"等;还可以在职务之前加上姓名,这仅适用于极其正式的场合,如"×××主席"

"×××省长""×××书记"等。

3. 称呼职称　对于有职称者,尤其是有高级、中级职称者,可以在工作中直接以其职称相称,如"教授""研究员""工程师"等。还可以在职称前加上姓氏,如"张教授""王研究员""刘工程师"等。当然有时可以简化,如将"刘工程师"简化为"刘工",但使用简称应以不发生误会、不引起歧义为限度。还可以在职称前加上姓名,适用于十分正式的场合,如"王久川教授""周蕾主任医师""孙小刚主任编辑"等。

4. 称呼学衔　在工作中,以学衔作为称呼,可增加被称呼者的权威性,有助于增强现场的学术氛围。可以在学衔前加上姓氏,如"张博士";可以在学衔前加上姓名,如"张明博士"。一般对学士、硕士不称呼学衔。

5. 称呼职业　即直接以被称呼者的职业作为称呼。如将教员称为"老师",将教练员称为"教练"或"指导",将专业辩护人员称为"律师",将财务人员称为"会计"等。一般情况下,在此类称呼前,均可加上姓氏或姓名。

6. 称呼亲属　亲属,即与自己有直接或间接血缘关系者。在日常生活中,对亲属的称呼也已约定俗成,人所共知。对亲属可根据不同情况采取谦称或敬称。对本人的亲属,应采用谦称。称呼辈分或年龄高于自己的亲属,可以在其称呼前加"家"字,如"家父""家叔";称呼辈分或年龄低于自己的亲属,可在其称呼前加"舍"字,如"舍弟""舍侄";称呼自己的子女,则可在其称呼前加"小",如"小儿""小女""小婿";对他人的亲属,应采用敬称。称呼他人的长辈,宜在称呼前加"尊"字,如"尊母""尊兄";称呼他人的平辈或晚辈,宜在称呼之前加"贤"字,如"贤妹""贤侄";若在其亲属的称呼前加"令"字,一般可不分辈分与长幼,如"令堂""令爱""令郎"。

(三)称呼的技巧

1. 初次见面更要注意称呼　初次与人见面或谈业务时,要称呼"姓+职务",要一字一字地说清楚,如"王总经理"。如果对方是副总经理,称呼时可去掉"副"字;但若对方是总经理,不要为了方便把"总"字去掉。

2. 称呼对方时不要一带而过　在交谈过程中,称呼对方时,要加重语气,然后停顿一会儿再谈要说的事,这样能引起对方的注意,使对方认真地听下去。如果一带而过地称呼对方而过分强调要谈的事,会让对方有一种未被尊重的感觉,就激不起对方的交流兴趣。所以一定要把对方的称呼,很认真、清楚、缓慢、完整地讲出来,以显示对对方的尊重。

3. 关系越熟越要注意称呼　与对方十分熟悉之后,千万不要因此而忽略了对对方的称呼,一定要坚持以"姓+职务(职称)"称呼对方,尤其是在有其他人在场的情况下。人人都需要被人尊重,越是朋友,越是要彼此尊重,如果熟了就变得随随便便,甚至用一声"唉""喂"来称呼朋友,不仅极不礼貌,而且令对方难以接受。

4. 称呼时慎提绰号　提绰号又叫取详名。人们之间熟悉了,往往会互相乱提绰号,寻个开心,博得一笑。提绰号一定要注意礼貌。对老人、师长、异性,无论褒贬,一般不宜提绰号。善意的、亲昵的绰号可以提,但低级趣味、有损人格、伤风败俗、有碍团结的绰号要坚决禁止。因为这些绰号缺乏对人的尊重和爱护,甚至包含蔑视和侮辱。乱提绰号是与有修养、讲文明、懂礼貌相悖的坏习气。

In social communication, how to call each other when they meet, which is directly related to the closeness, understanding, respect and personal accomplishment. A decent name can be said as the "stepping stone" of communication, it will make each other like a spring breeze, and lay a good foundation for the future communication. In appropriate or incorrect appellation, may hurt the other party's heart, affect each other's relationship and even lead to communication failure.

General principles of the appellation：

✓The appellation should conform to the national, cultural and traditional habits.

✓It emphasizes occasion. Different appellations should be used on different occasions.

✓Do in Rome as the Romans do. Cures are different, and appellations are often different, while we should respect personal habits.

There are several common names used in social communication, such as name, positions at work, professional ranks, academic title, profession, and relatives.

● General colleagues, classmates, ordinary friends or acquaintances, can name each other. The younger generation can be called by the elder, but the elder can not be called by younger generation.

● In the work, we often call their positions, to show the identity of the different and respect, this is one of the most common appellation.

● For those with professional titles, they can directly call their professional ranks at work, such as "professor", "researcher", "engineer", etc..

● In work, the academic title can increase the authority of the address and help to enhance the academic atmosphere on the scene.

● We can call someone's profession directly.

● In daily life, the name of relatives has also been established, well known. Relatives can be referred to modest or respect according to different circumstances.

Skills of appellation：

✓We should pay more attention to the appellation when the first meeting.

✓During the conversation, we should stop a while after calling someone.

✓The more familiar the relationship, the more you should pay attention to calling.

✓Don't use nicknames, when you call someone.

二、介绍礼仪(Introduce etiquette)

介绍是人际交往中与他人进行沟通、增进彼此了解、建立联系的最基本、最常规的方式,是人与人之间认识、沟通、交流的出发点。介绍在人际交往中处于一个非常重要的环节,它是人际沟通的桥梁。正确使用介绍礼,可以显示介绍者良好的交际风度和交往品质,扩大交际圈,广交朋友。

(一)介绍的正确姿势

为他人做介绍时,一般应站立于被介绍者的旁侧,身体上部略倾向被介绍者,伸出靠近被介绍者一侧的手臂,胳膊向外微伸,大臂与小臂呈弧形平举,摊开手掌,手心向上,拇指与四指略分,四指自然合拢,指向被介绍者一方,并面带微笑,两眼平视接受介绍者(图2-1)。被介绍者在他人介绍到自己,或者他人向自己进行自我介绍时,应报以微笑、握手或致意等举动予以呼应,以示礼貌。介绍到自己时应明显改变身体姿态,比如将坐姿改为站姿是一种最有礼貌的呼应方式。若起立确实不方便,可采用点头致意或者将上身前倾致意等呼应方式。

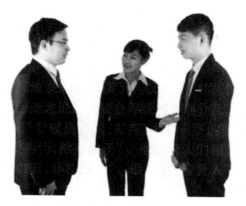

图2-1　介绍他人的手势

（二）介绍的类型

从社交的礼仪来看,介绍一般分为自我介绍、介绍他人、集体介绍。

1. 自我介绍

（1）自我介绍的途径:自我介绍是我们跨入社交圈的"通行证"。首先要认识自我,然后才能做自我介绍。学会认识自我,古希腊人曾把"能认识自己"看作人类最高的智慧,可以通过以下几种途径学会认识自己。

1）与自我比较:把现在的我和过去的我以及将来的我进行比较。心理学家詹姆斯提出一个公式:自尊＝成就/目标。自尊是指现在的我,成就是过去的我,目标标志着将来的我。如果已取得的成就与追求的目标一致,甚至高于目标,标志着现在的我充满自信,自尊心就会增强。

2）向他人问询:老师可让学生相互寻找他人的优缺点,并将它们写下来告诉对方。这样做,一是可以用别人肯定性的评价增强自身的自信心,同时也可以从别人身上学到自己不具备的优点,增进同学间的友谊;二是寻找自身的不足,可以通过自我控制,进行自我调整和改进,使自身不断进步。

3）与他人比较:唐太宗有句名言,"夫以铜为镜,可以正衣冠……以人为镜,可以明得失",是说他人可以成为反映自我的镜子。从和他人比较中充分了解自己,正确认识自己,愉快地接纳自己。

（2）自我介绍的形式:如果说认识自我是一门学问,那么展现自我就是一门艺术。在学会认识自我后,我们就要学会介绍自我。

1）应酬式:适合于公共场合和一般社交场合,这种介绍最简洁。例如:"您好,我叫王×。"

2）工作式:适合于工作场合,包括本人姓名、单位、职务等。例如:"您好,我叫王×,是市中心医院肾内科护士长。"

3）交流式:适合于各种社交活动,希望与交往对象进一步交流与沟通,大致包括姓名、单位、籍贯、学历、兴趣爱好等。例如:"您好,我叫王×,毕业于××中医药大学高级护理专业,在市中心医院工作,我喜欢画画。"

4）礼仪式:适合于应聘、报告、演出、庆典等一些正规而隆重的场合。礼仪式自我介绍内容较多,包括姓名、籍贯、年龄、学历、爱好、特长,同时还需加入一些谦辞、敬辞。在介绍自己的姓名时,为使对方听清自己的准确姓名,往往要对姓和名加以诠释。对姓名的诠释不仅能反映一个人的文化水平、性格修养,更能体现一个人的口才。

2. 介绍他人

（1）介绍他人的顺序：在社交场合介绍两人认识时，应本着"尊者有优先知情权"的原则，即将男性介绍给女性；将年轻人介绍给年长者；将职位低的介绍给职位高的；将迟到的介绍给早到的；将未婚的介绍给已婚的；先介绍个人，后介绍集体；先介绍自己人，后介绍外人；若客人为年轻人先介绍客人，若客人为年长者先介绍主人。当介绍的双方性别相同、年纪相仿、职务相当时，可不分先后自由介绍。

（2）介绍他人的礼仪

1）了解：正式为他人介绍之前，最好先了解双方是否有结识的愿望，切不可冒昧引荐。最客气的介绍方法是以询问的口气，如："李老，我可以介绍小张和您认识吗？""您想认识王先生吗？"等等。如果对方同意，才可以进行介绍。在正式介绍时，应使用"请允许我为您介绍……"等礼貌用语。

2）语言：介绍时语言要简洁，介绍的内容可以是姓名、单位、爱好等。如："这位是张先生，是××大学的教授""这位是王同志，在××单位供职，爱好书法"就可以了。在介绍过程中应先称呼女性、年长者、职位高者、早到者、已婚者。例如，把男性介绍给女性时，可以这样说："王女士，这位是张先生。"然后再介绍说："张先生，这位是王女士。"

3）站位：被介绍双方应与介绍人呈三角形站位，不应背对任何一方。如果被介绍方坐着，可站起来互相问好，也可以握手致意。如双方不便握手，可以点头微笑。如果随身带名片，可以互相交换名片。

4）细节：把晚辈介绍给长辈，晚辈一定要有礼貌，要用尊称，如长辈未先伸手，晚辈不宜主动伸手握手。介绍异性认识时，不管女士是站着还是坐着，男士应先点头欠身，然后等女方反应，如女方不主动伸手，男方不宜伸手握手。

Introduction is the most basic and routine way to communicate with others, enhance mutual understanding, and establish contact. It is the starting point of understanding, communication and communication between people, and it is in a very important link in interpersonal communication.

When we make an introduction for others, you should generally stand on the side of the introducer, and the upper part of the body is slightly inclined to the introducer. Extend the arm near the side of the introducer, arms slightly outward, large arms and small arms arc flat, spread out the palm, palm up, thumb and four fingers slightly divided, four fingers naturally close, pointing to the introducer, and smile, two eyes flat to accept the introducer.

From the perspective of social etiquette, the introduction is generally divided into self-introduction, introduction others and collective introduction.

- Introducing ourselves is our "passport" to get into social circles. First, you must know yourself, and then you can introduce yourself. We can learn to know themselves through the following several ways: Compare with yourself, ask others, compared with others. After learning to know ourselves, we must learn to introduce ourselves.

- When introducing two people in social occasions, the order of introduction for others should be in line with the principle of "the priority right to know". When we make introductions for others.

三、名片使用的礼仪（Etiquette for business card using）

名片是一种经过设计，能表示自己身份、便于交往和执行任务的卡片，是个人身份的介绍信，是当代社会人际交往中一种实用的介绍性媒介。在交往中，正确得体地使用名片是社交礼仪的基本要求。

1. 名片的作用

(1)自我介绍:这是名片最基本的功能,名片上通常会印有自己的名字、职务和部门。

(2)保持联络:名片上印有的个人办公地点、通信地址、邮政编码、移动电话、办公电话号码及住宅电话号码等,为对方提供了联系的方式。

(3)替代性作用:当去拜访某人而不遇时,可以留一张名片,代替留言,表明自己曾登门拜访而不遇。

2. 名片的使用和交换礼仪 在社交中,名片的使用和交换往往能体现一个人的礼仪修养和素质。正确使用和交换名片,能够很好地促进双方进一步交往。在人际交往时,相互交换、递送、接受和索要名片都有一定的礼仪规则。

(1)名片的交换顺序:一般情况下,交换名片正规的顺序是地位低的人首先把名片递给地位高的人,因为地位高的人有优先知情权;男士应该首先把名片递给女士;在不了解对方身份、地位时,应先把自己的名片递上。

(2)递送名片的礼仪:递送名片时,应起身站立,面带微笑,上身前倾约15°,双手或右手持名片,将名片的正面向上,表现出礼貌和谦恭。与他人交换名片时,应讲究先后次序,或由近到远,或由身份高者到身份低者;在圆桌上要按顺时针方向开始。递名片时,还可说"请多多关照,以后保持联系"等。

(3)接受名片的礼仪:当他人表示要递名片给自己或交换名片时,应立即停止手中所做的一切事情,起身站立,面带微笑,目视对方,双手或右手接过名片并口头道谢,或重复对方说过的谦辞、敬语,不可一言不发;接过名片后要有一个阅读名片的过程。若有疑问,应及时请教对方,此举意在表示对对方的尊重。

(4)索要名片的礼仪:当需要向对方索要名片时,可采用下列方法。主动递上自己的名片并说:"我们可以交换一下名片吗?"向身份高者索要名片时可以说:"今后如何向您请教?"向平辈或晚辈索要名片时可以说:"以后怎样与你联系?"如果没有必要,不要强行索要他人名片;当他人索要本人名片,而自己又不想给对方时,应以委婉的方式拒绝,可以说:"对不起,我忘了带名片。"或者说:"抱歉,我的名片刚用完。"

3. 使用名片的禁忌

(1)交换名片时避免用左手递交,或将名片举得高于胸部,或用手指提夹着名片给他人。

(2)接过他人名片后不看,或弃之桌上,或马上装进口袋,或拿在手里折叠,都是不礼貌的行为。

(3)名片不宜残缺、褶皱或污染,不宜涂改,名片上一般不提供私宅电话。

(4)若需回赠名片,应放好对方的名片后递送,不要一收一递同时进行。

Business card is a kind of designed card that can express its identity, and it is easy to communicate and perform tasks. It is a letter of introduction of personal identity, and a practical introductory medium in interpersonal communication in contemporary society.

> Roles of business card:
> ✓ Introduction.
> ✓ Keep in touch.
> ✓ Replace.

The correct use and exchange of business cards can well promote the further exchanges between the two sides. In interpersonal communication, there are some rules for exchanging, delivering, accepting and asking for business cards.

● In general, the normal order of business card exchange is the first to hand the business card to the high status; men should first hand the business card to the lady; when you don't know the other party status, you should hand your business card first.

● When you hand the business card, you should get up and stand, with a smile, lean your upper body forward for about 15°, hold the business card with both hands or right hand, and turn the front of the business card up.

● When others say that they want hand over a business card to you or exchange, you should immediately stop everything in your hands, stand up, smile, see each other, both hand or right hand took the business card and verbally thank you.

● When asking for a business card, the following methods can be used: You can actively hand over your business card and say, "Can we exchange business cards?" When asking for a business card, you can say, "How to ask you in the future?" When asking for a business card from the younger generation or generation, you can say, "How to contact you in the future?"

Tabooes of using business cards:

√ When we exchange business cards, we should not use your left hand, or raise the business card above your chest, or hold it to others with your finger.

√ It is impolite that you don't see business cards, or abandon the table, or immediately put it in your pocket, or fold it in your hand.

√ Business cards should not be incomplete, wrinkled or polluted, should not be altered, the business card is generally not provided with private house telephone.

√ If you need to return the business card, you should put the business card and deliver it, do not accept and deliver it at the same time.

四、行礼(Salute)

行礼是指在社交活动中,交往双方为表达彼此间的尊重、友好和关心,往往需要在适当的时刻向对方表示的一种礼节。最常用的有握手礼、鞠躬礼和致意礼。

(一)握手礼

1. 握手的次序　根据礼仪规范,握手时双方伸手的先后次序一般应当遵守"尊者先伸手"的原则,应由尊者首先伸出手来,位卑者只能在此后予以响应,而绝不可贸然抢先伸手,不然就是违反礼仪的举动。握手的基本规则如下。

(1)男女之间握手:男士要等女士先伸出手后才能握手。如果女士不伸手或无握手之意,男士可向对方点头致意或微微鞠躬致意。男女初次见面,女方可以不和男士握手,只是点头致意即可。男女握手时,男士要脱帽和脱右手手套。如果偶遇匆忙来不及脱,要致歉。女士除非对长辈,一般可不必脱手套。

(2)宾客之间握手:主人有向客人先伸出手的义务。在宴会、宾馆或机场接待宾客,当客人抵达时,不论对方是男士还是女士,主人都应该主动先伸出手。如果主人为男性,尽管对方是女宾,也可先伸出手,以表示对客人的热情欢迎。在客人告辞时,应由客人首先伸出手来与主人相握,在此表示的是"再见"之意。

（3）长幼之间握手：年幼的一般要等年长的先伸手。和长辈及年长的人握手，不论男女，都要起立趋前握手，并要脱下手套，以示尊敬。

（4）上下级之间握手：下级要等上级先伸出手，但涉及主宾关系时，可不考虑上下级关系，做主人的应先伸手。

（5）一个人与多人握手：若是一个人需要与多人握手，则握手时亦应讲究先后次序，由尊而卑，即先年长者后年幼者，先长辈后晚辈，先老师后学生，先女士后男士，先已婚者后未婚者，先上级后下级，先职位、身份高者后职位、身份低者。

值得注意的是，在公务场合，握手时伸手的先后次序主要取决于职位、身份，而在社交、休闲场合则主要取决于年龄、性别、婚否。

2. 握手的方式　握手的标准方式是行礼者行至距握手对象约 1 m 处，双腿立正，上身略向前倾，伸出右手，四指并拢，拇指张开与对方相握（图 2-2）。握手时应用力适度，上下稍许晃动三四次，随后松开手，恢复原状。握手具体应注意以下几点。

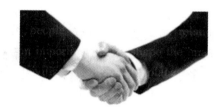

图 2-2　握手礼

（1）神态：与人握手时神态应专注，表现出热情、友好、自然。在通常情况下，与人握手时，应面带微笑，目视对方双眼，并且问候对方。在握手时切勿表现出三心二意、敷衍了事、漫不经心、傲慢冷淡。对他人早已伸出的手迟迟没有反应，或是一边握手，一边东张西望、目中无人，甚至忙于跟其他人打招呼，都是极不应该的。

（2）力度：握手时用力应适度，不轻不重，恰到好处。如果手指轻轻一碰，刚刚触及就离开，或是不情愿地慢慢地相握，缺少应有的力度，会给人以勉强应付、不得已而为之的感觉。一般来说，手握得紧是表示热情，男士之间可以握得较紧，甚至另一只手也可加上。男士之间握对方的手时可大幅度上下摆动，或者在右手相握时，左手又握住对方胳膊肘、小臂甚至肩膀，以表示热烈。但是注意既不能太使劲使人感到疼痛，也不能太轻柔，缺乏阳刚之气。对于女性或陌生人，轻握是很不礼貌的，尤其是男性与女性握手时，应热情、大方、用力适度。

（3）时间：通常握手的时间为握紧后打过招呼即松开。如果是亲密朋友意外相遇、敬慕已久而初次见面、至爱亲朋依依惜别、衷心感谢难以表达等场合，握手时间可长一点，甚至紧握不放这都是可以理解的。在公共场合，如列队迎接外宾，握手的时间一般较短。握手的时间应根据与对方的亲密程度而定。

3. 握手的禁忌　在人际交往中，握手司空见惯，可被用来传递多种信息。因此在行握手礼时应努力做到合乎规范，并且应注意下述几点。

（1）不要用左手与他人握手，尤其是在与阿拉伯人、印度人打交道时要牢记此点，因为在他们看来左手是不洁的。

（2）不要在握手时争先恐后，而应当遵守秩序，依次而行。特别要记住，与基督教信徒交往时，要避免两人握手时与另外两人相握的手形成交叉状，这类似十字架，在基督教信徒眼中是很不吉利的。

（3）不要戴着手套握手,在社交场合女士的晚礼服手套除外。

（4）不要在握手时戴着墨镜,只有患有眼疾或眼部有缺陷者才能例外。

（5）不要在握手时将另外一只手插在衣袋里。

（6）不要在握手时另外一只手依旧拿着香烟、报刊、公文包、行李等东西而不肯放下。

（7）不要在握手时面无表情、一言不发,这样好似根本无视对方的存在,纯粹是为了应付。

（8）不要在握手时长篇大论、点头哈腰、过分热情,这样显得过分客套,让对方不自在、不舒服。

（9）不要在握手时把对方的手拉过来、推过去,或者上下左右不停摆动。

（10）不要在与人握手之后,立即擦拭自己的手掌,这样是极不礼貌的。

（二）鞠躬礼

鞠躬礼是日常交际中的常用礼节,它既适用于庄严或欢乐喜庆的仪式,也适用于一般社交场合。我国的鞠躬礼常用于演讲、领奖前后、婚礼、悼念活动及演出谢幕等场合。

行礼人脱帽,规范站立,目光平视,双手自然下垂或分别置于双腿的正面或右手四指自然地握住左手四指,置于身体的下腹部,行礼时身体上部向前倾。具体的前倾幅度依行礼人对受礼人的尊敬程度而定,越是受尊敬,行礼人身体前倾幅度越大,鞠躬后即恢复站立原态（图2-3）。当行礼人手里有文件夹或者其他材料时,可双手（左上右下）斜抱文件夹、男士采用立正（女士以"丁"字步）姿势行鞠躬礼;学生答辩、应聘时可采用此姿势。行礼人行鞠躬礼后,受礼人应随即同样还礼,但长辈对晚辈、上级对下级还礼用欠身、点头即可。

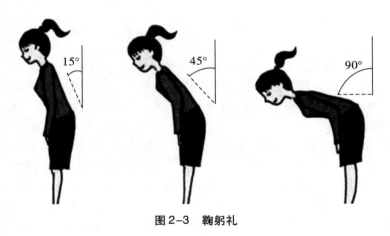

图2-3 鞠躬礼

（三）致意礼

致意礼是日常交往中常见的一种见面礼,即人们通常所说的打招呼。人们通过打招呼传递彼此之间的问候、尊敬、友好之意。

1.致意的基本规则　男士先向女士致意、年轻者先向年长者致意、下级先向上级致意,这是对女士、年长者及上级的尊敬。受西方文化的影响,在社交场合,女士会受到特别的优待。因此,不论年龄大小,通常女士是不轻易先向男士致意的,只有遇到上级、长辈、教师及特别钦佩的人,女士才会率先向男士致意。

2.致意的方式

（1）微笑致意:即注视对方,轻轻一笑,传达出真诚的问候。微笑致意几乎是适用范围最广的一种致意方式。在任何场合,只要给他人一个甜美的微笑,就可以轻松表达问候。

（2）点头致意：又叫点头礼、颔首礼。点头打招呼时应头部向下轻轻一点，同时面带笑容，目视被致意者。行此礼时幅度不宜过大，不宜点头不止。它主要适用于与对方不宜交谈的场合，例如，会议或会谈正在进行；行走在人声嘈杂的街道上偶遇熟人；在剧院、歌厅、舞厅等；在同一场合碰上已多次见面者；遇上多人而无法一一问候。在外交场合，遇到身份高的领导人，应有礼貌地点头致意表示欢迎，不应主动上前握手问候。在国外，信奉伊斯兰教的女士按教规规定，不能与男士握手，但点头礼尚可。行点头礼时不宜戴帽子。

（3）欠身致意：即全身或身体的上半部微微地向前鞠一躬。欠身致意时不可以弓着背、扭着腰，否则欠身原有的恭敬之意将荡然无存。

（4）举手致意：即伸出右臂，掌心向对方，轻轻地摆一摆手，向对方表示问候。举手致意一般不发出声音，也不要反复地摇个不停，或大幅度挥舞手臂。

（5）脱帽致意：即微微欠身，脱下帽子，然后将帽子置于大约与肩平行的位置，向对方致以问候。如果是熟人迎面而过，可不必脱帽，只轻轻地掀动一下帽子致以问候之意即可。

（四）合十礼

在东南亚、南亚信奉佛教的地区及我国傣族聚居区，合十礼最为普遍。行合十礼时双掌十指在胸前相对合，五个手指并拢向上，掌尖和鼻尖基本持平，手掌向外侧倾斜，双腿立直站立，上身微欠低头，可以口颂祝词或问候对方，亦可面带微笑，但不能手舞足蹈，反复点头。一般而论，行此礼时，合十的双手举得越高，越能体现对对方的尊重，但原则上不可高于额头（图2-4）。

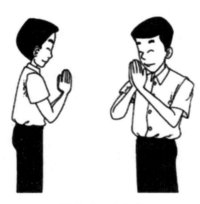

图2-4　合十礼

（五）拥抱礼

在西方，特别是在欧美国家，拥抱礼是十分常见的见面礼与道别礼。在人们表示慰问、祝贺、欣喜时常使用拥抱礼。正规的拥抱礼，讲究两人面对面站立，各自举起右臂，将右手搭在对方左肩后面，左臂下垂，左手扶住对方右腰后侧。首先各向对方左侧拥抱，然后各向对方右侧拥抱，最后再一次各向对方左侧拥抱，一共拥抱3次。在普通场合行拥抱礼，不必如此讲究，次数也不必如此严格。

（六）亲吻礼

亲吻礼是西方国家常用的见面礼。有时它会与拥抱礼同时使用。行亲吻礼时忌发出亲吻的声音，而且不应将唾液弄到对方脸上。双方关系不同，亲吻的部位也有所不同：长辈亲吻晚辈，应当吻额头；晚辈亲吻长辈，应当吻下颌或吻面颊；同辈之间，同性应当贴面颊，异性应当吻面颊。接吻，即吻嘴唇，仅限于夫妻与恋人之间，不宜滥用，不宜当众进行。

（七）吻手礼

吻手礼主要流行于欧美国家。它的做法是，男士行至已婚妇女面前，首先垂手立正致意，然后以右手或双手捧起女士的右手，俯首，嘴唇微闭，象征性地轻吻其手背或是手指。行吻手礼的地点应在室内为佳。吻手礼的受礼者，只能是女性，而且应是已婚妇女。

Salute is etiquette that people express their respect, and friendship and careat the appropriate time in social activities. It commonly includes handshake, bows and greeting gifts.

In official occasions, the order of shaking hands mainly depends on the position and status, while in social and leisure occasions mainly depends on age, sex or marriage.

The standard way to shake hands is to walk about 1 meter from the handshake, his legs upright, his upper body slightly forward, extend his right hand, four fingers together, and his thumb open to hold eachother. When shaking hands, the application force is moderate, slightly shake up and down three or four times, and then release the hand, return to the original state. handshake should be pay attention to the manner, strength and time.

Tabooes of shaking：

✓Don't shake hands with others with your left hand.

✓Don't rush to shake hands, but should follow the order, and act in order.

✓Don't shake hands with gloves, except for ladies' evening dress gloves in social occasions.

✓Don't wear sunglasses while shaking hands, only those with eye problems or eye defects.

✓Don't put another hand in your pocket while shaking hands.

✓Don't hold cigarettes, newspapers, briefcase, luggage in the other hand and refuse to put it down.

✓Don't shake hands, it seems to ignore each other's presence, just to cope.

✓Don't talk long, nod, too warm when shaking hands, which looks overpolite and makes the other party uncomfortable.

✓Don't pull the other's hand, push it or swing up and down while shaking hands.

✓It is extremely impolite to wipe your hands immediately after shaking hands.

Bow is a common ritual in daily communication, applicable both to solemn or festive ceremonies and to general social occasions. China's bows are often used for occasions before and after speeches, awards, weddings, mourning activities and performance curtain calls.

Basic rules of greeting：men first to ladies, youngs to the elders, and subordinates to superiors, which is the respect for ladies, elders and superiors.

Ways of greeting:

√Smile to look at each other, gently smile, it can convey sincere greetings.

√When nodding, tap your head down, smile, and see the recipient. The range should not be too large, and one should not always nod.

√To bow forward slightly, all over the body or in the upper part of the body. You can not bow or twist your back, otherwise the original respect will disappear.

√Raise your hand to reach out your right arm, palm to each other, gently swing your hand, to greet each other.

√Take off your hat, and then place your hat approximately parallel to the shoulder, to greet each other.

（陈莹莹）

任务三　拜访与接待礼仪（Visit and Reception Etiquette）

任务目标

◆熟悉接待礼仪、拜访礼仪，并将其运用到实际生活中。

如果有客人要来家中拜访，应该怎样接待对方，招待对方呢？这里有一些技巧供大家参考。此外，我们在日常生活中也要多总结多思考，尽量做到有礼节地招待客人，给人留下美好的印象。

If a guest wants to visit at home, how should you receive and entertain each other? Here are some tips for you. In addition, we should also summarize and think more in our daily life, try to entertain guests politely, and leave a good impression on people.

一、拜访礼仪（Visit etiquette）

1. 拜访前　做客主要有拜访、探望、请教、赴宴、留宿等。拜访前，最好用电话或书信与主人约好时间。时间约定后，要准时赴约。如遇特殊情况，要事先与主人打招呼，重新约定拜访时间。到他人家中做客时，要注意选好拜访时间，尽量回避被访者的用餐时间；仪表应整洁、庄重，着装要朴素大方，以表示对主人的尊重。

2. 敲门时　到主人门前时，要轻轻敲门或按门铃。敲门要把握好力度和节奏，切忌使劲和用脚踢门。敲门或按门铃后，屋内若无反应，可再敲或再按电铃，但时间不可过长。

3. 开门后　主人听到敲门或电铃声出来后，互相问候方能进屋，不可门开即进；即使门大开，也不可直入屋内，而应在门口说一声："×××先生在家吗？"不要讲："里面有人吗？"待主人招呼进屋后方可进屋。

4. 进屋后　进入主人家门后，要将自己的帽子、大衣、手套、雨具等交给主人的家人处理。如果主人家屋内是地毯或地板铺地，则应向主人要求换拖鞋。进入屋内后，要向长者、熟人，以及其他先来的客人打招呼,待主人安排座位后就座;主人端茶点烟,要起身道谢,双手迎接;主人献糖果时要等年长者和其他客人先取之后自己再取用;烟灰要弹在烟灰缸内,果皮、果核不要乱扔乱放;不可随便翻弄主人家的东西。告辞前要向主人表示谢意。

- It is best to make an appointment with the master by telephone or letter before the visit. After the time agreement, make the appointment on time.

- We should choose visit time, and try to avoid the dinner time; the appearance should be neat, solemn and simple and elegant to show respect for the host; and gently knock at the door or ring the doorbell.

- We greet each other instead of going into the house, when the master go out with the knock or the bell. Even if the door is open, not straight into the house, but should say at the door: "Is Mr. ××× at home?"

- After entering the owner's door, you should give your hat, coat, gloves and rain gear to the master's family.

二、接待礼仪(Reception etiquette)

如果有客人要来家中拜访,我们在日常生活中要尽量有礼节地招待客人。家庭待客的礼仪如下。

1. 安排座位礼仪 在家庭接待过程中,一般应将最佳的位置让给客人坐,我们通常称为"上座"。居室中的上座一般是比较舒适的座位,较高一些的座位,靠右边的座位,面对正门的座位。客人一旦落座,就不再劝其换座。来客若是亲朋挚友,可以不拘礼节,随便一些反而显得比较亲密;来客若是师长、领导,则应注意礼节,不可轻率、随便。

2. 敬茶礼仪 请客人落座后马上敬茶,可事先请教客人的喜好是茶、咖啡,还是其他饮料。如有点心招待,应先将点心端出,然后再奉茶。敬茶时注意水温不宜太烫,以免客人不小心被烫了。同时有两位以上客人时,端出的茶色要均匀,并配合茶盘端出,左手捧茶盘底部,右手扶茶盘的外缘。还要按辈分或地位奉茶,一般先敬年龄长者、地位高者。如是点心则放到客人右前方,茶杯应摆在点心右边。倒茶水时要注意茶倒七分满,上茶时应向在座人说声"对不起",再以右手端茶,从客人右方奉上,面带微笑,双手奉上,眼睛注视对方,并说"请喝茶"。敬烟要注意不要用手直接拿烟嘴,若客人不吸烟不要勉强。为客人点烟时,一次火不要点三只烟。若要端上水果,如梨、苹果等应削皮递给客人。西瓜、菠萝等应去皮、切块用水果盘端送给客人。若当着客人的面削皮,刀口应朝内,并要注意手不要碰到水果肉。

3. 接收礼物礼仪 主人接受客人带来的礼物时,眼睛注视着对方并双手接过礼物,还要表示感谢:"何必这么客气,让您破费了。"中国传统习惯是接过礼物不打开包装,等客人走后再打开。

4. 接待礼仪 若在接待朋友过程中又有朋友来,则可简单介绍一同接待。如果有事需与其中一方交谈,可向另一方坦诚相告,并让其他人接待他,应为先到的客人安排消遣活动,并应尽量不让客人等待时间过长。万一主人有急事要办,应向客人说明并表示歉意。

5. 交谈礼仪 在接待中要得体地与客人交谈。交谈时注意交谈的礼仪,态度要诚恳,不要频频看表,不要显出厌倦或不耐烦的样子。有客人在场,夫妻双方意见不一致时,丈夫应尊重妻子的意见,孩子不听话也要等客人走后再说。总之,在客人来访的整个过程中要使客人感到主人家里是一个和睦、温馨、文明、有修养的家庭。

Etiquette of family hospitality

● In the family reception process, the best position should generally be given to the guests.

● Please worship tea immediately after sitting down, and ask whether they like tea, coffee or other drinks. If you have some snacks, you should first bring out, and then serve the tea.

● When the host accepts the gift from the guests, his eyes watch the other side and take the gift with both hands, and expresses his gratitude.

● If you have to talk to one party, you can be honest to the other party and ask others to receive him. You should arrange entertainment for the first-arrival guests, and try not to let the guests wait for too long. If the owner has an urgent matter, he should explain to the guest and apologize.

● When we are talking, the attitude should be sincere, and we do not watch frequently, do not look tired or impatient.

三、欢迎（Welcome）

欢迎是社交活动中的基本形式和重要环节，是一种表达友情、敬重的方式。正确运用欢迎礼仪，可以加深双方的理解，增进双方的友谊，体现双方的礼仪修养。

（一）热情相迎

如果事先知道有客人到访，要掌握客人到达的时间，准备好茶水或水果等，提前恭候客人的到来；若客人是临时到访，来不及准备，应向客人致歉，不要忙于打扫，以免怠慢了客人。接到客人后，应首先问候"一路辛苦了""欢迎您来到××"等，然后向对方做自我介绍。如果有名片，可递给对方。同时还要注意以下方面的礼仪。

1. 特殊的客人　凡遇老弱病残幼客人，要主动搀扶，倍加小心。

2. 异国、异地的客人　对于前来访问、洽谈业务、参加会议的外国客人或外地客人，应首先了解对方到达的车次、航班，原则上安排与客人身份、职务相当的人员前去迎接。

3. 热情有度　迎接客人要主动热情，帮助宾客提携行李物品，但也要尊重对方的意愿。若对方执意要自己提物品，不要过分热情地去要求帮助。

4. 注意仪表仪容　蓬头垢面或穿着不正式的服装会客是不礼貌的。体态语言要得当、自然，动作不要过大、过频；站姿、坐姿、行姿合乎规范，让人感觉舒适自然。

5. 妥善安顿　主人迎接客人时，应提前为客人安排好住宿，帮助客人办理好一切手续。将客人送到住地后，主人不要立即离去，应稍做停留陪客人交谈，同时向客人介绍住处的服务、设施等，并将活动的计划、日程安排等告知客人。考虑到客人旅途劳累，主人不宜久留，让客人早些休息。分开时将下次联系的时间、地点、方式等告诉客人。

（二）以礼相送

送客时需热情挽留。一般情况之下，不论宾主双方会晤具体时间的长短有无约定，客人告辞均须由客人首先提出。若主人首先提出送客，或是以自己的动作、表情暗示厌客之意，都是极其不礼貌的。当客人提出告辞时，主人通常应对其加以热情挽留。若客人执意离去，主人可在对方率先起身后起身相送。

送客时，视来访者的身份和年龄等情况而定，一般朋友或熟客、下级，送客到自家门口就可以了；对于长辈、第一次来访的客人或上级等，应陪送到楼下或车前，必须热情地说"欢迎下次再来""请一路走好"等，分手告别时，应举手示意"再见"。

Welcome is a basic form and important link of social activities, and it is a way to express friendship and respect. Welcome mainly includes two aspects：warm welcome each other and see off.

● If you know that a guest visits in advance，you grasp the arrival time，prepare tea or fruit，wait in advance；if the guest is a temporary visit，too late to prepare，you should apologize to the guest，do not be busy cleaning，so as not to neglect the guest. After receiving the guest，you should first greet the "hard work all the way"，"welcome you to the ××"，etc. ，and then introduce yourself. If you have a business card，you can hand it to him.

● Under general circumstances，whether the length of the specific time of the meeting between the guests is agreed，the guest leaving time must be first proposed by the guest. It is extremely impolite if the host first proposes to send guests，or implies disgust with his own actions and expressions. When the guest wants to leave，the host should usually warmly want them to stay. If the guest insists on leaving，the host should see off.

（陈莹莹）

任务四　通信礼仪（Communication Etiquette）

任务目标

◆熟悉通信礼仪，并将其运用到实际生活中。

声音通过各种通信手段这一信号载体传达信息。说话人的想法和情感都可以通过通信手段让对方清晰地得知，这些都取决于通信礼仪的有效使用。因此，各种通信手段要求礼貌、简洁和明了，以准确地传递信息。

Sound conveys information through various means of communication，this signal carrier. The speaker's thoughts and emotions can be clearly understood to the other person through communication，depending on the effective use of communication etiquette. Therefore，various means of communication require politeness，simplicity，and clarity to accurately convey information.

、电话礼仪（Telephone etiquette）

（一）基本礼仪

1. 态度礼貌友善　当使用电话交谈时，不能简单地将对方仅仅当作"声音"对待，而应该了解面对的是一个正在交谈的人，尤其对于办公人员来说，更应十分慎重。因此打电话时，多用肯定语，少用否定语，酌情使用模糊用语；多用些致歉语和请托语，不用傲慢语、生硬语。礼貌的语言、柔和的声音，往往会给对方留下亲切之感。一位研究传播学的权威人士说，不管是在公司还是在家里，凭这个人在电话里的讲话方式，就可以基本判断出其"教养"的水准。

2. 传递信息要简洁　电话用语要言简意赅，将自己所要表达的内容用最简洁、明了的语言表达出来。通话的一方即使紧张、失望或表情异常，但通话的另一方不知道，他只能通过他听到的声音来判断。在通话时最忌讳吞吞吐吐、含糊不清、东拉西扯。正确的做法：问候完毕对方即开宗明义，直言主题,少讲空话,不说废话。

3.控制语速语调　通话时语调温和,语气、语速适中,这种有魅力的声音容易使对方产生愉悦感。如果说话过程中语速太快,对方会听不清楚,显得应付了事;语速太慢,对方会不耐烦,显得懒散拖沓;语调太高,对方听得刺耳,感到刚而不柔;语调太低,对方会听得不清楚,感到有气无力。一般说话的语速、语调和平常一样就行了。另外,通电话时,如果周围环境嘈杂,应向对方解释,保证双方心情舒畅,便于传递信息。

(二)注意事项

1.接电话

(1)迅速、礼貌地接听电话:接电话首先应做到迅速接听,力争在铃响3次之前就拿起话筒,这是避免让打电话的人产生不良印象的一种礼貌行为。正如一位著名社会心理学家所说,打电话本身就是一种业务。这种业务的最大特点是无时无刻不在体现每个人的特性。接电话时,也应首先自报单位、姓名,然后确认对方,如:"您好!这是××医院××科室。"如果对方没有马上进入正题,可以主动请教:"请问您找哪位通话?"

(2)仔细聆听并积极反馈:接电话人在通话过程中,要仔细聆听对方的讲话,并及时回应,给对方以积极的反馈。通话时听不清楚或意思不明白时,要马上告诉对方。在电话中接到对方邀请或会议通知时,应热情致谢。

(3)规范地代转电话:如果对方请你代转电话,应弄明白对方是谁,要找什么人,以便与接电话的人联系。此时,请告知对方"稍等片刻",并迅速找人。如果不放下话筒叫喊距离较远的人,可用手轻捂住话筒或按保留按钮,然后再呼喊接话人。如果因别的原因决定将电话转到别的部门,应用客气的语言告知对方,将电话转到处理此事的部门或适当的人员,如:"真对不起,这件事是由财务部处理,如果您愿意,我帮您转过去好吗?"

(4)认真做好电话记录:如果要接电话的人不在,应为其做好电话记录。记录完毕,最好向对方复述一遍,以免遗漏或记错,可利用电话记录卡片做好电话记录。

(5)特殊情况的处理

1)电话铃响时,如果正在与客人交谈,应先向客人打招呼,然后再去接电话。如果发觉打来的电话不宜为外人所知,可以告诉对方:"我身边有客人,一会儿我再给您回电话。"不要抛下客人,在电话中谈个没完,这样身边的客人会有被轻视的感觉。

2)不要在接听电话时与旁人打招呼、说话或小声议论某些问题。如果通电话时有人有急事来找,应先对电话那端的人说声对不起。如果为回答通话方的提问,需向旁人请教时,可说:"请让我核实一下。"

3)如果使用录音电话,应事先把录音程序整理好,把一些细节考虑周到。不要先放一长段音乐,也不要把程序搞得太复杂,让对方莫名其妙、不知所措。

4)如果对方打错了电话,应当及时告之,不要讽刺挖苦,更不要表示出恼怒之意。如果来电人需要把电话打到别的部门,你可以说:"您要找的人在××部门,电话号码是××。"

2.打电话

(1)选择适宜的通话时间:打电话的时间应为7:00—22:00,避开吃饭时间。有午休习惯的人,也请不要在午休时间打电话打扰他。电话交谈所持续的时间也不宜过长,事情说清楚了就可以了,一般以3~5 min为宜。在办公室打电话时要照顾到其他电话的进出,不可过久占线,更不可将办公室的电话或公用电话作为个人聊天的工具。

(2)通话之前做好准备:通话之前应该核对对方公司或单位的电话号码、公司或单位的名称及接话人姓名。写出通话要点及询问要点,准备好在应答中使用的备忘纸和笔,以及必要的资料和文件。估计对方情况,决定通话时间。

(3)注意通话的礼节:接通电话后,应主动友好,自报家门并证实对方的身份。打电话要坚持用"您好"开头,"请"字在中,"谢谢"收尾,态度温文尔雅。若找的人不在,可以请接电话的人转告,可以说:"对不起,麻烦您转告……"然后将所要转告的话告诉对方。最后别忘了向对方道谢,并且问清对方的姓名,切不可"咔嚓"一声就把电话挂了,那样做是不礼貌的。即使你不需要对方转告,也应该说一声:"谢谢,打扰了。"通话结束时,要道谢和道别,这是通话结束的信号,也是对对方的尊重。注意声音要愉快,听筒要轻放。一般来讲,应该由打电话的人先放下电话,接电话的人再放下电话。但是,假如是与上级、长辈、客户等通话,无论是作为受话人还是发话人,都最好等对方先挂断。

(4)特殊情况的处理

1)通话中如有人无意闯入办公室,可以示意请此人坐下等候,或示意此人自觉退出办公室等候。否则,你可向电话那端的人说"对不起"再简短地和来人打招呼,如可以说:"等我打完这个电话后再和你谈。"随后继续通电话。如果办公室有客人来时电话铃响了,可以暂时不接,除非是一直在等的电话。如果属于这种情况,则应向来客说明。

2)如果需要留言请对方回电,就要请对方记下电话号码。这样对方回电就不必再去查电话号码簿。即使对方是熟人,双方经常通电话,也要告诉对方回电的号码,同时别忘了告诉对方回电的合适时间。

3)如果要找的人不在,则应对代接电话的人说:"谢谢,我过会儿再打。"或"如果方便,麻烦您转告××。"或"请告诉他回来后给我来个电话,我的电话号码是××。"等。切忌立即挂断电话。

4)如果出现线路中断,打电话的一方应负责重拨,接电话的一方应稍候片刻。重拨越早越好,接通后应先表示歉意,尽管这并非自己的过错,可以说:"对不起,刚才线路出了问题。"即使通话即将结束时出现线路中断,也要重拨,继续把话讲完。如果在一定时间内打电话的一方仍然未重拨,接电话的一方也可以拨过去,然后询问:"刚才电话断了,不知您是否还有没讲完的事?"

Telephone etiquette:

✓ Be polite and friendly.

✓ Convey information to briefly.

✓ Control speed tone, and moderate tone.

Etiquette of receiving phone:

✓ Answer the phone quickly and politely.

✓ Listen carefully and give positive feedback.

✓ Specification transfers phone calls.

✓ Carefully record.

✓ Handling special circumstances.

Etiquette of calling phone：
　√ Select the appropriate calling time.
　√ Get ready before calls.
　√ After connecting the phone, you should take the initiative to be friendly, introduce youself and confirm the identity of the other.
　√ Handling special circumstances rightly.

二、微博礼仪(Weibo etiquette)

微博即微型博客的简称,是一个基于用户关系的信息分享、传播以及获取的平台。用户可以通过 WEB.WAP 等各种客户端组建个人社区,以 140 字(包括标点符号)的文字更新信息,并实现即时分享。微博的关注机制分为可单向、可双向两种。微博作为一种分享和交流的平台,更注重时效性和随意性。微博可分为两大市场,一类是定位于个人用户的微博,另一类是定位于企业客户的微博。使用微博主要应注意以下两点。

1. 品行修养　微博具有开放性,微博上的一言一行能体现出每个 ID 用户的不同学识、气质内涵和品行修养。因此,发微博不能断章取义,转发时必须确保自己了解这件事情;评论时要了解原文,客观地发表自己的意见。

2. 礼貌言辞　发微博时要表明自己的身份,尊重他人,遵守"面对面"原则;不说脏话粗话,不分享敏感的、有争议的政治和宗教信息,不使用免责声明,遵守国家法律,遵守社会公德;不发布、传播谣言等垃圾信息。

Weibo is a platform for information sharing, dissemination and acquisition based on user relations. Users can form personal communities through various clients such as WEB. WAP, update information with 140 words text, and realize instant sharing.

● Weibo is open. Weibo cannot be taken out of context; and you know it when forwarding it; You understand the original text and express your opinions objectively.

● One should indicate own identity on Weibo, respect others, not share sensitive, controversial political and religious information, we should observe national laws, and social ethics; do not publish or spread rumors and other junk information.

三、短信礼仪(SMS etiquette)

给不太熟悉的人发送短信最好署名;短信的内容、文字应当讲究文明、礼貌,节日问候短信最好不要随便转载抄袭;有些电话最好先用短信预约;开会和与人交谈时接发短信都是不恰当的,如确属必要,应先向在场的人表示歉意,说明理由。

SMS should be signed to unfamiliar people; SMS should be civilized and polite. Holiday greetings SMS shouldn't be reproduced plagiarism; some calls with SMS appointment first; It is inappropriate to send and receive sms during meetings and conversation, If it is really necessary, you should apologize to the present and explain receive SMS during.

四、传真礼仪(Fax etiquette)

1. 内容简短　考虑到为双方节省费用和时间,传真的内容要尽量简短,如果发出一份很长的传真,会占用对方传真机很长时间,而且会使用很多的传真纸。

2.注意安全　每一份传真都可能会经过许多人的手才能送达当事人。所以,用传真机发送一些私人或敏感的东西都是不合适的。

3.规范操作　正式的公文传真都有首页,并标注传送者与接受者双方的单位名称、人员姓名、日期、总页数等。接收传真时,如果发现其中某一页不清楚或未收到,可以请对方再发送一次。发送传真前,应给对方通报一下;收到传真后给对方回个信,并及时处理;传真信件时,应该像写信一样有礼貌,必要的称呼、问候语、签字、致谢语等是不可缺少的。

4.备份　由于传真的资料不大容易保存,所以重要的传真文件要备份。在使用传真设备时,要注重时效性。在收到他人的传真后,应及时告知对方以免对方惦念。需要及时处理的传真文本或需将收到的传真文本转送他人时,一定要及时处理或转送,以免误事。

Fax etiquette notes:

√ Fax is short.

√ Fax is not security. It is not appropriate to send something private or sensitive with a fax machine.

√ Fax is standard format. All official faxes have the home page, and mark the unit name, personnel nameof both the sender and the recipient, including date, and total number of pages.

√ Fax data is not easy to save, so important fax files should be backed up.

(陈莹莹)

任务五　馈赠礼仪(Gift Etiquette)

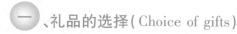任务目标

◆熟悉馈赠礼仪,并运用到实际生活中。

在现代交际活动中,馈赠是一件非常重要的事情,它可以起到加深友谊、联络感情、沟通信息的作用。但如果馈赠的礼品不妥、时机不对或方式不当,都会事与愿违,达不到馈赠的效果。馈赠是一门艺术,有其约定俗成的规矩,送给谁、送什么、何时送都是有技巧的。

In modern communication activities, gift is a very important thing, which can play a role in deepening friendship, connecting feelings and communicating information. But if the gift is wrong, the timing is wrong or improper, it will not achieve the effect of the gift. Gift is an art, with its conventional rules, who to give, what, when to send is skilled.

一、礼品的选择(Choice of gifts)

要使所馈赠的礼品既能很好地表达赠送者的一片真情实意又不会造成受礼者的心理负担或给其带来不愉快,就要精心考虑礼品的选择。各地习俗不一,个人喜好不同,送礼缘由各异,因而礼品

的选择也不尽相同。总体来说,礼品的选择应遵循以下几个原则。

1.对象性 对象性即礼品的针对性。挑选礼品时应当因人因事而异。因人而异,指的是赠送的礼品必须符合受礼者的身份、性格、品位、爱好与习惯。因事而异,是指在不同的情况下赠送的礼品应有所不同。

2.纪念性 礼品不一定非常贵重,但强调"礼轻情意重",不以价格取胜,注重纪念意义。礼品是感情的载体,是送礼人特有的一份心意。如能馈赠有钱也难买到的手工或特制纪念品则更佳,独特的、具有个性的礼品往往更乐于被人接受。

3.便携性 对于外地的客人、老年的客人及体弱的客人,要注意礼品的便于携带性,易碎的、沉重的、不容易携带的最好不选择。

4.差异性 赠送礼品时,要考虑对方的民族习惯和宗教禁忌等。

To make the gift well express a true feelings and not cause the psychological burden of the recipient or bring unhappiness, it is necessary to carefully consider the choice of the gift. Different customs are different, different personal preferences, different reasons for giving gifts, so the choice of gifts is different. Overall, the selection of gifts should follow the four principles: object nature, commemorative, porportability, different.

二、礼品的赠送(Give a gift)

1.赠送礼品的时机 在会见、会谈时如果准备向主人赠送礼品,一般应当选择在起身告辞时;向交往对象道喜、祝贺时如拟向对方赠送礼品,通常应当在双方见面之初相赠;出席宴会时向主人赠送礼品,可在起身辞行时进行,也可选择餐后吃水果之时;为专门的接待人员、工作人员准备的礼品,可在来宾向自己赠送礼品之后进行回赠,也可以在来宾临行的前一天,在前往其下榻之处进行探访时相赠;切忌当着外人送礼,也不宜事后补礼,尤其是慰问礼。

2.赠送礼品的地点 赠送礼品的地点应遵循"公私分明"的原则。在公务交往中,赠送礼品的地点为工作地点或交往地点;在私人交往中,赠送礼品的地点为家里。

3.赠送礼品的方式 常用的赠送形式有当面赠送、邮寄赠送和托人赠送。当面赠送最常见,也有助于受赠对象接受礼物。最好由身份高者出面赠送礼品,哪怕礼轻也会显得情意重。

4.赠送礼品的包装 礼品包装精美不仅显得正式、高档,而且会使受赠者感到自己备受重视。外包装的色彩、图案、形状乃至缎带结法等都要尊重受赠者的风俗习惯。包装礼品前要把礼品的价格标签取掉。

三、受赠礼仪(Gift of etiquette)

1.收受有礼 当接受对方赠送的礼品时,受礼者应面带微笑,眼睛注视对方,用双手接过礼品的同时表示谢意。在比较正式的场合,受礼者在接受礼品后可用左手托住礼品,右手与对方握手致谢。若是大型的礼品,可先放下礼品后握手。

2.拒绝有方 出于某种原因,受礼者不能接受他人赠送的礼品时,拒绝也需讲究方法。一般不当面拒绝礼品,可婉言暗示说明自己难以受礼的原因;也可采用事后退还的方法,最好在接受礼品24 h 之内,保证物品完好无损地退还给对方。

3.依礼还礼 礼尚往来是彼此之间的交往准则,在接受他人礼物后,受礼者应在适当的时候,以适当的方式向对方回赠礼品。回礼的价格不应超过赠礼,否则有攀比之感。

● When accepting a gift from other, the recipient should smile, look at the other side, and accept the gift with both hands.

● For some reasons, the recipient can not accept gifts given by others, it also needs to pay attention to methods.

● When receiving gifts from others, the recipient should return the gifts in the appropriate time and ways.

（陈莹莹）

任务六　公共场所礼仪（Public Place Etiquette）

任务目标

◆ 掌握各种公共场所礼仪,并运用到实际生活中。

在现代交际活动中,公共场合礼仪的运用是一件非常重要的事情,它可以起到加深友谊、联络感情、沟通信息的作用。但如果公共场合礼仪使用方式不当或时机不对,都会事与愿违,达不到加深友谊的效果。本任务详细讲解了各种公共场合礼仪。

In modern communication activities, the application of public etiquette is a very important thing, which can play a role in deepening friendship, contacting feelings and communicating information. However, if the etiquette is improperly used in public places or the timing is wrong, it will backfire and will not achieve the effect of deepening friendship. The task explains various public etiquette in detail.

一、位次礼仪（Place etiquette）

位次礼仪的基本原则:①遵守惯例,如大型体育比赛的开幕式按照英文字母顺序排列国家或地区代表队的上场顺序。②内外有别,应请客人上座,以示尊敬。③中外有别,我国政务以左为尊,但国际商务交往中以右为尊。

（一）会客座次礼仪

总体来说,会客时应当恭请来宾就座于上座,大致有以下4种方式。

1. 相对式

（1）双方就座后一方对正门,另一方则背对正门。此时讲究"面门为上",即面对正门之座为上座,应请客人就座;背对正门之座为下座,宜由主人就座。

（2）双方就座于室内两侧,并且面对面地就座。此时讲究进门后"以右为上",即进门后右侧之座为上座,应请客人就座;左侧之座为下座,宜由主人就座。

2. 并列式　并列式的基本做法是宾主双方并排就座,以暗示双方"平起平坐",地位相仿,关系密切,具体分为以下两种。

（1）双方一同面门而坐:此时讲究"以右为上",即主人宜请客人就座在自己的右侧面。若双方不止一人时,双方的其他人员可各自分别在主人或主宾的侧面按身份高低依次就座。

（2）双方一同在室内的右侧或左侧就座:此时讲究"以远为上",即距门较远之座为上座,应当让给客人；距门较近之座为下座,应留所谓居中式排位,实为并列式排位的一种特例。它是指当多人并排就座时,讲究"居中为上",即应以居于中央的位置为上座,请客人就座；以两侧的位置为下座,由主方人员就座。

3. 主席式　主席式主要适用于在正式场合由主人一方同时会见两方或两方以上的客人。此时,一般应由主人面对正门而坐,其他各方来宾则应在其对面背门而坐。这种安排犹如主席正在主持会议,故称之为主席式。有时,主人亦可坐在长桌或椭圆桌的尽头,而请各方客人就座在长桌或椭圆桌的两侧。

4. 自由式　自由式即会见时有关各方均不分主次,不讲位次,而是一律自由择座。进行多方会面时,此法常常采用。

（二）谈判位次

举行签字仪式时,签字桌在签字厅里横放,双方主签者面对房间正门就座,惯例为右高左低。面对房门右侧坐的是客方,左侧坐的是主方,以客为先。双方的随从人员（帮助翻页、吸墨、拿笔、递送合同文本的人）站在各自主签者外侧。其他参加仪式的人有两个具体的排列方法。

1. 坐在各自签字人的对面　比如主方签字人的随从人员或者相关人员,坐在主方签字人的对面；客方的随从人员坐在客方签字人对面。

2. 站在双方签字人的后侧　具体方式是内侧高于外侧,由高而低向两侧分列。比如主方主签人的后面站的是该方最高人士,然后按地位依次向外侧排开；客方签字人的后面站的是客方地位最高的人,然后按地位依次向外侧排开。

（三）会议位次

1. 大型会议　大型会议应考虑到主席台、主持人、发言人位次。
（1）主席台排列原则：一是前排高于后排；二是中央高于两侧；三是右侧高于左侧。
（2）主持人：可在前排正中,亦可居于前排最右侧。
（3）发言席：一般可设于主席台正前方,或者在右前方。
2. 小型会议　小型会议与大型会议基本相同。要尽量兼顾中间为上、右为上和远门者为上三个原则。

（四）宴会位次

宴会厅内摆放圆桌时,通常应以面对正门的方法进行具体定位。如果只设两桌,横向排列以右桌为主桌,纵向排列以离门远的那一桌为主桌；如果设置多桌,同样是居中为上、以右为上、以远为上。在同一张宴会桌上确定席次时,一般以面对宴会厅正门的位置为主位,由主人就座。主宾大都应当就座在主人的右侧。其他人的位次,一般客人都坐在主人的右侧,而主方人员都坐在主人的左侧,距离主位越近,位次越高；当和主位距离相同时,位于主位右侧的位次高于位于主位左侧的位次。但一般的宴请中,往往只需要确定主人和主宾的位置,其他人不必太拘于形式,通常是男女、生人熟人交错排列,方便沟通交流。

The basic principles of place etiquette include abide by practice, different inside and outside and difference between China and abroad.

●Generally speaking, reception etiquette roughly divides into 4 ways: relative, side by side, presidency and free style.

●When the signing ceremony is held, the signing table is placed in the signing hall, both sides to face the front door of the room seat, the convention is right high and left low. Facing the right side of the door is the guest side, the main side on the left side, with the guest first. The attendants of both partiesshall stand outside the independent signatures.

● There are two meeting ranks: large and small meetings ranks. Large meetings should take into account the rank of the chairman, host and speaker. Small meetings are basically the same as large ones. Try to take into account the middle for the top, right and far for the three principles.

● When the round table is placed in the banquet room, it should usually be positioned by facing the front door. If there are only two tables, the right table is the main table, the one is far from the door; if there are multiple tables, the right and the far is top. When determining the number of seats on the same banquet table, the position facing the main entrance of the banquet hall is the main position.

二、餐饮礼仪（Catering etiquette）

餐饮是一种常见的社交活动，无论是为了迎接重要的来宾举行的宴会，还是为了沟通感情以示友好而举办的聚会、接风、宴请等，都离不开餐饮。所以，餐饮礼仪是必须要遵循的。

（一）中餐礼仪

中国饮食文化源远流长，饮食文化是古代饮食礼制的继承和发展。这其中包含了丰富的用餐礼仪文化。中国的饮食礼仪因宴席的性质、目的而不同，不同的地区，也是千差万别。了解并遵守用餐时的礼仪规范，在社交中既是对他人的尊重，又是维护个人形象的重要方式。

1. 座次　餐饮中座次的总原则：中央为高，面朝大门为尊。入席时，自己的座位应听从主人或招待人员的安排。设定座位时，应注意正对门口的是上座，背对门的座位是下座。应让身份高者、年长者及女士先入座，然后自己找恰当的位置坐下。如果是家庭宴请，主人应该提前到场，在靠门位置接待宾客并引座。家宴首席为辈分最高的长者，末席为最低者；宴请时首席为地位最尊贵的客人，主人则居末席。首席未落座，都不能落座；首席未动筷，都不能动筷。

2. 点菜　如果时间足够，应该等大多数客人到齐之后将菜单供客人传阅并请他们点菜。但是作为赴宴者，不该在点菜时太过主动，而应让主人点菜。若主人盛情要求，则可以点一个不太贵且不是大家忌口的菜。作为主人，点菜时一般可依据以下几个原则。

（1）点菜的数目：一般情况下，点菜的数目为用餐人数加2。如果男士较多，可适当加量。

（2）点菜的种类：食物类别应多样，荤素冷热搭配。一般要点有本地特色、本餐馆特色或自制的招牌菜肴，各类食物都要有一些。

（3）点菜的注意事项：点菜时要注意宗教饮食禁忌、不同地区人们的饮食喜好，还要照顾客人的健康状况。

3. 用餐　中餐上菜顺序应是先上冷菜、饮料及酒，后上热菜，然后上主食，最后上甜食点心和水果。在用餐过程中，应注意以下细节。

（1）入座后，不要旁若无人，也不要眼睛直盯盘中菜肴，要适时抽空和左右的人聊几句风趣的话，以调和气氛。

（2）作为宴请者可以劝客人多用菜，一般不建议为别人夹菜，以免使其为难。当然也并非一成不变，对于较高档、有特色的菜肴，宴请者也可以用公用筷子或勺子为客人夹菜来表示热情。

（3）用餐时不要狼吞虎咽，每次进口的食物不可过大且宜细嚼慢品。不要在吃饭、喝饮料、喝汤时发出声响。如果汤太热，可用汤匙，切勿用嘴吹。

（4）需要处理骨头、鱼刺、菜渣时，不要直接外吐，可用餐巾掩嘴取出放在自己的餐盘或备用盘里，勿置桌上。口中有食物的时候，不要开口说话。如别人问话，示意自己的口中有食物，可等食物咽下去后回话。

（5）巡酒时自首席按顺序一路敬下，一味地对别人劝酒，特别是对不胜酒力的人劝酒、灌酒，都是很失礼的表现。

（6）一般情况下主人没有示意结束时，客人不要先离开。如果确实有事，非要离开，要和主人及旁边的两三位客人小声解释后离开。

（7）筷子的使用禁忌：使用时不能随意用筷子敲打杯盘碗碟；不能拿着筷子在菜碟里翻来翻去；不能在餐桌上乱挥动筷子或用筷子去指别人；不能把筷子插在饭碗里；用餐途中如果因故需要暂时离开餐桌，不能把筷子搁在饭碗上，只能搁在餐碟边。

（二）西餐礼仪

西餐是对欧美等地区餐饮的一种统称，用西餐时应注意以下几个方面。

1. 餐前预约　预约时要说明就餐人数、时间、区域、需要及就餐目的。当到达预约时间，遇有急事不能去时，要提前通知餐厅取消预约并表示歉意。

2. 入座　就餐服装要正式、整洁，不可以穿休闲装。进入餐厅后，在侍应引领下入座。就座时由左侧进入，慢慢拉开椅子坐下，入座后手肘不可放于桌面上。座次排列的基本规则：女士优先、恭敬主宾、右侧尊宾、面门为上。

3. 用餐　西餐大体分为正餐和便餐两种。正餐出现在较正式的宴会中。西餐是吃一道上一道，第一道菜是开胃菜，也称头盆；第二道菜为开胃汤；第三道菜为副菜，副菜一般是海鲜、鱼肉、鸡肉之类，又称白肉；第四道菜是主菜，主菜一般是红肉，如牛肉、羊肉、猪肉等；第五道菜是甜品或小点心，如冰激凌、水果及各种各样的布丁、炸薯条、三明治等；第六道是饮料，如咖啡或红茶。至于便餐就比较简单，上菜顺序为开胃菜、开胃汤、主菜、甜品，有时甜品也可以不要。

4. 餐具使用　使用刀叉进餐时，右手持刀，左手持叉，从外侧向内侧取用。切东西时，左手用叉按住食物，右手用刀将其切成小块，然后用叉子送入口中。单独使用叉子时叉齿向上，刀叉并用时叉齿向下。使用餐具时不要发出声响。如果用餐过程中需要暂时休息，可将刀叉分放盘中，叉在左、刀在右，刀口向内、叉齿向下，呈"八"字形摆放在餐盘中，以示还将继续用餐。若刀口向内、叉齿向上，刀叉并排纵向放置或刀在上、叉在下横放在盘里，则表示用餐完毕。

Chinese food culture has a long history, and food culture is the inheritance and development of the ancient food etiquette system, which contains a rich food etiquette culture. Chinese food etiquette is different according to the nature and purpose of banquets, and different region. Understanding and observing the etiquette norms when eating is both social respect for others, but also an important way to maintain your personal image.

● The general principle of catering is "the central is high, facing the door for the respect". When entering the seat, your seat should follow the arrangement of the host or reception staff.

● If the time is enough, you should wait for most of the guests to complete the menu for the guests to pass through and ask them to order. But as a banquet person, you should not be too active when ordering, but should let the owner order. If the owner warmly asks for it, you can order a less expensive and not a taboo dish.

● The order of Chinese food should be first on cold dishes, drinks and wine, then on hot dishes, and then on the staple food, and finally on sweet snacks and fruit.

● Western food is a general term for Europe and America and other regions, people should pay attention to the following aspects.

◇Make an appointment before dinner. Tell the restaurant the number of people, time, area needs, and the purpose of the meal.

◇Clothes should be formal and tidy, you can not wear casual clothes. After entering the restaurant, you sit under the guidance of the waiter.

◇Western food is generally divided into main meals and casual meals. Meals appeare at the more formal banquets.

◇When eating with a knife and fork, the right hand holds a knife, the left hand holds the fork, and you takes it from the outside to the inside.

 三、咳嗽礼仪(Cough etiquette)

咳嗽、打喷嚏等是生活中常有的现象,但全暴露式、口无遮拦的咳嗽和打喷嚏会传播呼吸道疾病,尤其在春季呼吸道传染病易发季节应引起高度重视。遵守呼吸卫生咳嗽礼仪,给自己给他人多一份健康保证。

1.咳嗽时礼仪　当你要咳嗽或喷嚏时,无论你身边有无人员,均应采用餐巾纸、手绢,或双手捂住口、鼻部,以防止病菌扩散;如一时来不及取餐巾纸,可采取"衣袖遮挡法",即用衣服袖管的内侧遮掩住口鼻部,同样可以防止唾沫飞舞。上述保护性措施的采取,在狭小的密闭空间中显得尤为重要。不能随地乱丢使用过的餐巾纸,应折叠好丢入垃圾箱内。

2.咳嗽后礼仪　咳嗽、喷嚏时采取了"咳嗽时礼仪"后立即去洗手;不然手部的病菌可能通过互相握手、接触门把手、电脑键盘等方式转移到这些物体的表面。在做好"咳嗽时礼仪"的同时,我们也应注意另一个生活小节问题,即与人谈话时应保持一定距离,不正对他人交谈,说话语音不要过大,避免口沫四溅,必要时佩戴口罩。

3.有症状时礼仪　当你感冒时,尤其是发病初期,症状较轻;而你又要上班或外出,且有可能与他人合用交通工具、电梯以及办公场所等,要自觉遵守"呼吸卫生/咳嗽礼仪",佩戴口罩,以防止病菌借咳嗽、喷嚏而传播。

You should observe respiratory hygiene and cough etiquette, and give yourself or others more health assurance. There are three aspects of cough etiquette:when coughing, after coughing, with symptoms.

●When you want to cough or sneeze, around you, use napkins, handkerchief, or hands cover the mouth and nose to prevent the spread of germs; if the napkin, can take "sleeve cover method", that is, the inside of the sleeve cover the mouth and nose, also can prevent spit flying; Used napkins can not be lost anywhere, you should fold and throw them into the dustbin.

●After coughing or sneezing, you should wash your hands immediately. Otherwise, hand germs can transform each other by shaking hands, touching the door handle, computer keyboard, etc. At the same time, we should also pay attention to another problem, that is, when talking with people, you should keep a certain distance, not talk to others, do not speak too big, avoid the mouth foam, wear a mask when necessary.

●When you have a cold, especially at the beginning of the disease, the symptoms are mild; and you have to work or go out, and may use transportation, elevators and office, etc. , you should consciously abide by the "respiratory hygiene / cough etiquette", and wear a mask to prevent germs from coughing and sneezing.

实训项目 日常社交礼仪的运用

【实训目的】

熟练掌握社交礼仪所需要用到的各种礼仪沟通方式,并能根据不同场景、人物选择恰当合适的礼仪方法;要求学生在实际生活中熟练运用各种社交礼仪。

【实训准备】

1. 环境准备 设计不同人物之间的会面现场。
2. 用物准备 桌椅、名片、帽子、手套、墨镜、电话、礼物、口罩等相关材料。
3. 学生准备 着装符合要求。

【实训方法】

1. 案例资源 某医院护理部派护士小李去参加某个学术交流会议,会上小李遇到很多资深前辈和同行等,她很想去认识这些专家。她需要进行几种会面礼仪呢?
2. 训练内容 日常交往中的称谓礼仪、介绍礼仪、致意礼仪、名片礼仪、握手礼仪、鞠躬礼仪。
3. 训练方法 6~8 人为一组,自行设计情景,模拟演示。小组自评,组间互评,教师点评总结。要求文明礼貌、热情周到、适度自然、遵守礼仪规范。
4. 考核方法 当堂考核。以小组为单位进行考核(将考核评估表事先发给学生),学生进行情景设计并模拟角色扮演,小组成员得分相同。

【实训评价】

日常交往礼仪考核评估表见表 2-1。

表 2-1 日常交往礼仪考核评估表

班级_____ 学号_____ 姓名_____ 总分_____ 评价教师_____

项目	内容	应得分	扣分及原因	实得分
服饰(5分)	整洁、统一、体现 TPO 原则	5		
仪容(5分)	头发整洁、发型适合自己、体现美感,面容洁净、清爽	5		
普通话和副语言 (16分)	音量:音量适中、吐字清晰	5		
	语音语速语调:适合情景、节奏分明	5		
	普通话:准确、自然流畅、表达清晰	6		

续表 2-1

项目	内容	应得分	扣分及原因	实得分
日常交往礼仪 (56 分)	位次礼:排位方法正确,亲切自然,友善真诚	10		
	称呼:恰当、得体	8		
	致意礼:准确、自然、端庄、适度,动作规范	8		
	递(接)名片或介绍:总体符合要求,情景交融、和谐自然,动作规范。递(接)名片动作准确;介绍时仪态端正、手势正确,介绍的顺序、原则运用准确	10		
	鞠躬:面带微笑、动作规范	6		
	握手:手、眼、表情和谐,动作规范,自然大方	6		
	接打电话:称呼恰当,遵守礼则	4		
	迎送礼仪:规范自如,恰到好处	4		
情景设计(6 分)	合情入理、内容翔实	6		
表演(7 分)	和谐自然、感情丰富、谈吐高雅	7		
综合素质(5 分)	态度认真、团结协作、互助指导	5		

课件

课后习题

知识拓展

(陈莹莹)

护士实用礼仪
（Practical Etiquette for Nurses）

护理工作礼仪是时代的产物。长期的护理实践证明，一名好护士首先要有崇高的品德，其次要有精湛的护理技术。但是仅有这两条还很不够，更重要的是要有服务艺术，才能更好地为患者服务，这就要求护理人员必须掌握护理工作礼仪。护理工作礼仪是指护士在本职工作岗位上向患者提供护理服务时应严格遵守的行为规范。它是一种专业文化模式，是研究护理交往艺术的学问。

Nursing work etiquette is the product of the Times. Long-term nursing practice has proved that as a good nurse, we should first have noble moral character, and then have exquisite nursing technology. However, the two articles alone are not enough, but more importantly, to have the service art, in order to better serve the patients, which requires the caregivers to master the nursing work etiquette. Nursing work etiquette refers to the code of conduct that nurses should strictly abide by when providing nursing services to patients in their own posts. It is a professional cultural model, and the study of the art of nursing communication knowledge.

任务一 护士仪容礼仪（Etiquette of Nurse's Appearance）

任务目标

◆ 掌握护理工作中仪容礼仪的规范要求。

◆ 熟悉头面部修饰的基本步骤和方法；目光和笑容在护理中的应用。

护士的仪容礼仪包括仪容修饰和肢体修饰等。这些基本的修饰体现在护士的日常工作中，最能够体现出护士的基本素养。当一个具有良好职业道德的护士同时具有一个修饰得当的外表时，美就产生了。这就可以短时间内拉近护患之间的关系，建立朋友般的信任，还可以加强患者的依从性。这就要求护士要在工作中充分运用这些礼仪，展示"白衣天使"之美。

护士仪容礼仪

The nurse's appearance etiquette includes appearance modification and body modification. These basic modifications are reflected in the daily work of nurses, and the most can reflect the basic quality of nurses. When a nurse with a good work ethic also has a properly modified appearance, beauty arises, which can shorten the relationship between nurses and patients in a short time, establish friend-like trust, and enhance patient's compliance. The nurses should to make full use of these etiquette in their work to show the beauty of "angels in white".

一、仪容的内涵(Connotation of appearance)

仪容,通常是指人的外观、外貌,其中的重点,则是指人的容貌。在人际交往中,容貌修饰是个人仪表美的重要组成部分之一,是一个人精神面貌的外观体现。每个人的仪容都会引起交往对象的特别关注,并将影响对方对自己的整体评价。在个人的仪表问题上,仪容是重点之中的重点。美好的仪容,体现了对他人的尊重和礼貌;也反映了个人的审美意识和个人修养。仪容美的基本要素是貌美、发美、肌肤美,主要要求整洁卫生。仪容美是一个立体性概念,它包括以下3个方面的含义。

1. 仪容的自然美 指仪容的先天条件很好,天生丽质。尽管以貌取人不合情理,但由于爱美之心人皆有之的天性,美好的仪容会很自然地让人感到赏心悦目、心情愉快。

2. 仪容的修饰美 指依照规范与个人条件,对仪容进行必要的修饰,塑造美好的个人形象。在人际交往中,尽量显示自己有备而来,自尊自爱。

3. 仪容的内在美 指通过努力学习,不断提高个人的文化、艺术修养和思想道德水平,逐渐培养出自己高雅的气质、美好的心灵,使自己秀外慧中,表里如一。

真正意义上的仪容美,应当是以上3个方面的高度统一,忽略其中任何一个方面,都会使仪容美失之偏颇。而这三者之间,仪容的自然美是人们的美好心愿,仪容的内在美是最高境界,仪容的修饰美则是颜面礼仪关注的重点。

In interpersonal communication, appearance modification is one of the important components of personal appearance beauty, and it is the appearance embodiment of a person's mental appearance. Everyone's appearance will attract special attention to the partner, and will affect the other party's overall evaluation of themselves. In the problem of personal instrument, appearance is the focus of the key. Beautiful appearance, reflects the respect and politeness for others; also reflects the personal aesthetic consciousness and personal cultivation. The basic element of appearance beauty is beauty, hair, skin, mainly requires cleanliness and hygiene.

Beauty is a three-dimensional concept, which includes the following three meanings.

- The natural beauty of appearance.
- The decoration of appearance is beautiful.
- The inner beauty of appearance.

The real sense of beauty, should be a high unity of the above three aspects, ignoring any aspect of it, will make beauty biased. In these three concepts, the natural beauty of appearance is people's good wishes, the inner beauty of appearance is the highest realm, and the modified beauty of appearance is the focus of facial etiquette.

二、仪容礼仪的基本原则(Basic principles of appearance and etiquette)

人的仪容非常重要,是人际交往中的"第一形象",它反映了一个人的精神状态和礼仪素养。如我国第一夫人彭丽媛,在国际交往中就非常注意仪容仪表,达到较好的外交效果。但风华绝代、天生丽质的人毕竟是少数,我们可以靠颜面修饰、发型修整、饰品搭配等手段,弥补和掩盖外在的形象容貌、形体气质等方面的不足,并在视觉上把自身较美的方面展现出来,使形象得以美化和提升。

仪容礼仪一般应遵循以下4个基本原则。

1. 协调性原则　要求仪容修饰与时代特点,个体自身的性别、年龄、容貌、肤色、身材、体型、个性、气质及职业身份等相协调;同时还要注意仪容与时间、环境氛围、特定场合相协调。

2. 适度性原则　要求仪表修饰无论是饰品数量,还是在修饰程度和修饰技巧上,都应把握分寸,自然适度,追求虽刻意雕琢却又不露痕迹的效果。

3. 整体性原则　要求仪容修饰先着眼于人的整体,再考虑各个局部的修饰,促成修饰与人自身的诸多因素之间协调一致,使之浑然一体,营造出整体风采。

4. 凸显特质原则　要求适当的仪容修饰可以在满足以上原则的基础上,能够有效地表达个人的特点,凸显个人的社会角色、性格特点、职业特色,做到与众不同,独秀于林,但又不哗众取宠。

Appearance etiquette should generally follow the following four basic principles: coordination, moderation, integrity, highlighting characteristics.

● It requires the coordination with the characteristics of the times, individual gender, age, appearance, color, figure, body, personality, personality, temperament and professional identity; and pay attention to the coordination with time, environmental atmosphere and specific occasions.

● It requires instrument decoration no matter the number of ornaments, or in the modification degree and modification skill, should grasp the proportion, natural and moderate, although the pursuit of deliberately carved but the effect does not show traces.

● It requires the appearance modification to first focus on the whole of people, and then consider the local modification, to promote the coordination between the modification and many factors of people themselves, so as to make it integrated and create an overall style.

● It requires appropriate decoration can be on the basis of meeting the above principles, can effectively express personal characteristics, highlight the individual social role, personality characteristics, professional characteristics, do different, unique in the forest, but not sensationalism.

三、护士发型礼仪(Nurse's hair etiquette)

发型最容易吸引他人的注意力,良好的发质、发型能使人看起来容光焕发。因此,要经常洗头,保证头发不粘连、不板结、无头屑、无汗馊气味。入秋之前要精心保养头发,因为这时会出现头皮屑增多、脱发和断发。

(一)日常养护

养成周期性洗头的习惯,正确的洗头方法如下:洗头前先按摩头发,接着将头发梳理通顺,以免洗时脱落。水温以30～38 ℃为宜,先将头发全部浸湿,再将适量洗发剂均匀涂在头发上。用指尖轻揉头发,用指甲均匀地搔抓,然后用手指梳理发丝,让污垢溢出。用清水冲净头发,用干毛巾擦去水分并自然晾干。洗后,涂擦有保护作用的发乳或发油滋润头发。头发要先用毛巾擦到不会有水珠滴落,再将护发素均匀地抹在发梢处,一定不要碰触头皮,隔几分钟后再用温水冲洗干净。洗发后最好让头发自然风干,长时间使用吹风机可能会使头发发黄、分叉。如果天气转凉,可先用吹风机把头发吹至八成干,再自然风干。一般每周洗发2～3次,油性头发宜1～2 d洗一次。

头发生长需要营养素。鱼肉、蛋、乳等含有丰富的蛋白质;猪肝、海带、芝麻、绿色蔬菜、红糖、干果等含有丰富的铁;乳类、豆类、虾皮等含有丰富的钙。常吃这些食物,可使头发光泽、柔润而富有弹性。头皮血运充足,才能有一头乌黑亮丽的头发。按摩头部可调节皮脂腺分泌,促进头发的血液循环和新陈代谢,使头发润泽、健康。常梳头发有按摩的功效,梳子最好选用骨质、木质制品,梳齿宜疏,梳头时不可用力过猛,也可用五指代替梳子梳理。

(二)发型的选择

选择合适的发型,要考虑的因素有头型、脸型、五官、身材、年龄,还有肤色、着装、个性爱好、季节、发质、适用性和时代性。发型对一个人极为重要,一个完美的发型能够大幅度提升一个人的气质。如果盲目模仿或追赶新潮,则可能适得其反。选择适合自己脸型的发型可以掩盖缺点,突出优点。

1. 依脸型确定发型

(1)椭圆形脸:亦称鸭蛋脸、瓜子脸,此为标准脸型,可随意搭配发型。

(2)圆形脸:头发可侧分,长度可过下巴,视觉上可增加发量和高度,两边尽量向椭圆形脸靠拢。额头前的头发盘起来,不要让过长过齐的刘海遮住前额,整体上可使脸型看起来稍长。

(3)方形脸:用斜刘海将方阔的额头遮住,两侧的头发可稍长一些并可烫一下,以曲线的美掩盖方形的欠缺,产生椭圆形脸蛋的视觉效果。

(4)长形脸:头发可偏分,加重脸型的横向,适当用"刘海儿"掩盖前额。年轻人可留齐刘海。长度可到腮帮处。若头发卷曲,两侧的发角外翻,都可以使脸型看上去圆润些。若头发长度太短,堆在头顶,则使脸型更长。

(5)菱形脸发型:短而斜分的"刘海儿"可以使两侧的头发厚度大一些,从视觉上缩小额骨的宽度。

2. 依体型确定发型

(1)瘦高型:可留比较利索的短发或是大波浪卷发,不宜将头发高盘于头顶。

(2)矮小型:可将头发高盘于头顶,给人以提升的感觉,不宜披长发,避免压低身高之效果。

(3)高大型:以短直发为宜,也可选用大波浪卷发或盘头。

(4)矮胖型:可将头发盘起,将脖颈露出,以产生视觉上的增高。不宜将头发烫得过于蓬松。

3. 依服饰确定发型　不同的服饰风格可搭配不同的发型。

(1)西装:比较正式的场合,着西装时,忌头发过于蓬松随意,可搭配任何发型。

(2)礼服:可将头发挽起于颈后或盘起于头顶,凸显典雅之范。

(3)运动服:长发可扎高马尾,尽显运动之风。

(4)休闲服:较为随意,避免过于烦琐的发型即可,展现生活的情趣。

(三)护士的发型

完美形象,从头开始。护士发部修饰基本要求是:长短适中、发型得体和美化自然。

1. 短发　头发自然后梳,刘海不遮盖前额,耳鬓的头发放于耳后,不可披散于面颊,必要时可以用小发卡固定住。

2. 长发　长发应盘起,盘起后的头发距离衣领上约10 cm。盘发时可以佩戴网套,或将头发梳成马尾,用发卡或头花固定。

3. 发色　护理人员可以将头发染成深色,避免染成鲜艳的或过于夸张的颜色。

4. 发饰　工作环境中的发饰,主要是为了固定头发。选用的发卡、头花、网套等应与头发同色系,款式以大方、素雅为主,不要戴过于夸张和鲜艳的发饰,以免给患者带来不良刺激。

5. 护士戴工作帽的发型　要求戴工作帽的主要作用是防止由头发或头屑造成或可能造成的污染,同时也保护医护人员本身免受异物污染。护士帽是根据护士工作的内容所设计的,主要有燕式帽和圆帽两种。护士戴帽时,不能长发披肩。如果是长发,要盘起或戴网罩,头发后不过领,前不过眉。短发也不要超过耳下3 cm,否则也要盘起或戴网罩。

(1)戴燕式帽的发型:燕式帽要戴正戴稳,发夹应固定于帽后,不得显露于帽的正面。切忌前额头发高于燕式帽,更不要佩戴夸张的头饰。短发时别在燕式帽上的发卡最好是白色的,要别在后面,长发时要盘起或戴网罩。戴燕式帽时,两边微翘,前后位置要调整适宜,固定牢固。

(2)戴圆帽的发型:手术室、传染科室及特殊科室的护士要求佩戴圆帽,目的是无菌技术操作和保护性隔离。在佩戴圆帽时,应仔细整理好发型。头发要全部遮在帽子里面,前不遮眉,不露刘海,后不外露发际,不戴头饰。圆帽的缝线位置要放在后面,边缘要平整。

Hairstyle is the most easy to attract other attention, good hair quality, hair style can make people look radiant. Therefore, we should often wash hair, it can ensure that the hair is not sticky, not tied, no dandruff, no sweat smell. Taking care of your hair before autumn, because there will be more dandruff, hair loss.

● Develop the habit of washing your hair regularly, the water temperature is appropriate to 30–38 ℃, generally shampoo 2–3 times a week, oily hair should be washed once in 1–2 days.

● Hair style is extremely important to a person, and a perfect hairstyle can greatly improve a person's temperament. If you blindly imitate or catch up with the new trend, it may backfire. Choosing a hairstyle that suits your face shape can cover up the shortcomings and highlight the advantages.

● When we choose the right hairstyle, many factors should be considered. They are head shape, face shape, facial features, figure, age, and skin color, dress, personality hobbies, season, hair quality, applicability and times.

四、护士面部仪容礼仪(Nurse's facial appearance etiquette)

面部修饰,首先应做到面部清洁,勤洗脸,使之干净清爽,无汗渍、无油污及其他任何不洁之物。

(一)面部

1. 面部皮肤的类型　人的面部皮肤根据角质层的水分和皮脂分泌物,一般可分5种类型,即中性皮肤、干性皮肤、油性皮肤、混合性皮肤和过敏性皮肤。可运用目测法、脂度测定、酸碱度测定等方法进行判断。

(1)中性皮肤:是健康理想的皮肤,也称为普通性皮肤,是皮脂和水分保持平衡的一类皮肤。其肤质不粗不细,表面光滑润泽,毛孔较小,富有弹性,不易起皱纹,兼有干性皮肤和油性皮肤的双重优点;对外界刺激不太敏感。以发育期少女为多见。

(2)干性皮肤:也称干燥性皮肤,皮脂腺分泌量少,毛孔细小而不明显,角质层水分低于10%,因此皮肤干燥,缺少油脂。而且易生皱纹,对外界影响较为敏感,特别是眼睛四周和嘴角的皮肤常易干燥且有小皱纹。干性皮肤又可分为缺水性和缺油性两种。前者多见于35岁以上的中青年人群,后者多见于年轻人,其护理以补水保湿为主。

(3)油性皮肤:也称多脂型皮肤,肤色较深,毛孔粗大,角质层水分正常,皮脂分泌量较多,皮肤外观油腻光亮,毛孔明显粗大,肤质略显厚硬。这类皮肤特点是皮脂腺分泌旺盛,容易堵塞腺管的开口处,再加上此时细菌繁殖加快,因此容易患痤疮。多见于青春发育期人群。但这类皮肤能经受各种外界刺激,不易起皱纹。

(4)混合性皮肤:面部同时存在干性皮肤和油性皮肤特征性质的皮肤类型。前额、鼻翼、下颌3个部位为油性状态,眼部及两颊呈干性状态。女性中约80%的人属于此类型皮肤,多见于25~35岁。混合性皮肤护理时较为复杂,需要根据不同部位的特点采用不同的护肤方法。

(5)过敏性皮肤:也称敏感性皮肤。使用化妆品后会引起皮肤过敏,出现红肿、丘疹、痒痛等症状。有的在阳光照射后出现红斑,有的因饮酒或食用刺激性食品而出现皮肤过敏现象。该类皮肤使用化妆品时应格外小心,避免出现过敏性反应。

2.面部皮肤的保养　理想的皮肤质地柔嫩、细腻、富有光泽和弹性,但是许多客观因素都会造成皮肤粗糙和衰老,要采取有效的措施防止皮肤受损。

(1)保养的基本原则:皮肤保养要根据年龄、肤质、肌肤区域、季节变化、时间、化妆品涂敷方式等进行,但应遵循以下基本原则。

1)睡眠良好:良好的睡眠,指的是睡眠的时间及质量。睡眠时间不足,睡眠质量低下,都会加速皮肤的衰老。

2)摄入充足的水分:一天的饮水量要达到 2 000~2 500 mL,多吃含水量丰富的食物和水果。

3)清淡饮食:避免摄入高脂、辛辣、油炸的食物,这些食物容易导致胃肠道问题。应多吃富含纤维素,易消化的食物。

4)多防护:夏天的阳光暴晒,秋天的风沙,冬天的低气温,都会使皮肤受到损伤,变得粗糙。应注意多涂抹护肤品,如防晒霜、滋润乳液等。

5)身心愉快:临床护理工作承受的身心压力较大,应注意自我的调节和适度的休息,保持开朗愉悦的心态。

(2)保养方法

1)洁面:洁面可以除去体腺排出的皮脂和灰尘等附着物,保持面部皮肤的清洁。正确的洁面顺序先从面部多油垢的"T"区开始,接着是鼻子和下巴,然后再是面颊与眼部四周,最后清洗耳部、颈部及发际、眉间等。洁面时先要洗净手,用温度接近体温的温水将面部沾湿,涂洁面乳于面部,将洁面乳放入干净的手中加水少许,揉搓出泡沫涂在脸上,缓慢轻柔地搓洗,将皮肤表面的灰尘、油污或角化组织彻底清洁,再用流动的清水冲干净面部。最好使用纯棉毛巾轻轻擦干面部,涂上营养面霜。

油性皮肤:油脂分泌旺盛,洁面时使用偏碱性清洁液或洁面乳,用温水清洁皮肤。

干性皮肤:油脂分泌较少,如果不护理皮肤易生皱纹。宜选用温和的洁面乳,以凉水或温水清洁皮肤;洁面后不要立即擦干,可用手轻拍皮肤,使水渗透皮肤;选用合适的营养面霜,多饮水或清茶。

敏感性皮肤:洁面时用温水为佳,尽量选用含有氨基酸的洁面乳,不宜使用清洁力强的洁面乳。

2)皮肤护理:尤其是面部皮肤的护理和保养,是实现仪容美的首要前提。不同类型的皮肤需用不同的方法加以护理和保养。

干性皮肤:油脂分泌较少,经不起风吹日晒,对外界的刺激十分敏感,极易出现色素沉着和皱纹。对于这种皮肤,每天在洗脸的时候,可以在水中加入少许牛奶或蜂蜜,湿润整个面部,用手拍干。坚持一段时间,就能改善面部肌肤,使其光滑细腻。

中性皮肤:比较润泽细嫩,对外界的刺激不太敏感。这种皮肤比较易于护理,可在晚上用清水洗脸后,再用温度适宜的热水捂脸片刻,然后轻轻抹干。

油性皮肤:毛孔粗大,油光满面,易生痤疮及皮脂性皮肤病,但适应性强,不易显示皱纹。洗脸时可在热水中加入少许白醋,以便有效地去除皮肤上过多的皮脂、皮屑和尘埃,使皮肤富有光泽和弹性。

(二)眼部

1.清洁　及时清除眼睛分泌物。

2.健康　如果眼睛患有传染病,应尽快就医,避免出现在社交场所。若遇特殊情况,需配戴眼镜。

3. 修眉　眉毛对五官有协调美化作用,可根据自身脸型和眼型特点进行修饰,但不提倡纹眉毛和剃去眉毛。

4. 眼镜　配戴眼镜时,以清洁、舒适、美观、方便为原则。在室内和社交场合不配戴太阳镜或墨镜;在配戴框架眼镜时,应注意框架不能过松或者过紧;不能乱戴别人的眼镜,不能乱擦乱放眼镜,不能单手戴、摘眼镜;在配戴隐形眼镜时,双手保持清洁,将取下的眼镜置于隐形眼镜护理液中消毒,因其会导致眼干燥症、视疲劳、眼球过敏,不宜长期配戴。

(三)耳部

1. 清洁　经常擦洗耳朵和耳后的皮肤,及时清除耳朵内污垢,保持耳部的清洁卫生。

2. 修剪　有些男性会出现耳毛长出耳朵之外的情况,要及时修剪,免得影响美观。

3. 动作　避免在公共场合做挖耳朵的动作。

4. 健康　患有耳疾或者冻疮,都会影响个人形象,要及时治疗。

(四)鼻部

1. 清洁　保持鼻腔清洁,及时清理鼻腔分泌物,平时可用棉签蘸取生理盐水擦拭鼻腔。

2. 修剪　发现鼻毛长出鼻腔外,要及时修剪,不要置之不理,以免失敬于人。

3. 动作　避免在公共场合吸鼻子、擤鼻涕、挖鼻孔。

(五)口腔

1. 清洁　每天晨起、睡前刷牙,饭后漱口,保持清洁。

2. 无异味　在上班或出席社交场合前避免进食葱、蒜、韭菜等带有刺激性味道的食物。若已食用,及时刷牙或者喝牛奶、嚼茶叶或口香糖可去除异味。

3. 无异物　正确使用牙线、漱口水去除口腔异物。

4. 无异响　在正式场合避免发出咳嗽、清嗓、吐痰、打嗝等异响,若不慎发出,应及时道歉;就餐咀嚼食物时避免发出声响。

(六)脖颈

脖颈修饰,一是要使之经常保持清洁卫生,不要脸上干干净净,脖子上,尤其是脖后、耳后却肮脏不堪。二是要防止颈部皮肤过早老化而与面容产生较大的反差。

Facial modification, first of all, should do the face clean, wash your face frequently, make it clean and refreshing, no sweat stains, no oil stains and any other unclean things.

● Human facial skin can generally be divided into five types, namely neutral skin, dry skin, oily skin, mixed skin and allergic skin.

● Ideal skin texture is tender, delicate, shiny and elastic, but many objective factors will cause rough skin andaging, and effective measures should be taken to prevent skin damage.

● Skin maintenance should be carried out according to the age, skin quality, skin area, seasonal changes, time, cosmetics application method, etc. Facial skin maintenance should follow the following basic principles: sleep well, get plenty of water intake, bland diet, more protection, keep happy.

五、护士肢体修饰(Nurse limb modification)

(一)基本要求

1. 清洁滋润　护士裸露在外的皮肤应保持清洁和滋润,经常做好清洁工作,涂擦润肤霜,保持皮肤滋润。

2. 勿文身彩绘　护士的肢体上不适合文身,也不宜使用贴饰,更不可以做艺术彩绘,这些与护士的身份不符。

（二）各部位的修饰

1. 手　手对女性来说,可以称得上是"第二张面孔"。护理工作绝大部分是要依赖双手完成,因此,护理人员手的清洁卫生对防止交叉感染及维护护理人员形象是十分重要的。护士因职业的关系,经常洗手,容易使手部皮肤干燥粗糙,所以要注意保养,及时涂抹护手霜,防止皮肤粗糙老化。指甲是藏污纳垢的地方,会有病原微生物寄生而增加感染的机会,故护士不宜留长指甲,应经常地修剪,保持清洁。护士在工作期间不允许染甲或美甲。五颜六色的指甲会在视觉上给患者以强烈的刺激,造成其心理上的反感和不信任,在一定程度上也会损坏护理人员稳重典雅的形象。

2. 上肢　社交礼仪要求,正式场合不穿无袖装和露肩装,其他场合着此类服装时,腋下的毛发必须事先去除。在工作场合,护士着装应穿着带袖护士服。当着短袖护士服时,手臂上、腋下的毛发应去除,以免产生不雅观之效果。

3. 腿、脚部　在正式场合,女士着裙装,裙长应及膝,搭配肤色长袜,袜口应高于裙摆,不宜穿短裤或膝上短裙。男士不宜穿短裤、拖鞋,不光脚穿鞋。工作状态时,护士应着工作裤,穿裙式工作服时最好配上肤色长筒袜。护士上班时以穿工作鞋为宜。

Nurse limb modification should meet the following basic requirements.

● Nurse's exposed skin should be clean and moist, often do a good job of cleaning, apply moisturizer, and keep the skin moist.

● The nurse's body is not suitable for the tattoo, also should not use stickers, even more can not do art painting, which is not consistent with the identity of the nurse.

● The cleaning of nursing hands is important to prevent cross-infection and maintain the image. Nurses because of the professional relationship, often wash hands, easy to make the hand skin dry and rough, so we should pay attention to maintenance, timely daub hand cream, to prevent rough skin aging.

● The nurse should wear a sleeve nurse suit at work. When wearing a short-sleeved nurse, the hair on the arm and underarm should be removed, so as produce an unsightly effect.

● The nurse should wear skirt work clothes with skin socks. Nurses should wear working shoes at work.

（王　娟）

任务二　护士服饰礼仪（Etiquette of Nurse's Dressing）

任务目标

◆ 掌握着装原则和护士服的着装要求;了解护士服的发展历史及首饰的佩戴要求。

◆ 了解不同场合的着装要求及护士服饰的禁忌等,并能在生活和护理工作中正确着装。

◆ 运用所学服饰知识养成礼仪行为,在人际交往中提升交往能力。

在人际交往中,服装被视为人的"第二肌肤",既可以遮风挡雨、防暑御寒、蔽体掩羞,发挥多重实用功能,又可以美化人体,扬长避短,展示个性,发挥多种装饰性功能,体现生活的情趣。不仅如此,服饰还具有反映社会分工,体现地位和身份差异的社会性功能。从某种意义上来说,好似一封无言的介绍信。护士的服饰是护理职业的象征,代表着医院的形象和护理队伍的规范化管理程度。

护士服饰礼仪

In interpersonal communication, clothing is regarded as the "second skin". It can cover wind and rain, heat, body shame, play multiple practical functions, but also can beautify the human body, foster strengths and circumvent weaknesses, show personality, play a variety of decorative functions, reflect the interest of life. Not only that, clothing also has a social function reflecting the social division of labor, reflecting status and identity differences. In a sense, it is as like a silent letter of introduction. The dress of nurses is a symbol of the nursing profession, representing the image of the hospital and the standardized management degree of the nursing team.

一、着装的基本原则(Basic principles of dressing)

着装是一门艺术,应根据自身的性别、年龄、体型、个性、特点、职业以及文化习俗合理选择。

(一)TPO 原则

服装的穿着要兼顾时间、地点和目的 3 个因素,以获得和谐、得体的穿着效果。

1.时间　首先,着装要符合时代的要求,体现当前的时尚。其次,一年有春夏秋冬的交替,一天有晨暮昼夜的变化。在不同的时间,着装的类别、式样、造型应有所变化。比如,冬天要穿保暖、御寒的冬装,夏天则穿吸汗、凉爽的夏装。白天工作时需要面对公众,应着严谨、合体的职业装,晚上在家不为外人所见,可着宽松、舒适的家居服装。

2.地点　置身于室内或室外,驻足在闹市或乡村,停留于国内或国外,身处于单位或家中,着装的款式应有所不同。如护士在医院上班时穿白大衣,逛街购物时穿休闲装,穿泳装时应当出现在海滨浴场,这些都符合了与地点相适宜的原则。但如果穿着睡衣上街,穿着牛仔服出席严肃的会议,身着小背心、超短裙出现在着装保守的阿拉伯国家就极不适宜了。

3.目的　着装需适应自己扮演的社会角色,并体现一定的意愿。服装的款式在表现服装的目的性方面可发挥一定的作用。是自尊,还是敬人?是颓废,还是消沉?俱可由此得知。如护生应聘工作时身着庄重、得体的服饰,说明其郑重其事,渴望成功。

(二)适应性原则

1.与年龄相适应　年轻人可选择活泼浪漫的服装,体现其青春和朝气。中年人宜选择较正式的西服、套装以及质地上乘的休闲装,体现其高雅和整洁。老年人的服装款式力求简洁美观、舒适随意,即三围松紧适当,不求过分束腰紧身。

2.与肤色相适应　中国人是黄种人,健美的肤色应是白里透红、润泽光亮、富有弹性。这种肤色对服装的选择面较宽,无论明暗、深浅都较适合。而肤色偏黑的人则宜选择明亮、浅色的服装,如浅黄、浅粉、奶白色服装等,以衬托起肤色的明亮感。肤色偏黄的人,宜选择蓝色或浅蓝色的服装,可将偏黄的肤色衬托得娇媚。

3.与体型相适应　体型较胖者适宜穿"V"字领或纵向开领,有细长感,色彩有收缩感的深色和暗色以及纵向条纹的服装。而体型较瘦者可在服装上使用花边和折纹,色彩选择有扩张感的浅色和亮色以及大图案的服装,从而产生良好的视觉效果。

（三）整体性原则

着装应统筹考虑并精心搭配，使各个部分相互呼应，整体上完美和谐。需注意两个方面：第一，要恪守服装本身约定俗成的搭配，如穿西装时应配皮鞋，而不穿运动鞋、布鞋和凉鞋。第二，要使服饰各个部分相互适应，力求展现整体之美，如装饰物的选择应同着装主色调相近或成对比色。

（四）规范性原则

要遵守着装规范，如穿单排扣西装上衣时，两粒纽扣的要系上面一粒，三粒纽扣的要系中间一粒或上面两粒。女士穿裙子时，所穿丝袜的袜口应被裙子下摆所遮掩，而不宜露于裙摆之外。穿露趾凉鞋时，一般不宜穿袜子。穿西装不打领带时，内穿的衬衫不系领口。

Dressing is an art, which should be reasonably selected according to their own gender, age, body size, personality, characteristics, occupation and cultural customs. Basic principles of dressing include TPO principle: adaptive principle, integrity principle, normative principle.

二、护士职业服饰礼仪（Nurse professional dress etiquette）

护士服具有实用功能、装饰功能、主体功能、角色功能和表达功能。护理人员着装的礼仪规范主要是整洁、大方、得体、文明，遵循端庄大方、干净整齐、便于操作等着装原则。护士应根据相应的护士岗位，穿着不同的护士服，护士服穿着要求尺寸合身。长款护士服以衣长刚好过膝，袖长刚好至腕部为宜；腰部用腰带调整，宽松适度；下身一般配白色长工作裤或白裙。夏季着工作服时，自身裙摆不超过护士服。护士服要清洁、平整、无油渍、无尘污，纽扣要扣齐，不可用胶布和别针代替缺损的衣扣，衣兜内忌塞得鼓鼓囊囊。毛衣的领子不得高出护士服的领子。

（一）护士职业服饰类型

20世纪50年代至60年代末，我国的医生和护士工作服是很难区分的。帽子都为柱形帽，工作服是基本相同的小翻领、六粒扣的棉质白大褂。在工作中，不合体的工作服不仅无法展示医护人员的形象美，而且做治疗护理时，极易被药液、血液等污染。进入20世纪90年代，随着社会的发展，人们就医不仅仅是希望能消除躯体的病痛，还希望在就医过程中满足良好的心理需求。许多医院改造和新建了门诊、急诊、住院大楼，绿化了医院环境，提供了先进的诊疗设施，在这样的大环境下，护士服也在不断地改良。首先，护士帽与医生帽有明显区别：护士帽改为圆帽或方角的"燕式帽"。衣服的面料改为涤棉质地，洗涤、整烫后穿着舒适、挺括，款式更是得到了极大的丰富，除传统的对称一件式，还有民族特色的偏襟式，以及充满现代气息的上下套装裙式。在护士服的颜色上，也是突破了白色"一统天下"的格局。

护理事业发展到今天，护理模式发生了改变，护理服装也随之变换，长裙式的护士服逐渐被利落的短上衣替代，使得护士在护理操作时更高效。国际上流行的分体式护士服更大程度地提高了护士工作的灵活性。护士服装样式虽然随着历史的演变不断变化，但却都以庄重、严肃为主，不但体现美观大方、简洁合体，更展示着护士职业的圣洁典雅、沉稳严谨。

1. 普通护士服　一般病房和门诊的护士，常穿白色护士服。此类护士服多为连衣裙式，以整齐洁净、大方适体和便于各项护理操作为原则，给人纯洁、轻盈、活泼、勤快的感觉。护士的衣帽鞋袜应洁白、平整、合身，使人感觉洁净、明快、典雅。目前，以白色为主基调的护士服已不能满足人的视觉需求，所以各大医院的工作服在这个基础上增加了新的色彩，款式也在经典样式基础上不断变革。这些不同色彩和款式的工作服不仅不影响规范化管理，而且更能符合服务对象的心理特点，在某种情况下，还起到了色彩语言的治疗作用。淡黄色、淡蓝色、粉红色代表沉静、温馨，给人以安抚的感觉,适用于儿科诊室;墨绿色可以淡化鲜红血色带来的兴奋、烦躁和焦虑的心理,手术室较适合;急诊科护士服多为橄榄绿色或淡蓝色,胸前和衣袖有急救标志;儿科、妇产科护士常穿粉红色工作服或淡绿色护士服。

2. 手术服 手术服只适用于手术室内,分手术洗手衣裤和手术外衣两部分。因手术操作的无菌要求,手术服应是无菌的。手术外衣分一次性和非一次性,一次性手术外衣多为有特殊感染的患者及应急情况下使用,常在使用后按一次性医用垃圾焚烧处理;非一次性手术外衣可反复高压消毒后使用。穿手术服时配用的手术圆帽和口罩也分一次性和非一次性,其性能特点及术后处理原则同手术衣。手术圆帽内塞严头发,必要时用发网或发夹固定,要求前不遮眉后不露发际,帽缝要在后面,边缘要平整;口罩佩戴应四周严密,以吸气时产生负压适宜。

3. 特殊护士服 隔离服、防护服等均为特殊护士服。在特殊场合,特殊护士服的规范穿着关系着患者和护士自身的健康。隔离服常在护理传染病患者时使用,它的款式为中长大衣后开背系带式,袖口为松紧式或条带式。穿、脱隔离服有着严格的操作流程和要求。穿隔离服时,必须戴圆帽,头发要求及戴口罩标准与穿手术服一致。防护服为特殊隔离服,主要在护理经空气传播及接触性传染的特殊传染病(如传染性非典型肺炎)患者时使用,防护服及配套防护用品的穿脱有着严格的流程和要求。这种服装为衣帽连体式,不透气,可防止任何病毒通过。在二级防护时须佩戴特制的医用防护口罩、防护眼镜、鞋套、手套等,在连体帽内应先佩戴一次性圆帽,头发要求及戴口罩标准与手术服、隔离服的标准一致。如为三级防护,则在二级防护的基础上加戴全面型呼吸防护器、护视屏。

（二）护士着装的注意事项

1. 目前我国的护士服以白色服装为主 穿夏季护士服时内衣宜穿浅色或肤色或选择白色衬裙以免透出。着工作服时内衣领不可过高,颜色反差不可过于明显,自己的衣、裤、裙不得露出工作服、工作裤的底边;要做到服装整洁、平整,衣扣要扣齐,衣领、腰带、袖口、衣边要平整;穿着适体,无油渍、无尘污;袖口扣紧,腰带平整适中,纽扣无缺,全部扣齐;必须佩戴胸卡上岗,将胸卡佩戴于工作服上方口袋边缘处,便于患者辨认、问询和监督,胸卡表面要保持干净,避免被药液、水沾染,胸卡上不可挂吊坠或粘贴他物;上衣口袋可装笔或挂护士挂表,两侧口袋避免装较多的物品,挂表挂于胸卡的旁边,上岗前应与护士站标准时间核准,保持时间的一致性。

2. 护理人员的工作帽是职业的象征 护理人员的工作帽有燕帽和圆筒帽两种。戴燕帽时,短发者,要求前不遮眉、后不搭肩、侧不掩耳;长发者,要求梳理整齐盘于脑后,且发饰素雅端庄。燕帽要平整、无褶、挺立,戴正戴稳,佩戴高低适中,距发际4~5 cm,用白色发卡固定燕帽(图3-1)。戴圆筒帽时,应前达眉毛,后遮发际,将头发全部遮住,不戴发饰,帽缝应置于脑后,边缘整齐(图3-2)。

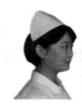

长发
盘于脑后或用
发网罩住

短发
不超过耳下3 cm
前不盖眉
侧不遮耳
后不过领

图3-1 燕帽佩戴

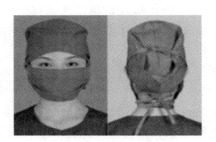

图 3-2 圆筒帽佩戴

3. 佩戴口罩应完全遮盖口鼻 戴至鼻翼上一寸,四周无空隙,吸气时以口罩内形成负压为宜,达到有效防护。进行无菌操作与传染病防护时必须戴口罩。口罩的位置高低、松紧要适宜,否则不但影响护士形象,也起不到防护作用。比如,口罩戴得太低或口罩戴得过松,污染的空气可从鼻翼两侧和周围空隙进入口鼻;戴得太高会影响视线或擦伤眼睛。有人将口罩戴到鼻孔下面、扯到颌下或吊在耳朵上面,均为精神松散、职业形象不符合规范的表现。

4. 护士进出病区时的服装应以体现护士的美丽端庄且稳重大方为主 不穿过分暴露以及不雅观的时装,如露脐装、吊带衫、超短裙等。不穿带响声的硬底鞋、拖鞋出入病区。男护士不穿背心、短裤到病区。夏天忌光脚穿鞋,男护士也要着薄袜。

5. 护理人员工作时应保持脚部卫生 鞋袜应勤洗勤换,避免异味。上岗时需穿工作鞋,护士鞋以白色或乳白色、软底防滑、大小合适的平跟或坡跟鞋为主,既可以防止在病区行走时发出声响,又可以使脚部舒适、减轻疲劳。反之,如果穿着高跟鞋、硬底鞋或带响的鞋,不仅行走时容易疲劳,而且也会影响患者休息。在正式场合不得赤脚穿鞋或穿拖鞋、无跟鞋等。护士鞋应经常刷洗,保持洁白干净。无论下身配穿工作裤或工作裙,袜子均以浅色、肉色为宜,与白鞋协调一致。切忌穿着挑丝、有洞的袜子,这样会失去患者的信任和尊重。不要将袜口露在裙摆或裤腿外面,不可当众整理袜子。

6. 护士可以佩戴与工作有关的物品 如带秒针的表、发卡、胸卡等。护士工作岗位的要求是不能佩戴饰品,如戒指、手链、手镯及各种耳饰等。饰品不仅会妨碍工作,也会成为医院内交叉感染的媒介,如划伤患者、划破手套、脱落污染、不便于手的清洁消毒等。所以,护士上岗时,不宜佩戴戒指、手链、手镯等手部饰品及耳坠、耳环、耳钉等耳饰,不宜留长指甲及涂指甲油。不宜涂抹气息浓郁的香水,避免对患者造成不良刺激甚至诱发哮喘等过敏性反应。

7. 一般情况下与人讲话要摘下口罩 长时间戴着口罩与人讲话会让人觉得不礼貌。外出期间应着便装,不得穿工作服进入食堂就餐或出入其他公共场所。

护理礼仪有助于在护理交往活动中形成美好的职业形象和良好的职业风气,建立良好的人际关系。护士在实施礼仪的过程中,也在潜移默化地影响着护士自身的气质、情操、性格、意识、理念,塑造白衣天使的灵魂。规范的仪表可以向社会展示护士严谨自信、优雅庄重、诚信大方的工作作风和职业风采。美好的职业形象、高超的职业技能和细致的护理服务相结合,才能赢得患者的信任,得到社会的认可。

The nurse server has functional, decorative, main, role and expression functions. The etiquette norms of nursing staff dress are mainly clean, generous, decent, civilized, and follow the principles of dignified, clean and tidy, easy to operate. Nurses should wear different nurse suits according to the corresponding nurse positions, and wear the required size. Long nurse clothes just over the knee and wrist; waist with belt, loose; lower body generally with long white work pants or white skirt. Summer work clothes, their own skirt should not longer than the nurse clothes. Nurse clothes should be clean, flat, free of oil stains, no dust stains, buttons should be buckled together, do not use tape and pins to replace the defective clothes button, the pocket is not bulging. The collar of the sweater shall not be higher than the nurse's collar.

There are three types of professional clothing for nurses, which are general nurse's uniform, surgical clothing, special nurse clothing.

● General ward and outpatient nurses, often wear white nurse clothes. This kind of nurse clothing is mostly dress type, with neat and clean, easy fit and convenient nursing operation as the principle, give a person pure, light, lively, diligent feeling. Nurse's hats, shoes and socks should be white, flat and fit, to make people feel clean, lively and elegant.

● Surgical clothing is only applicable to the operating room, divided into surgical toilet pants and surgical coat. The surgical service should be sterile due to the aseptic requirements of the surgical operation. The surgical coat is divided into one and non-disposable. The disposable surgical coat is mostly used by patients with special infection and emergency situations, often treated by disposable medical waste incineration after use. The non-disposable surgical coat can be used after repeated high pressure disinfection.

● Isolation clothes and protective clothing are special nurse clothes. On special occasions, the standard dress of special nurse's clothes is related to the health of patients and nurses themselves. Isolation clothing is often used when caring for patients with infectious diseases. It is worn after a medium and long coat, and the cuffs are elastic or band type.

Standardized appearance can show the society that nurses are rigorous, confident, elegant and solemn, honest and generous work style and professional style. The combination of good professional image, superb professional skills and meticulous nursing services can only win the trust of patients and be recognized by the society. There are several attentions about nurse's dressing.

● At present, China's nurse clothes are mainly white clothes. Underclothes should wear light color or skin color or choose white petticoat so as not to reveal in summer. The inner collar should not be too high when wearing the work clothes, and the color contrast cannot be too obvious. Your clothes, pants, skirt should not exceed the bottom of the work clothes, work pants; which make the clothes neat and smooth.

● The caregiver cap is a career symbol, with swallow and cylinder caps. When wearing yan hat, short hair requirements do not cover eyebrows, after shoulder, side do not cover ears; long hair need to comb neatly behind the brain, and hair is simple and dignified. Yan hat should be flat, unpleated, upright, wearing stable, wearing moderate height, 4-5 cm, with white hairpin fixed swallow hat. When wearing a cylindrical cap, it should reach the eyebrows, after cover hair, do not wear hair ornaments, sealing seam should be placed behind the brain, the edge is neat.

● Wearing a mask should completely cover the mouth and nose to an inch on the nose wing, and there is no gap around it. It is appropriate to form a negative pressure in the mask when inhaling to achieve effective protection. A mask must be worn for sterile operation and infectious disease protection. The position of the mask should be appropriate, otherwise not only affect the image of the nurse, but also can not play a protective role.

● The clothes of nurses should mainly reflect the beautiful, dignified and stable and generous nurses when entering and out of the ward. Do not wear exposed and indecent fashion, such as umbilical clothes, sling shirt, upskirt, etc. Do not wear noisy hard bottom shoes, slippers in and out of the ward. Male nurses go to the ward without wearing vests or shorts. Male nurses avoid wearing shoes barefoot in summer, and also wear thin socks.

● Nurses should keep foot hygiene when working, and shoes and socks should change frequently to avoid odor. You need to wear working shoes. The nurse's shoes are mainly white or milky white, soft soles, and appropriate flat heel or slope heel shoes, which can not only prevent the sound when walking in the ward, but also make the feet comfortable and reduce fatigue. On the contrary, if you wear high-heeled shoes, hard soles or ring shoes not only easy to fatigue when walking, but also will affect the patient's rest. Nurse's shoes should be washed regularly to keep them white and clean.

● Nurses can wear work-related items such as tables with second needles, hair cards, breast cards, etc. Nurses should not wear rings, bracelets, bracelets and other hand accessories and ear earrings, earrings, earrings and other earrings, and they should not leave long nails and nail polish. It should not apply perfume with strong breath to avoid causing adverse stimulation to patients or even induce allergic reactions such as asthma.

● Generally speaking, you should take off the mask when you talk with others. Wearing a long time will make people feel impolite. During going out, they should be casual, do not wear work clothes into the canteen dining or in other public places.

（王　娟）

任务三　护士仪态礼仪（Etiquette of Nurse's Manners）

任务目标

◆掌握护理人员举止礼仪的基本要求和规范。
◆熟悉日常生活中的行为举止要求。
◆了解不同手势的含义。

举止也称为举动、动作、姿态，是指人们的动作姿态和由动作姿态所表现出的内在素养。不言而喻，一个人的行为举止好似一面镜子，能反映他的文化内涵、知识水平和道德修养。良好的举止常给人以亲切、端庄和文明的印象。

护理人员肩负着救死扶伤、防病治病、全心全意为人民健康服务的重任。因此对护理人员的举止也有其特殊的要求，除了工作认真负责外，还应具备训练有素的举止、得体的风度。这些都离不开护士举止礼仪的培训与修养。

Behaviour is also known as action, posture, refers to people's action posture and the internal quality shown by the action posture. It is self-evident that a person's behavior is like a mirror, which can reflect his cultural connotation, knowledge level and moral cultivation. Good manners often give the impression of being kind, dignified and civilized.

Nursing staff shoulders the important responsibility of helping the wounded and rescuing the dying, preventing and treating diseases, and serving people's health wholeheartedly. Therefore, the behavior of the nursing staff also has special requirements,in addition to the serious and responsible work,but also should have well-trained manners,decent demeanor. These can not be separated from the training and cultivation of nurse's behavior and etiquette.

一、基本仪态礼仪(Basic manners)

(一)手姿

手姿

手姿也称为手势,是手和手臂所做的动作,是最丰富、最有表现力的体态语言之一。古罗马政治家西塞罗说过:"一切心理活动都伴有指手画脚等动作……手势恰如人体的一种语言,这种语言甚至连野蛮人都能理解。"法国大画家德拉克洛瓦则指出:"手应当像脸一样富有表情。"他们的话均从不同侧面指出了手势的重要性。手姿可以是静态的也可以是动态的。在人际交往中,恰当地运用手势语,能有效地传递信息,传达感情,加强与对方的沟通。

1. 基本手势

(1)垂放:是最基本的手势。双手自然下垂,掌心向内,分别贴放于大腿两侧;也可以双手自然下垂,掌心向内,叠放或相握于腹前。

(2)背手:多见于站立、行走时,男性多用。双臂伸到身后,双手相握,同时昂首挺胸。该手势既可显示权威自信,又可镇定自若。

(3)持物:持物做法多样,既可用一只手,也可用双手。但都要做到动作自然,五指并拢,用力均匀。不应翘起环指与小指,在公共场合会显得成心作态。

(4)鼓掌:对他人表示鼓励、祝贺、支持时常用的一种手势。右手掌心朝下,有节奏地拍击掌心向上的左手。多用于会议、演出、比赛或迎候嘉宾。注意避免"鼓倒掌"来表示反对、拒绝、讽刺、驱赶之意。

(5)夸奖:用来对他人赞赏的手势。伸出右手,竖起拇指,指尖向上,指腹面向被表扬者,其余手指并拢屈曲。在与他人交谈过程中,禁忌将右手拇指指尖朝下或拇指指向自己,因有自高自大、不可一世之意,同时还应注意不可随便伸出手指指点他人,以免引起不满甚至误会。

(6)指示:用以引导来宾或指示方向的手势。即以右手或左手抬至一定高度,四指并拢,拇指自然张开,掌心向上,以其肘部为轴,朝向目标伸出手臂。注意掌心向上,以表示谦逊、诚恳之意。

(7)与人道别:工作和生活中常用手势之一。正确的做法是身体站直,目视对方,手臂前伸,掌心向外,左右挥动。

(8)拍肩:一般适用于上级对下级或长辈对晚辈之间,表示鼓励、支持;同辈之间也可用以表示友情或恳请对方帮忙。如果下级对上级或晚辈对长辈,则有失礼仪。男士对女士更不可用此手势。

2. 护士运用手势的基本原则:①使用规范的手势,工作中护士手势的运用要规范,以免引起误会。②手势使用宜少忌多,一般情况下,手势使用不宜过多。手势较多既不能表达自己的真实情感,还可能使对方错误地理解含义,造成双方交往的误解。

3. 禁忌手势

(1)不卫生的手势:在他人面前搔头皮、掏耳朵、擦眼睛的分泌物、抠鼻孔、剔牙齿、抓痒痒、摸脚丫等,均不卫生、不礼貌,是不当之举。

(2)不稳重的手势:在他人面前双手乱动、乱摸、乱扶、乱放,或是折衣角、咬指甲、抬胳膊、抱大腿、挠脑袋等,均属于不稳重的手势,尤其是正式场合,面对尊者和长者时,应当禁止。

(3)易于误解的手势:不同的文化背景、个人习惯对手势赋予的含义不同,在使用过程中注意避免被对方曲解含义而引起矛盾。

（4）在与人交往时,如掌心向下挥动手臂,或勾动示指或除拇指外的其他四指招呼别人,或用手指指点他人等均失敬于人,应禁止。

4. 常见手势语　手势作为信息传递方式不仅远远早于书面语言,而且也早于有声语言。手势有两大作用:一能表示形象,二能表达感情。在人际交往中,手势作为一种交流符号,具有十分重要的意义。了解和熟悉某些常见的手势,有助于更准确地相互理解和交流,否则就容易产生误解。常见的手势有指示、引领、鼓掌、招手、挥手、递物、展示、握手等。

（1）指示:在介绍病区环境时,应落落大方地运用正确的引导姿势。左手或右手抬高到腰部,四指并拢,掌心向上,拇指微微张开,表示"请"。进行指引时,以肘部为轴,手臂横摆,朝向一定的方向伸出手臂。一般在楼梯拐角或上下楼梯时,一边以手势引领示意,一边口头告知"请注意脚下""请右拐"等。护士正确优美的手势指引可以帮助患者了解病区环境,准确到达目的地,也可以给人留下真诚服务的良好印象。指示的手姿有横摆式、直臂式、曲臂式、斜臂式。这4种形式都使用右手,五指自然并拢,掌心向上。左手臂此时垂在身体一侧或背于身后最佳。

横摆式:右手臂向外侧横向摆动抬至腰部或齐胸的高度,指尖指向被引导或指示的方向,多适用于请人行进或为人指示方向。

直臂式:要求右手臂向外侧横向摆动,指尖指向前方。与横摆式不同的是,它要将手臂抬至肩高,而非齐胸的高度,适用于引导方向或指示物品所在之处。

曲臂式:右手臂弯曲,由体侧向体前摆动,手臂高度在胸以下,请人进门时,可采用此方式。

斜臂式:右手臂由上向下斜伸摆动,多适用于请人就座。

（2）引领:进行引领工作时,护士应主动走在前方,半侧身前行朝向患者或来宾。一般应由引领者主动开门,如果是拉门,护士应先行将门拉开后立于门的一侧,请被引领者先行,然后护士关门;如果是推门,护士应开门后,自己先进入,站于门侧,在室内迎接被引领者,将来人引入后,护士再关门。引领时,一般以前为尊、以右为尊、以中为尊、以女为尊。上下楼梯时应靠右而行,送客时要主动落在后方,不要抢行。当然这些礼仪规则也不是绝对的,比如在护送患者时,如果患者有发生跌倒的风险,护士应主动在前,引领并做好保护措施。

（3）鼓掌:鼓掌在工作中一般用于表示欢迎、祝贺、支持。作为一种礼节,鼓掌应恰到好处。在鼓掌时,最标准的动作如下:面带微笑,抬起两臂,抬起左手手掌至胸前,掌心向上,以右手除拇指外的其他四指轻拍左手中部。此时,节奏要平稳,频率要一致。至于掌声大小,则应与气氛协调。例如,表示喜悦的心情时,可使掌声热烈;表达祝贺之时,可使掌声时间持续;观看文艺演出时,则应注意勿使掌声打扰演出的正常进行。通常情况下,不要对他人"鼓倒掌",即不要以掌声讽刺、嘲弄别人,也不要在鼓掌时伴以吼叫、吹口哨、跺脚、起哄,这些做法会歪曲鼓掌的本意。鼓掌时需注意指尖应向上,表示诚意和尊敬。如果鼓掌时指尖向下或手的位置较低,意味着不够坦诚,缺乏诚意。

（4）招手与挥手:在迎接患者或来宾时,可以使用招手致意礼,将右手高举过头顶,手掌向上,五指微微并拢,呈自然状态,手臂前伸,上身微向前倾斜15°以示尊敬,并以目光示意,招呼对方。在护送患者出院时,或是其他分别的场合可以使用挥手告别礼,将手高举过头顶,掌心朝前,以肘关节为中心左右摆动,频频挥手,同时还可以点头微笑,表示友好。

（5）递物

1）双手为宜:递物以双手最佳,不方便双手并用时,也要采用右手。用左手递物,通常被视为失礼之举,尤其是对于亚洲国家的客人。

2）递于手中:递给他人的物品,以直接交到对方手中为好。不到万不得已,最好不要将所递的物品放在他处。

3)主动上前:若双方相距过远,递物者理当主动走近接物者。假如自己坐着,还应尽量在递物时起身站立。

4)方便接拿:在递物时,应为对方留出便于接取物品的空间,不要让对方感到无从下手。将带有文字的物品递交他人时,还须使文字正面面向对方。

5)尖、刃内向:将带尖、带刃的物品递于他人时,切勿将尖、刃直指对方。合乎服务礼仪的做法是使其朝向自己,或是朝向他处。

在接取物品时,应当目视对方,而不要只顾注视物品。一定要用双手或右手,绝不能单用左手。必要时,应当起身而立,并主动走近对方。

(6)展示:护士在工作中有时会需要将物品向他人进行展示,如向患者讲解药物、医疗器械等物品的使用方法和注意事项,展示物品的手势有三点注意事项。

1)便于观看:要将被展示之物正面面向对方,举至一定的高度,展示时间适度。当四周皆有观看者时,展示物品还须变换不同角度。

2)操作标准:展示物品时,不论是口头介绍还是动手操作,均应符合相关标准。解说时,要口齿清晰,语速舒缓。动手操作时,则应手法干净、利索,速度适宜,并经常进行必要的重复。

3)手位正确:在展示物品时,应使物品在身体一侧展示,不宜挡住展示人头部。具体而言,一是将物品举至高于双眼之处。这一手位适于被人围观时采用。二是将物品举至双臂横伸时,自肩至肘之处,其上不过眼部,下不过胸部。这一手位给人以安定感,也便于他人看清展示之物。

(7)握手:握手常常伴随寒暄、致意,握手不限于熟人、朋友,陌生人、对手都可能与其握手。握手的含义很多,视具体情况而定,可表示相识、友好、祝贺、感谢、鼓励、支持、慰问等不同意义。握手的力量、姿势与时间的长短能够表达不同礼遇与态度,也可通过握手了解对方的个性,从而赢得交际的主动性。

1)方法:与人握手,双方应相向而立,距离约60 cm。过远会显得生疏,过近则会感到拥挤。握手时,上身微微前倾,头微低,右手伸出时,四指并拢,拇指上仰,手掌与地面垂直,目视对方,神情专注,面带笑容,向对方致意。掌心向上,表示谦恭;掌心向下,有轻慢之嫌。与亲密朋友握手,虎口契合,可适当用力,上下摆动,而非左右摆动。如果伸手无力、手指僵硬、不握对方手掌只触及对方手指则是轻慢对方。男女相握,只握四指,不可契合太紧,力量要小些。握手时间一般掌握在2~3 s,久别重逢可适当延长些时间。

2)原则:行握手礼时,必须注意伸手的先后顺序。一般来说,长者、尊者与幼童、晚辈握手应由长者、尊者先伸手;上级与下级握手应由上级先伸手;学生与老师握手应由老师先伸手;女士和男士握手应由女士先伸手,如果女士不伸手、无握手之意,男士点头致意即可;已婚者和未婚者握手应由已婚者先伸手。社交场合中有先到者和后到者,一般先到者先伸手;客人到达,主人应主动握客人的手;客人告辞,则客人先伸手。当然,这些基本规矩还要视具体情况而定。例如,领导者到基层视察,群众会争先恐后与之握手,领导者就应该尽量满足。此外,从礼仪的角度来说,无论什么人,如果忽略了握手礼的先后次序已经先伸出了手,对方都应不迟疑地回握。

一人需与多人握手时,要遵循一定的顺序。社交、休闲场合握手次序主要考虑年龄、性别等因素,年长者、女士为先,公务场合则更看重身份、职务,高者为先。同时,与人握手还要注意与对方互动,伸手过早有时可能会陷于被动,过迟则显得高傲无礼。

3)禁忌:不看时机和场合为握手禁忌,比如正在打电话,或刚从厕所出来,就不要上前握手。握手时不要敷衍、东张西望,也不要跟甲握手时又跟乙打招呼。一般不用左手相握,男士不可戴手套或用不洁、出汗之手与人相握。女士若戴长纱手套,则不必脱手套握手。一般情况下,坐着与人握手是不礼貌的,除长辈、女士外,握手时都应起立。忌双手长时间紧握别人的手不放。见面与告辞时,不要跨门槛握手。与人握手后,避免立刻用纸巾、手帕擦手或洗手。握手时,避免嘴里有食物或吸烟。任何情况下拒绝对方主动要求握手的举动都是无礼的,但手上有水或不清洁时,应谢绝握手,同时必须向对方解释说明并致歉。

（二）站姿

站姿又叫立姿,指的是人在站立时所呈现的姿态,是最基本的姿势,也是其他一切姿势的基础。能体现人的稳重、端庄、礼貌、挺拔、有教养,显示出一种亭亭玉立的静态美。站姿是培养优美体态的基础,也是发展不同质感动态美的起点和基础。

1. 基本站姿

（1）站姿的基本要求:护理人员的站姿要领是挺、直、高、稳。

挺:站立时身体各部位要尽量舒展挺拔,做到头平、颈直、肩夹、背挺。

直:站立时身体的脊柱要尽量与地面保持垂直,注意收颌、挺胸、收腹、夹腿、提臀。

高:站立时身体的重心尽量提高,即昂首、提气、直腰、绷腿。

站姿、行姿、蹲姿

稳:主要体现在脚和腿上,两腿绷直,膝盖放松,脚的放置可呈以下几种形式。

①"V"字形:双脚跟部并拢,两脚尖张开呈45°~60°,使身体重心穿过脊柱,落在两腿正中。②"丁"字形:即一脚的后跟接触在另一只脚的中间,前脚轻轻着地,重心在后腿上,像字母"T"。③平行式:站立时,双脚平行。女士双脚应靠拢,脚尖向前平行。男士两脚分开,与肩同宽。

站姿是否自然、得体、优雅,除躯干部分是否符合基本要求外,手的摆放位置也很重要。一般手的变化可有以下几种。①双手垂握于下腹部:双臂垂直,双手平展,一手叠于另一手上,并轻握另一手四指指尖,被握之手的指尖不能超出上手的外侧缘。②双手相握于中腹部:双臂略弯曲,双手四指相勾并轻握,置于中腹部。重心轮流落在一只脚上,但上身仍需挺直。脚不宜伸得太远,双腿不宜叉开过大,变换不宜过于频繁,膝部不能出现弯曲。③一臂垂于体侧,一手置于腹侧:一臂自然放松垂于体侧,手掌放松自然弯曲,另一臂自然放松屈曲置于体侧,手轻握成半拳置于腹侧,前不过身体正中线。

（2）男女站姿的差异:由于性别的差异,对男女的基本站姿的要求不尽相同。对男士的要求是稳健,对女士的要求则是优美。

男士站姿:男士在站立时,两腿应平行,双脚微分开,与肩同宽。全身正直,头部抬起,双眼平视,双肩稍向后展并放松。双臂伸直自然下垂,双手贴放于大腿两侧;也可双臂自然下垂,将右手握住左手腕部上方自然贴于腹部,或背在身后贴于臀部。

女士站姿:女士在站立时,应当挺胸、收腹,目视前方,双手自然下垂,叠放或相握于腹部,双脚与双腿并拢或呈现"V""T"字形。女性在站立时要注意表现女性的轻盈、娴静、典雅的韵味,给人一种"静"的美感。

（3）常见站姿:常见的站姿有以下几种。

1）正脚位小"八"字步:这是在隆重、热烈或庄严的场合下采用的一种大方庄重的姿势,要求站姿符合规范,一丝不苟,即使感到很累,也不能松懈。在基本站姿的基础上,再取:①双脚呈"V"字形（两脚尖张开的距离约为一拳）;②脚后跟和膝部均靠紧,脚尖平齐向前;③右手握住左手,右手示指微微翘起,垂放在腹前脐下1寸（1寸≈3.33 cm）或脐上1寸;④站立时要保持身体挺直,收腹提臀,肩膀要平,下颌微收（图3-3）。

2）侧脚位"丁"字步:在小"八"字步的基础上移动右脚（或左脚）跟至另一脚内侧凹部,两脚互相垂直呈"丁"字形,肩位可相应改为二位或八位后,身体各部位要求同小"八"字步（图3-4）。

3)正脚位"丁"字步:一脚呈水平位,另一脚与之垂直(脚尖向正前方),其余要求与侧脚位"丁"字步相同。

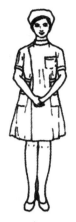
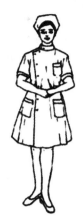

图 3-3　正脚位小"八"字步　　　　　图 3-4　侧脚位"丁"字步

2.禁忌站姿

(1)全身不够端正:站立时东倒西歪,斜肩、勾背、凸腹、凹胸、撅臀、屈膝,或两腿交叉,懒洋洋地倚靠在病床、床柜、墙壁等支撑物上,双手插在口袋里,或交叉于胸前,往往给人一种敷衍、轻蔑、傲慢、漫不经心、懒散懈怠的感觉。

(2)手脚随意乱动:站立时双手下意识地做些小动作,如身体抖动或晃动,摆弄衣角或辫梢,咬手指甲,用脚尖乱点乱画,或双腿大叉开等,这些动作不仅显得拘谨、不大方,还给人以缺乏信心和经验之感,而且也有失仪表的庄重。

(3)表现自由散漫:倚靠在病区墙壁、患者床旁或病室门旁,显得无精打采,给人以敷衍、轻蔑、漫不经心、懒散懈怠的感觉。

(三)坐姿

无论是伏案工作、参加会议,还是会客交谈、娱乐休息,都离不开坐。坐姿也有优雅与粗俗之分。坐姿的主要要求是"坐如钟",是指人的坐姿像座钟一般端直。优美的坐姿让人感觉端正、舒展、大方。坐姿要依据不同场合,与环境相适应。沙发椅较宽大时不要坐得太靠里面,可以将左腿跷在右腿上,显得高贵大方,但不宜跷得过高,女士尤其应注意不能露出衬裙,否则有损美观与风度。在公共场所不要趴在桌子上、躺在沙发上、半坐在桌子或椅背上。护理人员工作时要保持端正的坐姿,让人感到稳重,在护士站和病房中不能流露懒散、疲惫之态,不能随意就座。如果在坐位状态下与人交谈,要挺直腰背,表示对谈话对象的尊重。

1.基本坐姿　就座时应该左进左出,从椅子后面走到椅子前方,然后将右脚后移半步,稍微侧头,顺左眼余光,抬左手从腰间往后下挪动理顺白大褂下摆,缓缓落座,一般臀部占椅面的 1/2 ~ 2/3。无论座位有无靠背,腰背都要挺直,两臂放松,双手轻握,自然放于双膝或座位扶手上。

2.入座和离座礼仪

(1)入座的礼仪要求。①先请对方入座:这是待人以礼的表现。②在适当之处就座:在重大场合就座时,要注意座位的尊卑并且主动将上座相让于人。③从座位左侧就座:假若条件允许,最好从座椅的左侧就座,这样做是一种礼貌,而且也易于就座。④就座时要减慢速度:动作放松,尽量不要在就座时发出较大声响。⑤坐下后调整体位:为使自己坐得舒适,可在坐下之后调整体位或整理衣服,但是这一动作不可与就座同时进行。

（2）离座的礼仪要求。①离座前先有表示：离开座椅时，身旁如有人在座，须以语言或动作向旁人先示意，随后方可站起身来。如果一跃而起，会惊扰他人。②与他人同时离座，须注意起身的先后次序：地位低于对方时，应稍后离座；地位高于对方时，则可首先离座；双方身份相似时，可同时起身离座。③起身离座时，最好动作轻缓，避免弄响座椅或将椅垫、椅罩等弄掉到地上。④离座起身后，宜从左侧离去：与左入一样，左出也是一种礼节。⑤如果需提前离座，应用语言或动作向他人示意后方可离开，以示尊重。

（3）除以上就座和离座时的礼仪要求以外，具体行动时应注意以下几点。①入座时，走到座位前，右脚向后撤半步，上身保持正直轻稳地坐下。着裙装的女士，入座时将裙子的下摆稍微收拢一下。②两腿并拢，两脚靠紧，小腿垂直于地面，大小腿折叠约90°，两手相握放于大腿上。③坐在椅子上，上体应自然挺直，背部呈一平面，身体重心垂直向下。

3. 常见坐姿

（1）"正襟危坐"式：适用于最正规的场合，男女均适用。上身与大腿、大腿与小腿都应当呈直角，小腿垂直于地面。双膝、双脚包括两脚的跟部，都要完全并拢（图3-5）。

（2）双腿斜放式（女士坐姿）：在基本坐姿的基础上，双腿首先并拢，然后双脚向左或向右侧斜放，一般使斜放后的腿部与地面呈45°（图3-6）。

（3）脚踝盘坐交叉式（女士坐姿）：适用于各种场合。双膝先要并拢，然后双脚在踝部交叉。需要注意的是，交叉后的双脚可以内收，也可以斜放，但不宜向前方远远地伸出去。

（4）双腿叠放式：在基本坐姿的基础上，左（右）腿垂直于地面，右（左）腿叠放于另一腿上，注意不要形成"4"字形坐姿。

（5）双腿斜叠式（女士坐姿）：在基本坐姿的基础上，左（右）腿斜放，右（左）腿叠放于另一腿上，注意脚腕绷直，脚尖外展（图3-7）。

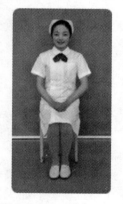 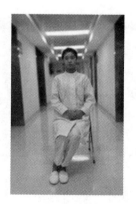 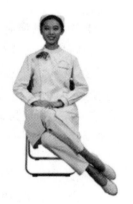

图3-5 "正襟危坐"式　　　图3-6 双腿斜放式　　　图3-7 双腿斜叠式

（6）开膝式（男士坐姿）：多为男性所用，亦较为正规。在基本坐姿的基础上，上身与大腿、大腿与小腿皆呈直角，小腿垂直于地面。双膝分开，但不得超过肩宽（图3-8）。

4. 禁忌坐姿

（1）切忌在座椅上前俯后仰、东倒西歪，或是抓耳挠腮、剪指甲、挖耳朵及剔指甲内的脏物。

（2）不可过于放松、瘫坐椅内，不可摇腿、跷脚或将双腿分开，社交场合不跷二郎腿。

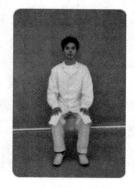

图3-8 男士开膝式

(3)不可大腿并拢小腿分开,或双手放于臀下,腿脚不停抖动。

(4)坐在椅子上移动位置,是有违社交礼仪的。如果椅子位置不合适,需要挪动椅子的位置,应当先把椅子移至欲就座处,然后入座。

(5)坐着与人交谈时,要坐正,不可摆弄手指或不停晃动手里的东西。把手中的物品转来转去、过于随意地拉衣服、整头发等都会破坏坐姿。

(6)不要把脚搭在椅子、沙发扶手上,也不要将脚架在茶几或桌子上,也不要两腿笔直地向前伸,两膝分得太开。

(四)行姿

行走是生活中的主要动作,从行姿可以看出一个人的精神状态。行姿也最能体现一个人的精神面貌。行姿是一种动态美,"行如风"就是用风行水上来形容轻快自然的步态。人们走路的样子各不相同,给人的感觉也有很大的差别。有的步伐矫健、轻松灵活,令人精神振奋;有的步伐稳健、自然大方,给人沉着、庄重之感;有的步伐轻盈、敏捷,给人轻巧、欢悦、柔和之感。行姿的基本要求是从容、平稳且为直线行走。但也有些人不重视步态美,行走时弯腰驼背、低头无神、步履蹒跚,给人倦怠、老态龙钟的感觉;还有的摇着八字脚、晃着"鸭子步",这些行姿都比较难看。

1.基本行姿 正确的行姿是轻而平稳的,胸要挺、头要抬、肩放松,两眼平视,面带微笑,自然摆臂。女士应保持抬头颈直、挺胸收腹、下颌微收、两眼平视前方、两腿略靠拢沿一直线小步前进,步履匀称、轻盈,展示女性端庄、文雅、温柔之美。男士则应抬头挺胸、收腹直腰、上身平稳、两眼平视前方,展现男士刚强、豪健的阳刚之气。正确行姿的具体要求如下。

(1)双目向前平视,微收下颌,面容平和自然,不左顾右盼,不回头张望,不盯住他人乱打量。

(2)双肩平稳、肩峰稍后张,大臂带动小臂自然地前后摆动,肩勿摇晃;前摆时,手不要超衣扣垂直线,肘关节微屈约30°,掌心向内,勿甩小臂,后摆时勿甩手腕。

(3)上身自然挺拔,头正、挺胸、收腹、立腰,重心稍向前倾。

(4)注意步位,行走时,假设下方有条直线,男士两脚跟交替踩在直线上,脚跟先着地,然后迅速过渡到前脚掌,脚尖略向外,距离直线约5 cm。女士则应走"一"字步走姿,即两腿交替迈步,两脚交替踏在直线上。

(5)步幅要适当,男性步幅(前后脚之间的距离)约25 cm,女性步幅约20 cm。或者说前脚的脚跟与后脚尖的距离约为一脚长。步幅与服饰也有关,如女士穿裙装(特别是穿旗袍、西服裙、礼服)和穿高跟鞋时步幅应小些,穿长裤时步幅可大些。

(6)注意步态,即行走的基本态势。性别不同,行走的态势应有所区别。男性应步伐矫健、稳重、刚毅、洒脱、豪迈,具有阳刚之美,步伐频率每分钟约100步;女性应步伐轻盈,具有阴柔秀雅之美,步伐频率每分钟约90步。

(7)注意步韵,跨出的步子应是全部脚掌着地,膝和脚腕不可过于僵直,应该富有弹性,膝盖要尽量绷直,双臂自然轻松地摆动,使步伐因有韵律节奏感而显得优美。

护士行走时要精神饱满、双目平视、挺胸收腹,呈直线行走,保持步态柔美均匀。巡视病房时脚步要轻盈稳健,不可拖脚发出声响影响患者休息。即使进行紧急抢救时,也不可重步慌张地跑动,应加快步速机敏地赶过去,表现出护理人员紧张有序、忙而不乱的职业素养。

2.禁忌行姿 行走时不要左右晃动,弯腰驼背;忌方向不定,瞻前顾后;忌速度多变,声响过大;忌边走边吃东西。多人一起走时,不要勾肩搭背,不要连成横队,影响他人通过。

(五)蹲姿

蹲姿是最容易出错的一种姿态。人们在拿取低处的物品或拾起落在地上的东西时,常会使用下蹲和屈膝的动作,这样可以避免弯曲上身和撅起臀部。蹲姿三要点:迅速、美观、大方。若用右手捡东西,可以先走到东西的左边,右脚向后退半步后再蹲下来。脊背保持挺直,臀部一定要蹲下来,避免出现弯腰翘臀的姿势。男士两腿间可留有适当的缝隙,女士则要两腿并紧,穿旗袍或短裙时需更加留意。

在护理工作中,蹲姿使用频率较高。进行收拾、清理的工作时,需采取蹲姿;当患者卧床、坐于轮椅上或处于较低位置时,以站姿为其服务既不文明、不方便,又显得高高在上、失敬于人。另外,捡拾地面物品时也会采用蹲姿。通常采用高低式蹲姿,女性应两腿靠紧,男性则可适度将其分开,臀部向下,基本上以右腿支撑身体。

1.基本蹲姿　下蹲拾物时,应自然、得体、大方,不遮遮掩掩。女士下蹲时,无论采用哪种蹲姿,都要将腿靠紧,臀部向下。护士在操作中如需下蹲,应注意左脚在前,右脚在后,右脚掌贴地,脚跟抬起,左手扶衣裙,双手分别置于同侧大腿前下1/3处。如俯身拾物,应走近物品,一手扶住衣裙下摆,一脚后退半步屈膝下蹲,另一手拾物。这样不仅美观文雅,而且符合人体力学,比较省力。常用的4种蹲姿如下。

(1)高低式蹲姿:下蹲时,双腿不并排在一起,而是左脚在前,右脚稍后。左脚应完全着地,小腿基本上垂直于地面;右脚则应脚掌着地,脚跟提起。此刻右膝低于左膝,右膝内侧可靠于左小腿的内侧,形成左膝高右膝低的姿态。臀部向下,基本上用右腿支撑身体(图3-9)。

(2)交叉式蹲姿:交叉式蹲姿通常适用于女性,尤其是穿短裙的女性。交叉式蹲姿的基本特征是蹲下后腿交叉在一起。交叉式蹲姿的要求:①下蹲时,右脚在前,左脚在后,右腿在上,左腿在下,二者交叉重叠;②左膝由后下方伸向右侧,左脚跟抬起,并且脚掌着地;③两脚前后靠近,合力支撑身体;④上身略向前倾,臀部朝下(图3-10)。

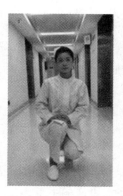 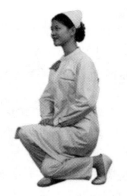

图3-9　高低式蹲姿　　　　　　　图3-10　交叉式蹲姿

(3)半蹲式蹲姿:半蹲式蹲姿一般在行走时临时采用。它的正式程度不及前两种蹲姿,但在需要应急时也采用,基本特征是身体半立半蹲。半蹲式蹲姿的要求:①下蹲时,上身稍许弯曲,但不要和下肢呈直角或锐角;②臀部务必向下,而不是撅起;③双膝略微弯曲,角度一般为钝角;④身体的重心应放在一条腿上;⑤两腿之间不要分开过大。

(4)半跪式蹲姿:半跪式蹲姿又称为单跪式蹲姿,是一种非正式蹲姿,双腿一蹲一跪,多用于下蹲时间较长或为了用力方便时。半跪式蹲姿的要求:①在下蹲后,改为一腿单膝点地,臀部坐在脚跟上,以脚尖着地;②另一条腿应当全脚着地,小腿垂直于地面;③双膝应同时向外,双腿尽力靠拢。

2.禁忌蹲姿

(1)不要突然下蹲:蹲下来的时候,不要速度过快,特别是行进中需要下蹲时。

（2）不要离人太近：在下蹲时，应和身边的人保持一定距离。和他人同时下蹲时，更不能忽略双方的距离，以防彼此"迎头相撞"或发生其他误会。

（3）不要方位失当：在他人身边下蹲时，最好是和他人侧身相向。正对或背对他人下蹲，通常都是不礼貌的。

（4）不要毫无遮掩：在大庭广众面前，尤其是身着裙装的女士，一定要避免走光。

（5）不要蹲在凳子或椅子上：在公共场合蹲在凳子或椅子上是一种不文明的行为。

Hand posture also known as gesture, is the hand and arm action, is one of the most abundant and expressive physical language. Gestures can be static or dynamic. In interpersonal communication, the appropriate use of gestures can effectively convey information, feelings, and strengthen communication with each other.

The basic gestures are mainly as follows: put down, hands at the back, holding, clap one's hands, praise, instruction, say goodbye to people, take a shoulder.

> Basic principles of gestures: In general, gestures should not be used too much.

Gestures as a means of information transmission advance not only written language, but also spoken language. Gestures have two functions, one for image and one for feelings. In interpersonal communication, gestures as a communication symbol, understanding and getting familiar with some common gestures, help to more accurately understand and communicate, otherwise it is prone to misunderstanding. Common gestures are instruction, leading, clapping, waving hand, delivering, showing, shaking, etc.

Standing posture refers to the posture of the person when standing, is the most basic posture, but also the basis of all other posture. Can reflect people's stable, dignified, polite, tall and straight, educated, showing a graceful static beauty. Standing posture is the basis of cultivating beautiful posture, but also the starting point and basis of the development of different texture dynamic beauty.

- Basic requirements of standing posture of nursing staff are standing, straight, high and stable.
- Due to gender differences, the basic requirements for men and women are different. The requirements for men are steady, while those for women are beautiful.
- There are several common standing positions, such as foot position small eight word step, side foot tyn step, positive foot tyn step.

> Taboo of standing posture:
> ✓ The whole body is not correct enough.
> ✓ Don't leaning on the ward wall, beside the patient's bed or beside the sick room door. It appears listless.

Nursing staff work should maintain a correct sitting posture, which lets a person feel stable. In the nurse station and ward you can not show lazy, tired state, can not sit at will. If you talk to someone while sitting down, you straighten your back and show respect to your partner.

- When you take the seat, you should go left in and left out, from the back of the chair to the front of the chair, and then move the right foot back half a step, slightly along the light of the left eye, lift the left hand from the back of the waist to straighten out the hem of the white coat, slowly seat, generally hip 1/2-2/3 of the seat. Whether the seat is back or not, the back should be straight, arms relaxed, arms gently hold, naturally put on the knees or seat armrest.

● The requirements of seating etiquette are mainly reflected in the following aspects: please enter the seat first, take seated in place, take eat from the left side of the seat, slow down when seated, adjust the body position after sitting down.

● The requirements of unseating etiquette are mainly reflected in the following aspects: there is a sign before leaving the seat; with others at the same time away from the seat, you must pay attention to the order of getting up; when you get up and take your seat, act gently; After leaving your seat, you should leave from the left side; If you need to leave your seat early, you should inform others before leaving.

Walking is the main action in life, we can see a person's mental state from the posture. Otherwise posture can best reflect a person's mental outlook.

Nurses should walk full of spirit, eyes, chest and abdomen, walking in a straight line, keep the gait gentle and uniform. When nurses inspect the pace of the ward, they should be light and steady, do not make a sound to affect the patient's rest. Even if the emergency rescue, they can not run in a panic, they should hurry up the past, which shows the nursing staff nervous and orderly, busy and not disorderly professional quality.

Squatting is one of the most error-prone poses. People often use squatting and knee bending when taking with low objects or picking up things that fall on the ground, which can avoid bending the upper body and pout hips.

Three key points: fast, beautiful, generous. If you pick up things with your right hand, you can go to the left of the thing, your right foot back half a step and then squat down. You keep the back straight, buttocks must squat down, to avoid bending over the hip posture. Men can leave an appropriate gap between men's legs, women should have their legs and tight, or wearing a cheongsam or short skirt.

Squatting to pick up things, should be natural, decent, generous, do not hide. Squat head, chest, knee joint in an angle, the legs together to support the body, can make squat posture beautiful, and can avoid slip. When women squat, they should keep, legs tight, and hip down.

二、护理工作中的仪态礼仪（Etiquette in nursing work）

优美的护士形象可给患者以美的享受，在疾病的恢复中起到非常重要的作用。护理工作中常见的体态礼仪有持病历夹、端治疗盘、推治疗车、开关门姿势等。

1. 持病历夹　病历夹是用于保存患者病情的病历本并便于随时书写的夹子。入院患者都要建立病程记录，以便随时查阅、讨论，所以病历夹在临床上使用率很高。

（1）正确的持病历夹的姿势

1）体侧式：病历夹正面向内，左手握病历夹右上边缘约1/3处，夹在肘关节与腰部之间，病历前缘略翘。另一手自然下垂或随行走自然摆臂。

2）阅读、书写式：病历夹正面向上，左手握病历夹上缘中部，托于前臂内侧，上臂靠近躯干，右手手指由病历夹下缘缺口处滑至边缘，向上轻轻翻开，便于阅读、书写。

3）行走式：行走时用一手握病历夹中部自然下垂，使病历夹固定于手臂和身体中间，另一手臂自然摆动（图3-11）。

护理工作中的
仪态礼仪

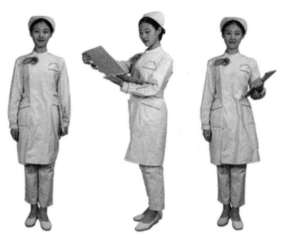

图 3-11 持病历夹

(2)持病历夹的注意事项:①不可随意拎着病历夹四处走动。②病历夹使用完毕,应及时放回病历车,不可随意乱放。

2.端治疗盘 治疗盘是护理工作中的常用物品。护理人员在做一些操作时,往往需要端治疗盘。正确的端盘姿势配以轻盈稳健的步伐、得体的着装会给患者带去一种精神安慰,从而获得安全感。

(1)正确的端治疗盘的姿势:身体站直,双眼平视,整胸收腹,双手握于治疗盘两侧,治疗盘边缘离身体约一拳距离,前臂与上臂呈 90°,拇指扶住治疗盘中间的两侧外面,不许将拇指扣住治疗盘里面,手掌和其余四指托住治疗盘的底部,与手臂一起用力。取放和行进都要平稳,不触及护士服(图3-12)。

(2)端治疗盘的注意事项:①工作服不可触及治疗盘边缘,拇指不可触及盘内缘,避免污染治疗盘内治疗用物。②持治疗盘行走时,路遇患者,应向侧面迈一小步,礼让患者进出房间时,可用肘部轻轻推开房门,不可用脚踢门。

3.推治疗车 治疗车也是护理工作中常见的物品。治疗车一般三面有护栏,无护栏的一面一般设有抽屉,用于存放备用物品。

(1)推治疗车的正确姿势:护士位于没护栏的一侧,抬头、面向前方,双眼平视,保持上身直立,腰部挺直,避免弯曲,双臂均匀用力,重心集中于前臂。行进中随时观察车内物品,注意周围环境,快中求稳(图3-13)。

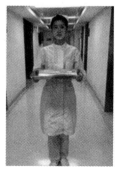

图 3-12 端治疗盘

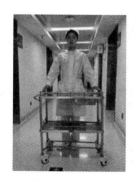

图 3-13 推治疗车

（2）推治疗车的注意事项

1）定期对治疗车进行保养,应用前应检查治疗车的完好性,推车行进过程中动作轻柔,速度适中,避免过快而发出噪声。

2）行进过程中保持治疗车在视野范围内,随时观察车内物品,注意周围环境,保证物品安全,快中求稳。

3）行进过程中,不可靠在治疗车边缘,遇到患者应将治疗车推至一侧,礼让患者。

4）进房门前,应先将治疗车停稳,用手轻开房门后推车入室,不可用治疗车撞开房门。平稳进入房间后关闭房门,再推至病床前或治疗室进行治疗护理工作。

4. 推平车　平车一般用于运送急危重或手术前后的患者。推平车和推治疗车一样要快中求稳。在运送患者时,患者的头部要位于大车轮端,以减少对患者头部的震荡,小车轮端位于前方,易掌握方向也便于观察患者的面部表情。

5. 陪同引导　工作中护士经常有机会陪同和引导患者一同行进。在陪同行进时应注意以下几点。

（1）自身所处的位置:双方平行前进时,引导者应该位于被引导者的左侧。若双方单行前进,引导者应该位于左前方1 m左右。当被引导者不熟悉前方环境时,一般不应让其先行或在外侧行走。

（2）行进的速度:在引导患者前行时,速度应该保持与被引导者同步,特别是引导老年和虚弱患者时更应注意。勿时快时慢,以免患者产生不安全感和不被尊重的感觉。

（3）注意关照和提醒:陪同行进过程中应以被陪伴者为中心,在照明欠佳、转弯、上下楼梯时,应随时提醒患者并给予适当的照顾,以防其跌倒受伤。

6. 上下楼梯　在陪同和引导患者行进中,可能会遇见楼梯,为保证患者安全,在上下楼梯时要注意以下几点。

（1）走专门指定的楼梯:为了方便患者行进,一些医院有专门指定患者上下的楼梯,物品的运送也有专门指定的楼梯,避免货物与患者发生碰撞。

（2）减少在楼梯处的停留:行进中尽量避免在楼梯上停止行走、休息或站在楼梯处与人聊天,以免引起楼梯通道的阻塞。

（3）坚持"右下右上"原则:上下楼梯时不准并排行走,应当自右侧上下,以保持楼梯通畅。

（4）礼让服务对象:上下楼梯时,护士应该让对方先行,不要抢行。在陪同和引导患者上下楼梯时应先行在前。在上下楼梯过程中,有急事也不可推挤他人或在人多的楼梯上快速奔跑。

7. 进出电梯　护士在使用电梯的过程中应该注意以下几点。

（1）使用专用电梯:许多医院为患者、工作人员、物品的运送等配备有专用电梯,方便患者和工作人员及时到达目的地。

（2）有序进出电梯:进入有人管理的电梯时,应该先出后进。进入无人管理的电梯时,应该先进后出,以控制电梯,方便他人进出。

（3）以礼相待、尊重他人:使用电梯时应礼貌待人,特别是与老人、女人、小孩和患者同乘电梯时,不可争先恐后或强行挤入。

8. 出入房门　在医院环境中,为了不打扰和尊重他人,进出房门时要注意以下几点。

（1）进入房门前先通报:护士进入患者房门前,应先叩门向房内的患者进行通报,不能贸然进入以免惊扰他人。

（2）用手开关房门:在进出患者房门时,护士应该用手轻拉和开、关房门,不可用身体的任何部位如肘或背推门、脚踢门、膝顶门等。

（3）进出房门要面向他人:房间内有人时护士进出房门应面向对方,切勿反身关门或背向他人。

（4）后入后出：与他人同时出入时，为了表示尊重，护士可后入后出。

9.搀扶帮助　在医院环境里，如遇见身体虚弱的患者，为保证患者的安全，医护人员应该主动给予关心照顾。护士对患者进行搀扶帮助时要注意以下几点。

（1）评估患者身体状况：在搀扶患者前护士要评估患者的身体状况，以决定采取何种搀扶的方法，从而既节省体力，又保证患者安全。

（2）尊重患者的意愿：在搀扶前护士需征得患者的同意，以免伤害患者的自尊心。

（3）采取正确的方法：搀扶的手法是以一只手臂穿过对方的腋下，架着其胳臂，再以另一只手扶在其前臂上共同行进。

（4）行进的速度要合适：护士搀扶患者行进时，注意步伐不宜过快，应与患者保持一致，否则会使患者感觉不舒适或缺乏安全感。

10.搬放床旁椅　床旁椅是床单位的物品之一，护士整理床单位或进行某些操作时常需搬放床旁椅。

（1）搬放床旁椅的具体要求：护士站于椅背旁，双脚前后适当分开，双膝一高一低，半蹲，同时手握住椅背下缘中部，将椅背夹于手臂与身体之间，另一手自然扶住椅背前上缘，起身前行到合适位置，同法放下。

（2）搬放床旁椅的注意事项：①搬放过程中动作轻柔，避免在地面上拖拉椅凳，或碰撞其他物品而发出噪声。②搬放过程中力求姿势优美，同时注意节力原则。

11.递接物品　护士工作过程中无论是与患者还是工作伙伴之间常需递接各种物品。若不注意正确应用，可能会影响人际关系，甚至导致他人受伤害。

（1）递送用物的注意事项：①递送用物时用双手为宜，不方便用双手时，须用右手以示尊敬。②递给他人用物时，应主动上前，走近接物者，直接交到其手中。③递送有文字的用物时，应正向对方，方便他人。④递送带刃、带尖或其他易伤人物品时，不能将危险面朝向他人，应朝向自己或他处，必要时使用托盘。

（2）接取用物的注意事项：①接取用物时应目视对方，不能只顾物品。②用双手或右手接取，禁忌单用左手。

Beautiful nurse image can give patients beautiful enjoyment and play a very important role in the recovery of disease. The common physical etiquette in nursing work is medical record holder, end treatment plate, push treatment car, opening and closing posture, etc.

● The correct body side posture with the medical record folder is: the front of the medical record clip is inward, and the left hand holds the right upper edge, sandwiched between the elbow joint and the waist, and the leading edge of the medical record is slightly warped. The other hand hangs down naturally or walks with the natural swing arm.

● The correct posture of the treatment disc is: the body stands straight, the eyes look flat, the whole chest and abdomen, hands on both sides of the treatment disc, the edge of the treatment disc is about a punch distance from the body, the forearm and the upper arm into 90°, the thumb holds the outside of the middle of the treatment plate, do not hold the thumb to the inside of the treatment plate, the palm and the other four fingers hold the bottom of the treatment plate, together with the arm.

● The correct posture of the cart is: the nurse is located on the side of no guardrail, look up, facing ahead, eyes lookflat, keep the upper body upright, waist straight, avoid bending, arms evenly force, the center of gravity concentrated on the forearm. Observe the items in the car at any time, pay attention to the surrounding environment, fast and seek stability.

● Flat cars are generally used to transport patients in critical or before and after surgery. The flat car and the treatment car should be pushed fast and stably. When transporting the patient, the patient's head is located at the large wheel end, to reduce the shock to the patient's head, the small wheel end is located in front, easy to grasp the direction and observe the patient's facial expression.

● At work, nurses often have the opportunity to accompany and guide the patient together. The following points should be paid attention to when accompanying the journey: their own position, travel speed, pay attention to care and remind the companion traveler.

● In accompanying and guiding patients to travel, they may meet the stairs. In order to ensure the safety of patients, attention should be paid to: walk the specially designated stairs, reduce the stay at the stairs, adhere to the principle of "lower right, upper right", and comity service objects.

● Nurses should pay attention to the process of using the elevator: use a special elevator, sequential in and out of the elevator, should first go backward. Nurses should treat courtesy and respect others when entering an unmanaged elevator.

● In the hospital environment, in order not to disturb and respect others, nurses should pay attention to entering notice before the door, switch the door by hand, in and out of the door to face others, after entering and out.

● In the hospital environment, if you meet weak patients, in order to ensure the safety of patients, the medical staff should take the initiative to give care. Nurses should pay attention to helping patients: evaluate the patient's physical condition, respect the patient's wishes, take the correct method, and the speed should be appropriate.

● The nurse stands beside the back of the chair, feet before and forth appropriate separated, knees one high and low, half squat, at the same time the hand holds the lower edge of the chair, the back between the arm and the body, the other hand naturally supports the front edge of the chair, get up to the appropriate position, the same way to put down.

● Nurses often need to deliver various items between patients and working partners. It is appropriate to deliver objects with both hands. When it is not convenient to use both hands, the right hand must be used to show respect. When it is delivered to others, it should actively come forward, approach the receiver, and hand it directly to his hands. When you delivers text, you should be forward to each other, facilitate others. When delivering the blade, tip or other vulnerable objects, the dangerous face cannot be directed towards others, it should be directed towards themselves or elsewhere, and use the tray if necessary.

实训项目一 护士化妆和职业着装

【实训目的】
掌握护士职业妆的化妆方法。能正确着护士服,戴护士帽。

【实训准备】
1.环境准备 形体训练房。

2.用物准备 护士服、护士帽、口罩;洗面奶、爽肤水、乳液(霜)、粉底、眉笔(粉)、腮红、唇彩(口红)、多色眼影、睫毛膏、化妆刷一套,海绵若干。

3.学生准备 头发符合要求。

【实训方法】

1.案例 护士小李上班的第一天,穿了一件紫色大翻领衣服、黑色长裙,将衣领放到护士服的外面,裙摆超出了护士服的下缘,还配了一双休闲时尚的短靴。请问:

(1)李护士着装有哪些不恰当之处?

(2)结合护士职业特点说说护士应如何规范着装。

2.训练内容 通过化妆训练,学会日常生活妆容的化妆技巧,满足社交生活需要。

3.训练方法

(1)化妆:学生自由结合,两人一组,进行化淡妆的练习。

(2)护士着装:学生 5~6 人一组,按要求着护士服、戴帽子、口罩,穿护士鞋。要求服装大小合适,扣子齐全,衣领不外露;帽子佩戴合适,发卡不外露;口罩松紧合适。

【学生展示】

1.经过一段时间的训练后,可挑选学生进行护士职业妆的化妆展示。

2.把学生分成小组,组员之间相互评论着装是否符合要求,每组推选 2 名仪表优秀者向大家展示。

【实训评价】

1.是否掌握护士职业妆的化妆方法。

2.职业着装是否规范。

实训项目二 基本仪态训练:站、坐、行、蹲

【实训目的】

规范站、坐、行、蹲姿礼仪,树立护士职业形象。

【实训准备】

1.环境准备 形体训练房。

2.用物准备 书、笔等小物品,椅子,镜子。

3.学生准备 衣帽整齐,符合护士着装要求。

【实训方法】

1.案例 护士小丽,刚大学毕业进入医院工作。小丽性格活泼开朗,大大咧咧,走路不但快还是"六亲不认"步,坐在椅子上也是半"葛优躺",为此护士长提醒过她好几次,患者喜欢她却不信任她的专业能力。请问:小丽在工作中没有遵循哪些基本仪态礼仪?该怎么改正?

2.训练内容 基本仪态礼仪:站、坐、行、蹲。

(1)站姿训练:主要有 4 种。

1)"背靠墙"训练法:两脚并拢,背部靠墙。头后枕部、肩胛骨、臀部、小腿、脚跟都靠在墙上,两臂下垂,掌心向内贴于墙面。

2)"背靠背"训练法:两人一组,背靠背站立。将两人的枕部、双肩、臀部、小腿、脚跟靠在一起进行练习。

3)"顶书站"训练法:按标准站姿站好后,将书顶在头上,头正颈直,两膝间夹一本书,对镜练习。

4)照镜子训练法:通过照镜子,检查并纠正自己的站姿。

(2)坐姿训练:遵循左进左出的原则。

1）落座训练：①在站姿的基础上，立于椅子前，身体距椅子 15～20 cm。②右脚后退半步，小腿轻触椅子，两脚前后分开。注意不可回头或低头寻找椅子。③保持身体自然、挺直，将平护士服或裙摆，轻稳落座。④女士上半身保持直立，两腿并拢就座，双手轻握置于一侧大腿上。男士入座后，两腿可分开，但不可超过肩宽。

2）离座训练：①在标准坐姿基础上，将一腿后撤半步，小腿轻触座椅。②身体起立。③向左转身，保持身体平衡，轻稳起身离座。

（3）行姿训练：行走时，抬头挺胸，双眼平视，头部端正，挺胸收腹，身体重心落于两脚之间。在行进中，重心交替落于两脚。自始至终，两脚行走的轨迹大致呈一直线。行进中，脚尖始终向前，不要向内或向外。步幅适中，两臂自然摆动。

（4）蹲姿训练

1）蹲姿训练：在站姿基础上，右脚后退半步，上半身保持直立，着裙装应理顺裙摆；下蹲时，两腿紧靠，左脚掌完全着地，右脚跟提起，屈膝，降低身体重心。

2）下蹲拾物训练：在蹲姿基础上，左手放在左膝部，右手拾物站起，右脚向前迈半步，然后行走。

（5）综合训练：将站、坐、行、蹲动作设计一个场景，进行综合训练。

3.训练方法

（1）站姿训练：对着镜子站好，配合表情，找出自己的不足。

（2）行姿训练：两人一组，相互纠正对方不足；面对镜子走直线练习或头顶书练习平衡等，同时配合音乐，培养行进中的节奏感。

（3）蹲姿、坐姿训练：分组训练，相互纠正对方的不足。

【学生展示】

经过一段时间的训练后，每组学生进行各种姿势的综合训练展示，在此过程中教师指导，小组间互评，教师点评，加以纠正或加强训练。

【实训评价】

1.是否掌握护士的基本举止。

2.基本举止应用是否规范。

实训项目三　护理工作中的仪态礼仪

【实训目的】

规范护士端治疗盘、持病历夹、推治疗车的姿态，树立职业形象。

【实训准备】

1.环境准备　形体训练房。

2.用物准备　治疗车、病历夹、治疗盘、治疗碗、护士表等。

3.学生准备　衣帽整齐，符合护士着装要求。

【实训方法】

1.案例　护士小丽经过一段时间的自我基本仪态练习后，护理形象改变得很快，患者更加喜欢她并逐渐信任她的能力。小丽欣喜之余对自己提出了更高的要求。请问：她还可以在哪些仪态礼仪方面锻炼自己？

2.训练内容　练习护士端治疗盘、持病历夹、推治疗车的姿态。

（1）端治疗盘：护士应双眼平视，下颌收紧、不可上抬。双手托盘底边缘中 1/3 处，拇指在治疗盘边缘,不可越进盘内,其他四指自然分开,托住盘底。盘内缘距躯干3～5 cm,肘关节弯曲呈90°,腋、臂自然相贴。

(2)持病历夹:左手握病历夹右缘,夹在肘关节与腰部之间,病历前缘略上翘,右手自然下垂或摆动。

(3)推治疗车:双手扶车缘两侧,躯干略向前倾,入室前须停车,用手轻推开门后,方可推车入室,入室后立即关上门,再推车至病床旁。注意发出的声响不可过大。

(4)综合训练:将以上动作设计一个场景,进行综合训练。

3.训练方法

(1)自己训练:对着镜子训练,配合表情,找出自己的不足。

(2)小组训练:两人一组,相互纠正对方不足。

【学生展示】

经过一段时间的训练后,每组学生进行各种工作中的仪态礼仪综合训练展示,在此过程中教师指导,小组间互评,教师点评,加以纠正或加强训练。

【实训评价】

1.是否掌握护理工作中的仪态礼仪。

2.护理工作中的仪态礼仪应用是否规范。

| 课件(护士仪容礼仪) | 课件(护士服饰礼仪) | 课件(基本仪态礼仪) |
| 课件(护理工作中的仪态礼仪) | 课后习题 | 知识拓展 |

(王　娟)

项目四

护理实践礼仪
（Nursing Practice Etiquette）

随着医学模式的转变,人们对健康的需求及服务质量的要求越来越高,特别是在护理实践中礼仪已成为代表医院和社区护理文化建设的重要组成部分。护理实践礼仪是护士在护理实践活动中应当遵守的行为规范,是护士素质和修养的综合体现,更是其职业道德的具体表现。良好的礼仪修养可以增进护患关系,营造和谐的工作氛围,促进患者康复。

With the transformation of medical models, people's demands for health and service quality are getting higher and higher. Especially in nursing practice, etiquette has become an important part of the construction of nursing culture on behalf of hospitals and communities. Nursing practice etiquette is a code of conduct that nurses should and abide by in nursing practice activities. It is a comprehensive manifestation of nurse's quality and cultivation, and a concrete manifestation of their professional ethics. Good etiquette can enhance the nurse-patient relationship, create a harmonious working atmosphere, and promote patient recovery.

任务一　护士工作礼仪要求及规范（Nurse's Working Etiquette Requirements and Norms）

任务目标

◆熟悉护士工作礼仪的基本要求及操作中的礼仪规范。

护士工作礼仪是指护士在工作岗位上应当遵守的行为规范,因此它是一种职业礼仪。我们要掌握这些礼仪,需要知晓工作礼仪的基本要求及操作中的礼仪规范,更好地服务患者、服务医院、服务社会。

Nurse's working etiquette refers to the code of conduct that nurses should abide by in their jobs, so it is a kind of professional etiquette. To master these etiquettes, we need to know the basic requirements of work etiquette and the etiquette norms in operation, so as to better serve patients, serve hospitals, and serve society.

一、护士工作礼仪的基本要求(Basic requirements of nurse's working etiquette)

1. 尊重患者　尊重患者是指尊重患者的人格和权利。尊重人格,即尊重患者的个性心理和尊严,比如在遇到性传播疾病(艾滋病、梅毒等)、容颜伤残、肝炎患者,护士不能因疾病而歧视、嘲弄、侮辱患者。尊重权利,即尊重患者获得及时医疗、护理的权利;护理过程中的知情权;对医疗方案的选择权;对医疗护理行为的拒绝权;个人隐私权等。护士在工作中应注意维护患者的权利,给予平等的服务。比如护士在走廊、电梯等非治疗性区域谈论患者的病情,就是没有尊重患者的隐私权。

2. 诚实守信　诚实守信是指待人要真诚,承诺之事要付诸行动并实现诺言。在护理人员与患者交往过程中,应恪守诚实守信原则。患者有困难向护士请求帮助时,护士应根据患者病情和医院条件,尽力满足。不可对患者信口开河、随意允诺,承诺之事应想方设法认真完成。如果不能满足患者的要求应解释其原因,以征得患者及家属的理解。在护患交往中,矛盾是不可避免的。作为护士,我们说话应谦和,充分理解患者并宽容患者的不当行为。

3. 举止文明　举止文明是指一个人的行为适度、大方、稳重。护理人员应落落大方、举止端庄,面部表情自然,忌浓妆艳抹、奇装异服、粗俗无理。护士的行为举止常常影响患者对护士的信赖度和治疗护理的信心。所以护士不要在办公室等工作场所嬉笑打闹,与异性交往时也应规范自己的言行。

4. 雷厉风行　护理的服务对象是人,护理工作是为了治病救人,对时间的要求很严格,尤其是在急救中,赢得了时间就是赢得了生命。因此,护士在工作中尤其是在抢救急危重症患者时应发挥镇定从容、机智敏捷、雷厉风行的工作作风。护士优柔寡断会耽误抢救的时机,危及患者的生命。

5. 共情帮助　护理人员对服务对象的共情不是简单的"悲患者之悲,乐患者之乐",而是从对方的角度去感受、理解患者的感情,简而言之就是设身处地的意思。在护患交往中护士多采用共情帮助,把自己摆在对方的位置上,产生与对方的感情交流或共鸣,去体验对方的内心世界。"如果是我,该怎么办?"这类问题,可以使者减少被疏远和陷于困境的孤独感觉,使者感到护士能够真正地理解他,从而促进护患关系的良好发展。

二、护理操作中的礼仪规范(Etiquette norms in nursing operation)

各种护理操作是护理人员为患者实施治疗和护理,帮助其恢复健康的重要手段之一。在为患者进行护理操作过程时,礼貌的用语、友善的态度、娴熟的技术是提高护理质量,降低风险因素,建立良好护患关系的基础,从而也使患者以更积极的心态配合疾病的治疗与护理。

(一)操作前的礼仪

1. 充分的准备　在实施护理操作前护士应明确患者的病情、操作目的、所需用物、具体的操作方法、实施中的注意事项及发生意外情况时的处理方法等,只有经过充分准备后再操作,才能保证患者的安全,获得较好的治疗与护理效果。

2. 得体的仪容举止　在为患者进行护理操作前,要注意自身仪容的整齐、清洁、无污染,以提高患者对护士的信任感;同时,还要保持得体的举止,如行走敏捷、点头微笑、亲切沟通等。护士得体的仪容举止无论是在操作前、操作中还是操作后都需要护理人员积极地去保持。

3. 礼貌的言谈、清晰的解释　操作前护士应以礼貌的语言向患者清晰地解释本次操作的目的、患者需要做的准备、操作的方法、操作过程中患者可能出现的感受等,以减轻患者对护理操作的恐惧感,取得患者的配合。同时,在解释时护士也要认真地查对患者的床号、姓名、性别、年龄、诊断,药物使用的剂量、浓度,执行时间,保证操作安全、准确。

（二）操作中的礼仪

1. 和蔼的态度、真诚的关怀　在操作过程中，护士对待患者的态度要和蔼亲切，友善地解释操作的方法和意义，询问患者的感受，随时为患者解除困难和疑虑，或给予适当的安慰，通过言谈、表情和体态语言表露出对患者由衷的关怀。消除患者对操作治疗的恐惧和神秘感，争取得到患者最大程度的配合。

2. 娴熟的技术　娴熟的操作技术、扎实的护理知识是对一名合格护士的基本要求，也是对患者的尊重。轻柔的动作、温和的态度、娴熟的技术均能减轻患者在护理操作过程中所产生的不适感，能使患者产生受到尊重和得到礼遇的满足。如在操作过程中，亲切地指导患者配合，如"请张口、用鼻呼吸、翻身"等，并不时给予患者适当的鼓励，如"您配合得很好"，通过解释与指导消除患者的恐惧与焦虑，还可转移患者的注意力，让患者处于接受治疗和护理的最佳状态。这样既可减轻患者的痛苦，还可提高护理工作的质量和效率。

（三）操作后的礼仪

1. 诚恳的致谢　当患者配合护理人员开展完工作后，护士应当对患者的合作表示诚恳的谢意，把患者的配合理解为是对护理工作的支持，是对护理人员的理解和尊重，同时也让患者知道他的配合更有利于其健康的恢复。诚恳的致谢，反映了护理人员良好的礼仪修养和高尚的职业道德。

2. 亲切的嘱咐和安慰　操作结束时，护士应询问患者的感受，观察预期效果的实现程度，交代应注意的事项。对操作治疗给患者带来的不适和顾虑给予安慰。最后征求意见或建议。

（四）操作失败后的对策

护士在操作中一旦失败，请不要紧张，应沉着冷静，查清原因及时处理。首先向患者或家属道歉，再次征求患者与家属的意见，只有得到允许方可采取措施进行弥补。否则另请高手补救。切忌固执己见，强行操作，因为再次失败会使护患矛盾激化，产生护患纠纷，难以收场。

护理操作的礼仪要求不是千篇一律的，应当根据操作的具体要求和患者的性别、年龄、职业、个性等区别应用。因时、因地、因人制宜，做到触类旁通、举一反三，而不是机械地生搬硬套。要学会让每一个需要健康帮助的人都能享受到"白衣天使"诚心诚意的帮助。

Nursing work etiquette mainly has the following basic requirements: respect the patient, honest and trustworthy, civilized behavior, be vigorous and resolute, empathy help.

When performing nursing operations for patients, polite language, friendly attitudes, and skillful techniques are the basis for improving the quality of care, reducing risk factors, and establishing a good nurse-patient relationship, so that patients can cooperate with disease treatment with a more positive attitude.

- Before nursing operations, nurses should be fully prepared, pay attention to their own appearance of neat, clean. At the same time, nurses should clearly explain to the patient in polite language the purpose of the operation, the preparation that the patient needs to do, the method of the operation, the feelings that the patient may appear during the operation process.

- The attitude towards patients should be kind and technology is skilled during the operation process.

- After operation, nurses should express their sincere gratitude to the patients for their cooperation and ask about their feelings.

- Once the nurses fails in the operation, don't be nervous, be calm, find out the cause and deal with it in time. Firstly, they apologize to the patient or family member, solicit the opinions of the patient and family members again, and take measures to make up for it if permission is obtained. Learning to let everyone in need of health help can enjoy the sincere help of the "angels in white".

(赵　云　院文倩)

任务二　护士工作礼仪(Nurse's Working Etiquette)

护士工作礼仪

任务目标

◆掌握岗位护理工作礼仪的规范和基本要求。

◆能在职业实践过程中恰当运用护士礼仪。

◆具备良好的职业仪容、仪态。

医护人员的言谈举止及工作质量反映了一个医院的整体水平和精神面貌,也会给患者留下非常深刻的印象。护士是患者进入医院的第一接待人,所以护士是医院的形象使者,肩负着沟通医患关系、展现医院形象的重任。同时,来门诊就医的患者除有生理不适之外,还由于面对陌生的环境,常常伴有焦虑、恐惧、悲观、自卑和消极等心态。因此,护士不仅要有端庄稳重的仪表、和蔼可亲的态度、高雅大方和训练有素的举止、良好的交际礼仪修养,在工作中还要有职业实践特有的工作礼仪,增加患者的信任,为更好地服务患者打下良好的基础。

The speech, behavior and work quality of medical staff reflect the overall level and mental outlook of a hospital, and will also leave a very deep impression on patients. The nurse is the first person to receive patients into the hospital, so the nurse is the image messenger of the hospital, shouldering the important task of communicating the relationship between doctors and patients and showing the image of the hospital. At the same time, in addition to physical discomfort, patients who come to the outpatient clinic are often accompanied by anxiety, fear, pessimism, low self-esteem, and negative mentality due to the unfamiliar environment. Therefore, nurses have a dignified and stable appearance, amiable attitude, elegant and well-trained manners, good communicative etiquette, and work etiquette specific to professional practice at work to increase the trust of patients, for better to lay a good foundation for serving patients.

一、门诊护理工作礼仪(Etiquette of outpatient service)

(一)接诊礼仪的基本要求

门诊护士仪表要文明端庄,上岗着装得体,给服务对象以整洁、文明、大方的感觉,以便留下良好的第一印象。在与患者接触的过程中,护士必须做到:语言文明、态度诚恳、面带笑容、语气柔和、声调悦耳;坐姿和站姿要端正和规范;做护理操作时动作要轻柔、准确。这些都是门诊护士最基本的礼仪要求,有助于建立良好的护患关系,以消除患者对医院的恐惧心理。

1.为患者创造舒适的就医环境　门诊环境的清洁、优雅与否,会影响患者对医院的第一印象。干净清洁、秩序良好、环境优美的门诊环境会给患者美的感受,有助于减轻或消除患者身体的痛苦和心里的恐惧。其中,需要特别注意的是就医秩序,它是门诊环境的重要组成部分。门诊护理人员应该采取多种有效的方法,维持良好的就诊秩序,为医生有效诊治患者创造一个良好、安静的环境,从而提高工作质量和工作效率。对于复查的患者,应尽可能帮助他们找到原诊治医生,以保证诊治的连续性。

2. **热情接待,耐心解答** 门诊作为医院服务的窗口,首先接待患者的就是门诊护士。门诊护士的言行举止直接影响着就诊患者对医院的印象。因此,门诊护士一定要耐心回答患者及其家属的询问,笑脸相迎、亲切热情,态度和蔼、同情体贴,这些都有助于患者对医院产生信任感。对于一些不了解的问题,门诊护士也不应该说:"我不知道。"要请患者稍等,主动请其他医护人员予以解答。对于初次就诊的患者,在必要的情况下还要做好门诊的介绍工作。护士要主动向患者介绍医院门诊情况、就诊程序,以及医院的环境、设施和开展的新业务、新技术等,主动向其介绍与其健康状况相关的科室、医生概况、主要检查项目、检查步骤、科室位置等。注意说话时的语气、语调和表情,多应用安慰性语言,以使患者情绪稳定,主动接受门诊治疗。

3. **积极做好健康保健知识的宣传** 护士的职责,不仅仅是单纯完成护理工作,向患者宣传健康保健知识已经成为护理工作中必不可少的一部分。门诊护士应抓住患者就诊的时机,通过各种宣教手段,如电视、宣教手册、健康宣教墙报、集体讲授或个体咨询等方法向患者宣传防病治病的基本知识,提高患者的健康保健意识。

(二)门诊导诊礼仪

1. **热情接待,主动介绍** 大多数患者都对医院有一种陌生感。患者都有一种共同的心理需求,那就是希望得到重视、同情和理解,希望医护人员能主动与他们交流;希望了解医院的环境、医疗技术等相关问题;希望能马上见到接诊医生。尤其是患者在候诊室等候期间,情绪容易焦躁。此时,护士应理解患者的心情,在接待每一位患者时应该主动热情地与患者打招呼,询问其是否需要帮助,合理安排和维持就诊秩序。如果时间允许,可以根据患者关心的问题向患者介绍医院专科特色、专家诊疗及出诊时间,以及宣传相关疾病预防的常识和基础知识等,营造一个温馨、友善、互助、有序的就诊环境,使患者感受到医护人员的关心和重视,从而增加患者对医护人员的信任感,消除陌生感。

2. **就医指引,提供方便** 患者从挂号开始,到就诊、做各种检查、取药、治疗等,都需要经过几个不同的环节及场所,医护人员要耐心详细地给患者做好就医指引,以方便患者,减少患者不必要的麻烦。遇到行走不便的高龄患者或病情较重的患者时,导诊护士应酌情简化就医程序,予以关照。如:主动协助患者挂号并护送患者到诊室等候,必要时用轮椅或平车护送,或主动向其他待诊患者做好解释,征得理解及同意后,协助患者提前就诊或进行相关检查等。

3. **沟通协调,化解纠纷** 对前来投诉的人应稳定其情绪,耐心倾听其诉说,对由医护人员行为不当引起的投诉应向投诉者致歉,并做好解释工作,必要时请相关部门协助解决。如投诉者投诉时情绪激动,护士可亲切地安抚投诉者,给投诉者让座、倒水,并予以安慰性语言,如:"您好!请问有什么可以帮助您的吗?""您请坐,先喝点水,别着急,慢慢说。"护士应耐心倾听投诉者的诉说,认真记录。在投诉者陈述事件后,护士可说:"请您放心,您的建议我会及时转告相关部门,不断改进我们的工作。"最后对投诉者说:"谢谢,请慢走。"事后及时向相关部门或上级汇报情况。

4. **准确介绍,配合救治** 随着医学事业的飞速发展,人们对诊疗的要求也有所提高。这就要求导诊护士要具备一定的综合素质。必要时护士不仅要向患者介绍医院的环境、设施、科室、分布等情况,还要介绍各科室的新技术、新业务,以及各科疾病的基本特征、好发部位、临床表现等医疗知识;介绍各科的常规检查价格;常用药的价格、药理作用及用药后的不良反应;各项检查之前的准备及注意事项。在与患者的接触中要敏锐地了解患者的病情,以最快的速度了解患者的需求,严密观察患者的病情变化，准确地引导患者到相关科室就诊，最大限度地缩短患者等候就诊的时间。要及时、准确地发现急危重症患者并尽快与相关科室联系，施行相应的抢救措施，为急救赢得时间，配合医生进行抢救；护送危重患者到各科室就诊，挽救患者生命，避免医疗事故的发生。

5. 健康宣教，耐心解释　患者在候诊室候诊时，护士可利用候诊时间，采用口头、电视录像、图片、墙报或赠送宣传小册子等形式开展健康教育；对患者提出的各种问题给予耐心解释和说明；主动与候诊患者进行沟通，询问其是否需要帮助；对候诊时间较长、情绪烦躁的患者应给予理解，并语言安慰："请您再耐心等一会儿，今天患者确实很多，我们会尽快安排的。"切不可置之不理、冷漠对待。

（三）门诊治疗护理工作中的礼仪

到医院就医的患者中，有相当一部分是在门诊接受治疗的，医护人员在为患者进行治疗护理的过程中，除了规范、娴熟的操作外，还应注意工作中的文明礼貌。

1. 治疗前科学解释进行治疗护理　操作前应礼貌地对患者做一些关于治疗措施的科学解释，让患者了解治疗措施的意义，充分体现对患者知情权的尊重。例如，要给一位发热患者肌内注射退热药时，应这样向患者说明："您好，您正处于发热中，长时间高热会消耗体内大量水分，同时会损害人的大脑，这对您的健康很不利，所以现在我要按医嘱给您注射退热药。这是安痛定，退热效果比较好，请您把裤带松开，将裤子解下，让我来为您做肌内注射好吗？"注意在整个治疗操作过程中要求患者配合时一定要"请"字当先，不能以命令式的口气对患者说话。

2. 治疗中礼貌冷静　进行治疗护理操作时既要严格执行操作规程，又要做到动作轻柔、神情专注、态度和蔼。当患者配合治疗结束后，还应当向患者致谢，并给予适当的安慰。如："谢谢您的配合。您现在需要好好休息，用药后一会儿就会感觉好些的，请不必担心。如果有什么不适可随时叫我。"整个治疗过程中都应注意保持举止有度、言谈有礼，即使面对某些患者的挑剔、为难时也要保持冷静和耐心，始终以礼相待。

3. 治疗后嘱咐　患者在门诊治疗结束离开前，护士除了进行必需的医嘱交代外，还需礼貌地关心、嘱咐患者注意保重身体，给患者留下急需帮助时的联系方式，把患者送到诊室门外，送上几句祝福、送别的礼貌语。如"您请走好，注意按时服药，保重身体，有任何不适请随时与我们联系或前来就诊，药袋上有我们的联系电话。祝您早日康复！"让来时痛苦、焦虑的患者，去时舒畅、满意。

The appearance of outpatient nurses should be civilized and dignified, and they should dress appropriately, and give the client a clean, civilized, and generous feeling in order to leave a good first impression. In the process of contacting with patients, we must achieve: civilized language, sincere attitude, smiling face, soft tone, and pleasant tone; the sitting and standing posture of the nursing staff should be correct and standardized; the actions should be gentle and accurate when performing nursing operations. The basic etiquette requirements of outpatient nurses, which help to establish a good nurse – patient relationship and eliminate patient's fear of the hospital.

Outpatient guidance etiquette:
✓ Warm reception, take the initiative to introduce.
✓ Provide convenience for medical treatment guidelines.
✓ Communicate and coordinate to resolve disputes.
✓ Accurate introduction, cooperate with treatment.
✓ Health education, patiently explain.

Etiquette in outpatient treatment：
　√ Scientific explanation for treatment and nursing before treatment.
　√ Strictly implement the operating procedures，be polite and calm during treatment.
　√ Give a advice after treatment，also advised patients to take care of themselves.

二、急诊护理工作礼仪（Eetiquette of emergency treatment）

急诊服务的对象是随时可能发生生命危险的特殊个体，当危重患者被推进急诊室时，患者和家属焦虑、忐忑不安的心情交织在一起，他们把生的希望都倾注在医务人员的身上。一名优秀的急诊护士，除了应具备高尚的思想品德、良好的心理素质和掌握精湛娴熟的护理技术外，良好的身体素质和礼仪修养对完成急诊护理工作也是至关重要的。

（一）急诊护士素质要求

急诊室护士应具备精湛、娴熟的护理技术，健康的体魄、饱满的精神、高雅的仪态和积极向上的敬业态度，这对患者身心健康有着不可忽视的作用。此外，急诊患者起病急、病情复杂多变，生命垂危，所以急诊护士应具有特殊的基本工作礼仪规范。

1. 扎实的理论知识与娴熟的操作技术　急诊患者病情重而复杂，护士必须掌握丰富的理论知识与娴熟的操作技术，同时急诊护士技术水平的高低不仅反映着医院的整体医疗水平，而且直接关系到患者的生命，对疾病转归起着至关重要的作用。

2. 良好的身体素质与心理素质　急诊护理工作烦琐多样，节奏紧张，护理质量要求较高。护士除了完成全天正常的急诊治疗外，还需要有充沛的精力随时应付危急患者的抢救工作。因此，急诊科的护士必须拥有健康的体魄，才能有充沛的精力和充足的体力完成各项急诊救护工作。此外，护士应具备良好的心理素质，养成乐观、开朗、稳定的处事情绪。假如出现急救患者，护士心理准备不足，稍有惊慌失措，就不可能坦然自如地发挥自己的操作技术，直接影响急救效果。

3. 高度的法律意识　随着社会的发展，国家法律、法规的健全，患者的法律观念日益增强，对医疗服务质量、护理安全要求不断提高，护理工作稍有疏忽，就会引起患者的不满和投诉，甚至引起医疗纠纷。因此，急诊护理工作应严格遵循各项操作常规，牢固树立安全第一、质量第一的法律观念和法规意识。

4. 良好的团队协作精神　急诊科是风险最高的科室，患者及其家属多有情绪激动，甚至医护人员的安全受到威胁。在危急时刻，急诊护士要与医生配合，齐心协力抢救患者，及时沟通，分工合作。护士要积极做好家属工作，说明利弊，说明病情的危险性和重要性，使家属和患者的情绪得到控制，患者得到及时救治，尽快脱离危险。此外，团队精神培养有利于满足护士爱及归属的需要，强化护士的团队责任感、进取精神、协作精神，促进护士的个人发展，提高护理团队整体综合素质，提升护理服务质量。

5. 沉着冷静、敏捷果断的工作作风　作为急诊护士，应做到急患者之所急，争分夺秒，全力以赴，沉着、冷静、敏捷、果断地处理患者的问题，有条不紊地应对各种突变，培养"急而不躁""忙而不乱"的工作作风。在急救过程中，医生和护士密切配合，本着"以人为本"的精神，成功挽救患者的生命。

（二）急诊接诊礼仪

急诊护士面对的是急危重症患者，因此，社会对他们的服务水准提出了更高的要求。急诊护士只有树立更科学的服务理念,并将这种理念体现在具体的护理服务工作中,才能满足社会高标准的要求,在激烈的服务竞争中,赢得社会的尊敬和承认。

1.安慰解释,稳定情绪　急诊患者由于病情急、来势猛,缺乏心理准备,急诊护士应针对急危重症患者紧张、惊慌和恐惧等情况,全力配合医生按急救程序进行救治。同时善于抓住时机,向患者及家属进行必要的解释和安慰,陈述利害,稳定患者及家属的情绪。如:"不要紧张,我们会尽力帮助您的,请放心!"

2.抓紧时机,果断处理　急诊工作突出一个"急"字,时间就是生命,这就要求医护人员果断采取最佳的急救措施,始终保持急而不躁、忙而不乱。护士应迅速对伤病员进行救治处理。救治工作决策要果断,方法要正确,措施要得力,充分体现护士处理问题的及时性、针对性和有效性,以稳定患者和家属的情绪,增强患者及家属对护士的信任,争取得到更好的配合,有利于进一步的救护。

3.急不失礼,忙不失仪　急诊护士必须有较强的应变能力。对急诊患者的接诊和处理应做到急不失礼,忙不失仪。急诊患者心理较复杂,对医护人员的言谈举止非常敏感。急诊护士语言要把握分寸,语气要柔和礼貌,态度应和蔼热情,举止有度。为了有效地抢救生命,要有严格的时间观念,动作敏捷规范,判断情况准确,处理问题果断利落。

(三)急诊救护礼仪

危重患者就诊之后,应该迅速地展开绿色通道,在第一时间内进行各项急救措施,做到稳中求快,忙而不乱,以抢救生命争取时间为第一要务。

1.急而不躁,忙而不乱　急诊患者发病急,病情复杂,这就要求医护人员果断采取最佳的急救措施,所以急诊护士必须有较强的应变能力,做到沉着应战,临危不乱,始终保持急而不躁、忙而不乱、从容礼貌的工作态度,以稳定患者和家属的情绪,争取取得更好的配合,有利于进一步的救护。

2.团结协作,文明礼貌　急诊救护是一项涉及医疗、护理、化验、收费、放射、药房、注射及行政等多个方面的工作。这些工作往往是一环扣一环的,在涉及多个科室的病情救治时,各科医护人员要紧密配合,团结协作,注重同事间的文明礼貌,互相理解,互相尊重,共同协作完成急救工作。不要因言语不慎、行为过激而伤害同事感情,影响患者的抢救工作。

An excellent emergency nurse should have noble moral character, good psychological quality and mastery of superb nursing skills, good physical fitness and etiquette are also vital to the completion of emergency nursing work.

Emergency nurses should have solid theoretical knowledge and skilled operation skills, good physical and mental quality, a high degree of legal awareness, good teamwork spirit, calm and decisive work style, which plays an important role in the physical and mental health of patients.

Emergency nurses deal with critically ill patients. Therefore, society has put forward higher requirements for their service standards. Emergency reception etiquette requires nurse to explain and stabilize emotions, seize an opportunity and deal with it decisively, anxious but polite.

The green channel should be opened quickly to the severe patients, and various first aid measures should be taken as soon as possible, which requires the workers busy and not chaotic, unity and cooperation to save lives for time.

三、病房护理工作礼仪(Etiquette of the ward)

病房是患者接受诊治、护理的主要场所,护士作为病房内的主要医务工作者,和患者的接触频繁而密切。良好的礼仪修养能有效地提高护理质量,营造良好的治疗环境,构建和谐的护患关系。

(一)病房护理工作礼仪基本要求

病房护士在工作中应做到热情接待、彬彬有礼、落落大方、体贴关怀、沟通良好、严守规章制度、建立良好的护患关系,为患者创造安静整洁的环境,营造温馨和谐的氛围,掌握娴熟过硬的技术,提供优质满意的服务。

1. 患者入院护理礼仪 当患者需要进一步住院治疗时,护士应热情礼貌地接待、宽慰患者,有利于缓解患者焦虑不安的情绪,使即将开始的医疗护理工作有一个良好的开端。

(1)办理入院手续:患者或家属持住院通知单到住院处办理入院手续时,护士应亲切、热情地接待,耐心、细致地指导。如指导患者及家属如何填写相关表格、缴纳住院押金、登记医保类型等,并对患者患病的不幸表示同情和关心。应杜绝冷淡、漠不关心、不耐烦,甚至是冷眼相对、斥责患者及家属的态度和行为。

(2)护送患者进入病区:办理好入院手续后,门诊护士要电话通知病房护士,并护送患者进入病区。护送过程中护士应主动热情地为患者介绍病房情况,耐心、细致地解答患者或家属的提问,使患者能尽快适应角色的转变。护送过程中,对能步行的患者可扶助步行;对不能行走或病情危重的患者可用轮椅或平车护送,并根据病情安置合适卧位,护送过程中注意保暖,不中断输液或给氧,密切观察患者的病情变化,保证患者安全。送入病区后,护送人员还要礼貌、耐心、详细地与病房值班护士就患者的病情、物品进行交接,做到有始有终,服务环环相接。

2. 患者进入病区后的护理礼仪

(1)接待新入院患者的礼仪:得知患者即将进入病区,护士应在病区门口迎候,这样易使患者及家属倍感亲切和温暖。护士要和蔼地与患者打招呼:"您好,我们接到住院处通知了,让我来帮您拿东西。"当患者来到护士站时,办公室护士要起身迎接,面带微笑,一边安排患者坐下,一边给予亲切的问候并做自我介绍:"您好,我是办公室护士,请您先把病历交给我。"同时双手接过病历以示尊重。如同时还有其他护士在场,也应抬起头来,面向患者和家属,亲切微笑,点头示意,以示欢迎。在引导患者进入病房的过程中,要主动帮助患者分担重物,对于急症患者或行动不方便的患者,如年老体弱者、孕妇、小儿,应尽快地使患者处于最佳舒适体位。

(2)对新入院患者做介绍的礼仪:对新入院患者进行入院介绍时,责任护士首先向患者简单介绍自己及医生的情况;在带领患者进病房时介绍病区环境,如护士办公室、医生办公室、卫生间、治疗室、处置室等;在病床安顿好后,视病情向患者介绍病友,病房设备,呼叫器的位置、功能和使用方法;介绍住院的有关制度如作息时间及住院规则等。护士在介绍时应注意语气和措辞,避免使用命令式的语言,使患者在愉悦的心境中接受护士的介绍,指导患者逐渐适应患者角色。

(3)患者住院期间的护理礼仪

1)自然大方:护士在站、坐、蹲、行等各种姿态及各种操作中应姿势规范,动作优美、舒展。比如:行走时庄重自然、轻盈矫健;端治疗盘、推治疗车平稳;开关病房门动作轻;各项操作轻快准确等。这能给患者以安全、优雅、轻松、细腻、灵巧、清新的感受。护士镇静、自然的神态能使患者对护士的水平和能力产生信任感,如果护士在患者面前表现得惊慌失措或举止浮躁,会加重患者的害怕、恐惧及不信任,从而对医院的治疗水平和工作质量产生怀疑。

2)亲切温柔:新入院患者进入病房,都存在一个适应新环境的过程,护士微笑的面容、亲切的语调、关怀的问候最能使患者感到温暖,是患者摆脱孤独感最重要的因素。同时护士要善于控制和调节自己的情绪,不能将不良情绪带到工作中,更不能在患者面前表露出来。

3)敏捷准确:护士快速及时、安全贴心的服务不仅能迅速解决患者的问题,还会获得患者的信赖和尊重。护士在临床护理中,必须做到思维敏捷、动作准确无误。特别是在患者病情紧急、突变的情况下,凭借科学的态度和丰富的知识与经验,给予及时准确的判断和处理,能为患者进一步的治疗赢得时间。

4）技术娴熟:患者都有一种强烈的安全需要,他们希望医护人员的医疗护理水平、医疗护理措施能保障其健康;渴望能通过医护人员的诊断、治疗和护理减轻或消除病痛,恢复身心健康。护士娴熟的技术是消除患者顾虑、赢得患者满意、树立信心和满足安全感的重要因素,同时也是护士完成护理任务的关键。因此,一名合格的护士,要熟练掌握操作技能,并不断钻研业务,学习掌握广博的科学知识,掌握现代护理新理念、新技术。

5）满足患者的合理需要:对于患者的合理需要,要尽量给予满足,对不合理或无法满足的应委婉地予以解释和说明。例如,给患者提供营养丰富、适于治疗的饮食,保证患者充足的睡眠,提供良好的有利于治疗和休养的环境,对缺氧患者给予吸氧等。

3. 患者出院护理礼仪

（1）祝贺出院并征询意见:患者出院前,首先对患者的康复（或好转）表示由衷的祝贺;感谢患者在住院期间对医护工作的理解、支持和配合;对自己工作的不足之处、对患者关照不到的地方表示歉意;谦虚地征询患者对医院或医护人员工作的意见和建议;表达对患者一如既往的关怀之情,并表示随时都会为患者提供力所能及的帮助等。

（2）做好出院指导:患者出院时,责任护士要做好出院指导。指导和主动帮助患者办理出院手续;介绍出院时的病情;指导患者出院后如何服药、如何随访、如何进行康复锻炼、如何控制自己的饮食起居、如何调节和保持愉快的情绪;介绍出院后的注意事项和复查的时间;耐心回答患者咨询的问题等。有些指导不仅需要护士的口头嘱咐,还需要在具体操作上给予患者示范,做到井井有条、细致周到。

（3）礼貌送别患者出院:出院手续全部办清,必要的医嘱、健康指导详细交代妥当后,患者准备出院时,责任护士可协助患者整理个人用物,将患者送到病区门口,道别语一般不说"再见""欢迎下次再来",通常可说"回去后多注意休息""请慢走,多保重"等,并向患者行握手礼、挥手礼或鞠躬礼告别。

4. 护理业务查房礼仪

（1）护理业务查房的意义:护理业务查房是检查护理质量、落实规章制度、提高护理质量及护理人员业务水平的重要措施。其内容包括基础护理的落实情况、专科疾病护理内容、心理护理、技术操作、护理制度的落实,是护理管理中评价护理程序实施效果,了解护士工作最基本、最常用、最主要的方法。

（2）查房前的准备:依下列顺序进行:病例选择—查房时间—查房地点—查房所需用物准备—患者准备—护士准备—学生准备。

（3）护理业务查房要点

1）查房之前,征得同意:护理查房是护理工作中的一项任务,但配合护理查房并非患者的义务,所以在护理查房前,必须首先征得患者的同意,讲清查房意义和目的,待患者表示愿意配合以后方可进行。同时查房前还应将来者介绍给患者,以表示对患者的尊重,并感谢患者对护理工作的支持和配合。如患者因各种原因拒绝配合时,护士应表示理解。

2）认真倾听,适时提问:查房过程中,病例汇报者应语句清晰、语速适当、重点突出。参与者应全神贯注,举止端庄,不坐或倚靠病床,不随便翻动患者物品,不交头接耳。将目光集中在谈话者面部,用目光和点头动作对谈话者作出回应,告诉对方"我在听"。在查房过程中如有不明确的问题,应在对方讲话结束后再提问,随意提问不仅会打断讲话者的思路,同时也是极不礼貌的行为。

3）关爱患者,注重细节:查房时间应控制在 30 ~ 40 min,防止患者疲劳;查体时尽可能少地暴露患者,保护患者隐私,防止患者着凉。患者如有口音、方言或语言表达障碍时,不可嘲笑患者,当发现患者肢体残缺或生理异常时不可表现出大惊小怪,使患者不知所措。这些细微的关怀,会使患者感受到护士的爱护和尊重,会对护理查房更加配合。

5. 健康教育　健康教育是护士整体护理工作中的一项重要内容。健康教育能帮助人们了解哪些行为是影响健康的,并能自觉地选择有益于健康的行为和生活方式,对提高人们的健康水平有着十分重要的意义。护士在进行健康教育时应注意以下礼仪规范。

(1)态度温和,主动耐心:护士应主动对患者及家属进行健康教育。健康教育时护士应态度温和、语言礼貌。并根据病情选择恰当的内容和时机对患者和家属进行健康知识的教育。由于患者在受教育程度、年龄、理解能力方面有差异,护士应循序渐进,耐心讲解。

(2)知识正确,通俗易懂:健康教育中护士应将正确的知识和技术教给患者,为患者的健康负责。因此,护士应正确掌握自己学科领域内的相关知识和技能,并使用通俗易懂的语言与患者交流。同时注意观察患者有无疑问的表情,必要时做一下重复说明或提问,可以使用"我现在要告诉你""这很重要"等语句进行强调,以引起患者的注意,直至患者掌握的知识与技能完全正确为止。

● Nursing ward round etiquette is obtain consent before the rounds, listening carefully and asking questions at the right time, caring for patients and paying attention to details.

● Nurses should pay attention to the following etiquette norms when conducting health education: gentle attitude, initiative and patience, knowledge is correct and easy to understand.

(二)各病房护理工作礼仪

1. 内科护理工作的特点与礼仪

(1)内科护理工作特点:内科疾病病种多,病因较复杂,有些疾病至今尚不能完全治愈,病程长,疗效不显著,有迁延性和反复性。此外,内科护士的服务对象具有时间较长、心理问题较多、中老年患者较多、反复住院患者较多、用药复杂等特点,使内科护理工作比较繁重。

(2)内科护理工作礼仪

1)理解患者,真诚相待:护士在工作中要真诚地对待每一位患者,经常换位思考,"假如我是一个患者,我需要什么样的服务?"耐心、细致、主动、热情地护理患者,解决他们想要解决的问题。建立感情融洽、相互配合的护患关系。

2)稳定情绪,增强信心:在护理工作中,护士要根据患者的情绪状态,有针对性地做好解释安慰和心理疏导工作;创造良好的环境和舒适的治疗护理条件;也可组织一些活动,如看电视、听音乐等,从而转移患者的注意力;也可介绍治疗成功的案例,以增强患者战胜疾病的信心。

3)尊重患者,不厌其烦:在护理工作中,护士要对老年人给予特别的尊重,如对他们的称呼要有尊敬之意;与患者谈话要有耐心,注意倾听,回答询问要慢,声音要大些;在不违反原则的情况下,尽量照顾他们的习惯,使他们有一个良好的心态接受治疗和护理。

4)细心观察,及时护理:内科疾病病因复杂,病情变化也非常微妙,随时都可能发生突变,甚至危及生命。护士要及时发现问题,进行有针对性的处理,挽救患者生命,保证患者安全。

5)做好教育,鼓励参与:护士除提供有关治疗和护理外,还要积极做好健康教育工作。如:向患者介绍疾病发生的原因,目前治疗的方法,有关用药、饮食、锻炼时应注意的问题;教会患者如何自我监测病情;鼓励患者参与治疗护理的讨论和方案的制定等。这样能充分调动患者的积极性,增强患者战胜疾病的信心,融洽护患关系,提高护理质量。

2. 外科护理工作的特点与礼仪

（1）外科护理工作特点：外科的专业性强，手术是治疗外科疾病的主要方法，是具有创伤性的治疗措施，无论手术大小，都会给患者的身心带来不同程度的影响。护理中要求观察病情及时、准确、细心，判断迅速，连续性及预见性强。

（2）外科护理工作礼仪

1）术前教育，科学合理：手术前患者常存在恐惧和焦虑的心理问题，担心手术的安全性、并发症及术后康复的问题，护士应该根据患者的情况，进行科学合理的术前教育，增加患者的信心和安全感。

2）术后效果，及时告知：手术后的患者一从麻醉中苏醒过来，便渴望知道自己疾病的真实情况和术后的效果。因此，当患者醒来后，护士应以亲切的语言给予必要的告知。即使手术效果不理想，患者病情较重，护士也要给患者支持和鼓励，告诉他（她）很坚强，术中配合很好，劝慰家属克制情绪，多做患者思想工作，使患者配合治疗和护理，以获得最佳的治疗效果。

3）了解需求，给予满足：术后患者由于手术创伤、疼痛和治疗的限制，自理能力下降或缺失，许多需求不能自行满足。这就需要护士加强病房巡视，注意观察患者的情绪变化，多与患者沟通、交流，及时发现患者的需求和存在的问题，积极主动地为患者解决。

4）鼓励患者，积极面对：有的外科手术可达到比较理想的效果，恢复健康。但也会有一部分患者术后效果不好或预后不良，甚至带来部分生理功能缺陷，如胃大部分切除、直肠癌术后人造肛门或躯体部分的残缺，如截肢、全身大面积重度烧伤、乳腺癌手术切除乳房等，给患者带来巨大的打击，使其产生自我形象紊乱。所以对已经或可能致残的患者，护士要给予同情、关爱和帮助，鼓励他们勇敢面对现实，接受现实，树立战胜疾病的信心，顺利度过人生的困难时期。

5）科学解释，正确指导：患者术后常出现一些不适症状（如疼痛、腹胀、排尿困难等），护士要礼貌、科学地给患者及家属讲道理，争取得到患者及家属的理解和配合，让患者认识到术后的恢复需要一个过程，以增强患者的信心。如鼓励并教会肺部手术后的患者有效地咳嗽、咳痰，保持呼吸道通畅等。

3. 妇产科护理工作的特点与礼仪

（1）妇产科护理工作特点：妇产科主要包括妇科和产科。妇科住院患者多为需要手术治疗的患者，如子宫切除术、卵巢囊肿切除术等，具有外科工作的特点。产科主要涉及正常或异常妊娠及分娩，患者以年轻人为主。妇产科都是女性患者，女性患者具有对周围事物感知敏锐、反应强烈，情绪不稳定、易波动等特点。

（2）妇产科护理工作礼仪

1）营造氛围，环境舒适：美好舒适的环境有助于稳定患者情绪，使患者保持良好的精神状态，对缓解患者紧张和焦虑的心理起到直接或间接的作用。如设立母婴同室的家庭式病室。

2）细心观察，因势利导：患者的心理比较复杂，会因病情不同而有区别，在工作中护士要深入患者中，细心观察患者的心理反应，给予相应疏导。

3）尊重患者，防止伤害：护理人员要理解患者的心理，尊重患者意愿，给予平等对待，以极大的同情心和责任感关心她们，切不可私下谈论患者的病情，更不能歧视患者。

4）宣传科学，破除旧俗：通过健康教育，使患者和家属相信科学，正确对待有关产后的各种传统习俗。宣传产后营养的重要性；指导患者进行适当的活动和锻炼，以利于产后子宫的恢复；大力宣传母乳喂养的优点等。

4. 儿科护理工作的特点与礼仪

（1）儿科护理工作特点：儿科接收的患者主要是从新生儿到14岁这一年龄段的孩子。特点是患者年龄小,生活自理能力差,活泼、好动,情感表露比较直率,比较单纯,注意力易转移,缺乏自控能力。患儿住院后,离开熟悉的环境和妈妈,又要面对治疗和护理,会出现一系列的心理反应。

(2)儿科护理工作礼仪

1)母亲般关怀患儿:孩子离开父母来到医院这个陌生的环境,焦虑、恐惧、不安全感笼罩着孩子幼小的心灵,儿科护士要有慈母之心,关怀、爱护、体贴每一个患儿,把他们当成自己的孩子看待。如在医院里,护士像母亲一样,对他们轻拍、抚摸和搂抱,使其产生如在母亲怀中的安全感。

2)创造温馨环境:创造适合患儿的温馨环境,满足其心理需要。如将白色墙壁换成浅彩色(浅黄、浅绿、浅蓝、粉色),或在白色墙壁上绘彩色图案、卡通画;在病房或诊疗室摆一些儿童喜爱的装饰物、玩具、图片和儿童读物。这样的环境给患儿一种亲切感,可以减少或消除患儿对医院的恐惧,安心住院治疗。

3)理解患儿,尊重人格:患儿也有丰富的情感,也需要成人的理解和尊重,因此护士要以礼相待,尊重他们的人格。切不可在患儿面前表现出权威、指挥的态度。

4)细心观察,注重沟通:护士在工作中要多接触患儿,一方面通过语言来了解患儿反应,另一方面还要细心观察非语言行为,仔细体会和理解所表达的信息。

Especially good etiquette can effectively improve the quality of care, create a good treatment environment, and build harmony nurse – patient relationship. Ward nurses should be warmly received, courteous, generous, considerate, caring, communicate well, strictly abide by rules and regulations, establish a good nurse–patient relationship, create a quiet and clean environment for patients, create a warm and harmonious atmosphere, and master skilled and excellent technology, provide high – quality and satisfactory service.

● When the patient needs further hospitalization, the nurse should welcome and comfort the patient warmly and politely, which will help relieve the patient's anxiety and make the medical care work that is about to begin a good start.

● After the patient enters the ward, the nurse should wait at the door of the ward and introduce. Nurses in the station, sitting, squatting, line and other gestures and a variety of operations should be standard posture. A qualified nurse should master the operational skills, and continue to study the business, learn to master a wide range of scientific knowledge, master the new modern nursing concept, new technology.

● Before the patient leaves from hospital, the nurse should congratulate, provide guidance, and say goodbye politely.

Etiquette of internal medicine nursing work:

✓ Understand patients and treat each other sincerely.

✓ Stabilize emotions and enhance confidence.

✓ Respect the patient and be patient.

✓ Observe carefully and take care of them in time.

✓ Do a good job in health education and encourage participation.

Etiquette of surgical nursing work：

✓Conduct preoperative education scientifically and reasonably.

✓Promptly inform postoperative effects.

✓Understand and give help.

✓Encourage patients to face positively.

✓Scientific explanation and correct guidance.

Etiquette of obstetrics and gynecology nursing work：

✓Create a comfortable environment.

✓Observe carefully and give corresponding guidance.

✓Respect patients and prevent harm.

✓Propaganda science and get rid of old customs.

Etiquette of pediatric nursing work：

✓Care for the child like a mother.

✓Create a warm environment.

✓Understand the child and respect the personality.

✓Observe carefully and pay attention to communication.

四、护士交接班礼仪（Nurse shift etiquette）

护士交接班是上一班护士向下一班护士进行患者及工作交接的过程。护士交接班分为床头交接班和晨会交接班。

（一）床头交接班

1.护士的仪表要求　护士要着装整洁、仪态端庄。

2.床头交接的对象　床头交接班是值班护士向下一班护士在患者床前进行重点交班的过程。常用于危重、新入院、术后、病情有特殊变化、特殊检查前后、新开展手术的患者等。床头交接班一般是在开完晨会后，由护士长带领夜班护士和全体日班护士参加，目的是使全体护士掌握科内重点、特殊患者情况，同时让患者感受到温暖和安全。

3.床头交接班的程序　首先，护士长代表到场护士问候、查看患者，要动作轻柔细致；其次，交班者汇报病情，所有在场人员不可相互嬉笑，不可谈论与患者病情无关的话题，要保护患者隐私，家属要求保密的诊断等，可回到办公室再进行交接；第三，接班者接患者时，有问题可以现场沟通。

4.交接班内容　患者床号、姓名、诊断、治疗情况、病情、夜间睡眠情况、饮食、心理、用药反应、护理诊断以及护理措施。

（二）晨会交接班

1.护士的仪表要求　护士要着装整洁、仪态端庄。参加交接班的人员要分开两列面对主持人站立，采取护士站姿站立交接班，全神贯注，不可交头接耳。

2.参加人员　护士长、夜班护士、当日上班的全体护士以及进修、实习护士，由护士长主持，病房负责人协助。

3.交接班程序　护士长首先逐一检查护士仪表,面对大家站立、问候,值班者向大家报告值班情况,重点突出,吐字清晰,交代科室前一天总体情况以及夜间特殊处理情况,包括患者人数、手术数、一级护理人数、危重患者病情等。

4.交接班时间　一般为 15 min,否则会影响下一班的正常工作。

The nurse handover shift is the process by which the last nurse transfers patients and work to the next nurse. The nurse handover shift is divided into bedside handover shift and morning meeting handover shift. When the nurse handover shift,they must dress neatly and be dignified and know procedures well.

五、社区护理工作礼仪(Community nursing service etiquette)

社区卫生服务中心(服务站)是近些年来国家推广的一项基层卫生服务模式。社区的服务对象、服务方式、服务范围与医院不尽相同,所以在礼仪方面的要求也有差别。站内的服务礼仪基本上同医院门诊服务礼仪。深入家庭的服务是社区护理工作与临床护理工作最大的区别之一,护士应遵守社区护理服务的礼仪规范。

1.非急诊患者原则上要提前预约　社区护士在进行家庭访视,建立家庭档案,开展健康教育、保健指导、家庭护理等活动时,最初不易得到认同,所以家庭访视之前最好预约,不要贸然访视。如果访视是为了发现特殊问题,如家暴、虐待等,则不需要提前预约。

2.正确佩戴胸卡,主动介绍自己　胸卡是识别医护工作人员的重要标志。护士必须正确佩戴胸卡,同时恰当称呼患者及家属,主动介绍自己,开门见山,说明来意、目的和大约需要的时间,取得信任,请求家庭成员的配合。

3.充分注意进入家庭后的礼仪　按照主人指定座位落座,和主人说话时前倾身体,不可挪动主人的物品。如果需要到卧室、书房、卫生间、厨房等地方评估环境,一定要征得主人的同意。不能表现出对家庭某一成员特别热情,以免被其他家人误解。

4.家访频率时长合适　频率合适,必要时再进行家访,做受欢迎的医务人员。时机合适,不干扰居民正常生活,不要太早或太晚,更不要在居民吃饭时进行家访,给居民造成不必要的麻烦。严控时间,适时告辞,以免居民疲劳。

5.细节体现专业素养　形体语言、行为细节,可消除患者顾虑,减少其紧张情绪,增加其信任感。耐心倾听慢性病患者的近期健康情况、用药情况等,细听细问,不打断对方。患者行动不便时要及时相助。冬天接触患者身体时,要先将手搓热。护理操作要认真、细致、规范,着力的轻重、范围大小都要适当。注意观察每一位家庭成员的反应,有利于发现潜在信息。

● Nurses should abide by the etiquette norms of community nursing services:non-emergency patients should make an appointment in advance,wear your badge correctly,and take the initiative to introduce yourself,pay full attention to etiquette after entering the family,the frequency and duration of home visits are appropriate,pay attention to details to increase the sense of trust.

(王　娟　陈莹莹)

任务三 护生实习礼仪(Nursing Students Internship Etiquette)

任务目标

◆掌握护生实习前的准备。

◆了解护生实习期间的权利与义务。

◆正确运用基本社交礼仪,在实习与工作中建立良好的人际关系。

临床实习是护理专业学生(以下简称护生)将护理理论知识、技能和临床实践工作有机结合的过程,是培养护生分析问题、解决问题、服务患者的综合能力,走向临床工作必不可少的重要环节。临床实习阶段是护生将基础理论应用于临床实践的过程,是学生从学校走向社会的"桥梁",是职业生涯的起点,直接影响今后能否顺利入职、更好更快地适应工作岗位。因此,护生在实习前应在专业知识、基本技能、心理态度、仪容仪表等各方面做好充分准备,实习期间能正确运用基本的礼仪规范、符合职业要求的仪容仪表、言行举止文明得体、实习态度端正、有积极

护生实习礼仪

进取的学习精神等,与临床带教老师、护士长、科室同事、实习同学以及患者、家属等建立良好的人际关系,保证顺利圆满地完成实习,为今后顺利走上护理工作岗位打好坚实的基础。

Nursing students should be fully prepared in professional knowledge, basic skills, psychological attitude, appearance and other aspects before the internship. During the internship, they can correctly use the basic etiquette norms, appearance and appearance in line with professional requirements, civilized and decent behavior, correct attitude towards the internship, positive and enterprising learning spirit, etc. If you establish a good interpersonal relationship with clinical teachers, head nurses, colleagues in the department, students in practice, patients and family members, it can ensure the successful completion of the internship, and lay a solid foundation for the smooth entry into the nursing work in the future.

、实习前的准备(Preparation before internship)

(一)知识与技能的准备

护生在学校所受到的学习和教育,与临床实习的需求存在一定的不一致性。患者是个有机整体,个体的差异和复杂的病情,需要护理人员综合运用所学知识进行分析和处理;技能操作从模型人身上转变到患者身上进行,会让护生感觉难以适应、不知所措;患者的咨询或反问、病情的多变、仪器设备的不断更新、沟通能力的欠缺等,更使护生感到无所适从。实习前强化训练是解决知识和技能差距的有效途径,训练内容包括以下几个方面。

1. 专业理论知识 实习计划中常见疾病的临床表现、常用药物及不良反应、常见护理问题、临床新知识和新进展等。通过案例分析、小组讨论、情景模拟等方法,提高护生分析问题的能力。

2. 护理操作技术 基础护理技能操作是满足患者生理、心理和治疗需求所必备的基本技能。护生应达到熟练操作的水平,才有可能从容面对患者。可根据临床案例引导出相关护理操作项目,培养护生整体护理观念、应急变通和与团队合作处理问题的能力。

3. 基本沟通能力 通过案例分析教会护生医护、护护及护患之间基本的沟通方法和技巧,避免因沟通不畅发生护患纠纷,使实习过程顺利进行。

4. 职业礼仪修养 护生应做到仪表规范、举止得体、语言文明,掌握与带教老师、患者和其他医务人员的交往礼仪,以及护理操作过程中的基本礼仪规范。

(二)心理准备

临床实习是护生从学生角色向护士角色转变的重要阶段,护生如何调整心理、适应现实,对实习过程和以后的工作起着至关重要的作用。

1. 接受现实落差的心理准备 护生在校接受了专业思想教育,对护理专业充满了美好的憧憬。但进入医院实习后,面对受病痛折磨的患者、焦虑不安的家属,加上护理工作的琐碎和繁重,护生会产生心理落差;当受到患者家属的挑剔、指责、拒绝时,有时不能处理好护患关系,甚至发生冲突。理想与现实的落差,使部分护生产生了职业自卑感、失落感。护生要参加实习前的心理指导,学会调整心态,辩证地看待问题,以"提灯女神"南丁格尔精神激励自己。改变"要我学"惯性的学习方法和策略,转变为"我要学"的自觉行为,真正了解护理专业的需要,提高沟通能力,得到老师和患者的认可,克服落差感。

2. 护理异性患者的心理准备 第一次因护理工作需要接触患者的隐私部位,尤其是异性患者时,免不了紧张甚至尴尬。为此,护生要摆正"护理职业"与"患者性别"的关系。护理异性患者尤其是同龄异性患者时,要把握好分寸,避免过度热情,做到不卑不亢、以礼相待。交流时语气平缓,讨论的话题不能偏离患者的病情和医疗护理相关的内容,不谈论个人隐私,以照顾患者为首要职责。涉及异性患者隐私部位的护理操作,应有带教老师在场,避免造成误解,也要做好自身防护的准备。患者也有权利选择与自己同性别的护士为自己操作。

3. 接受挫折的心理准备 在生命的长河中,每个人既有一帆风顺的时候,也有经历坎坷和挫折的时候,护理工作也是一样。护生在实习过程中还没有练就熟练的技术,未完全掌握与患者、家属、老师沟通的技巧,可能会遇到更多的挫折。常见的挫折:①操作失败的挫折;②患者不认可、不信任;③工作失误时会被带教老师严厉批评;④因私事请假被拒绝。这些挫折会让护生感觉到委屈、不被理解或有挫败感。护生应有充分的心理准备,端正学习态度,辩证看待问题,学会自我调节,以积极乐观的态度来适应环境变化。树立"全心全意为患者服务"的思想观念,用换位思考的思维方式和强有力的执行能力,得到实习老师的悉心指导和患者的认同。护生实习期间不可随意请假,因随意请假扰乱了正常的护理管理工作,也影响实习效果。

(三)基本生活能力的准备

临床护理工作基本上是"三班制"。初入临床时,为了适应这种工作需要,原有的作息时间就要被打乱。中午班、夜班等会影响正常的睡眠和饮食规律,如果适应不良,必会严重影响身心健康、工作和学习质量。为此,岗前教育要做好护生的生活指导,引导护生及时调整生活节奏,合理安排学习、活动和睡眠时间,减少或避免生理性疲劳,加强营养,进行身体锻炼,保持健美的体魄和充沛的精力,提高生活方面的适应能力。

(四)熟悉医院的环境与制度

实习医院确定后,护生应尽快了解医院的布局和规章制度,以更好地适应工作、服务患者,严防差错事故的发生。

1. 熟悉医院环境 护生应熟悉医院各部门的位置。①行政部门的位置:护生要熟知护理部、人力资源部、医政科、后勤科等行政部门的位置。②业务部门的位置:护生要熟悉门诊各科室、病房各科室及辅助检查科室的位置,以便工作及引导患者。③生活设施的位置:如食堂的位置等。

2.熟悉医院制度

(1)查对制度:护士在执行各种医嘱、进行各种处置时须认真查对,确保正确无误,并签字记录。护士在进行各种护理操作时,至少要采用两种以上的方法对患者的身份进行识别,如姓名、年龄、床号等。近年来,医院多采用患者标识腕带作为患者身份的识别标志,以保证实施对象的唯一性和正确性,禁止凭主观印象或床头卡等作为唯一的识别证据。

(2)护士交接班制度:病区护理工作具有24 h连续性,三班制轮流完成,每班之间实行交接制,以保证护理工作不中断,并应有书面交班本。上下班次之间,对危、重、新及手术前后患者情况进行床头交接,按规定项目及数字交接清楚剧毒、麻醉药品,医疗器械及患者特殊检查、收集标本情况等。

(3)分级护理制度:患者住院期间,医护人员根据患者病情及生活能力确定并实施不同的护理级别,一般分为特级护理、一级护理、二级护理、三级护理。

(4)护理查房制度:护理查房有护理部主任查房、科护士长查房、病区护士长查房,也有医院实行主任(副主任)护师、主管护师、护师三级查房制。查房可以了解、讨论、解决护理疑难问题,为护理的教学发展提供典型素材。

(5)急危重症抢救制度:抢救危重患者时,医护人员要密切配合,护士在执行口头遗嘱时必须重复一遍。在抢救过程中要做到边抢救边记录,记录时间具体到分钟。未能及时记录的,有关医务人员应当在抢救结束后6 h内补齐,并加以说明。

(6)病历管理制度:护生在实习过程中应在带教老师的指导下,按规定书写护理记录,并经带教老师审阅、修改后双方签名。

(7)手术安全核查制度:手术安全核查是由具有职业资质的手术医师、麻醉医师和手术室护士三方,分别在麻醉实施前、手术开始前和患者离开手术室前,共同对患者身份和手术部位等内容进行核查的工作。

(8)信息安全管理制度:医院计算机操作人员必须按照计算机正确使用方法操作计算机系统,不得擅自拆装计算机硬件系统,原则上不允许接入互联网。医院计算机内不得安装游戏、即时通信等与工作无关的软件,不在院内计算机上使用来历不明的移动存储工具。

(五)实习护生的权利与义务

《中华人民共和国护士管理办法》第十九条规定,护理专业在校生或毕业生进行专业实习,必须按照卫生部的有关规定在护士的指导下进行。"放手不放眼"则概括了教师既应给护生提供实践锻炼的机会,又要对护生的行为予以密切督导。实习护生尚未取得护士执业证书,不能独立从事诊疗技术规范规定的护理工作,一切护理活动必须在执业护士指导下进行,并把观察到的情况及时向老师汇报。凡是需要签名的地方,不可代替或模仿老师签字,所做的工作必须在实习生签名后由带教老师复核确认后签名。实习护生的所有行为必须按照护士的标准严格要求,为从事护理工作打下良好的基础,同时注意必须在带教老师的监督和指导下做好护理工作,没有经过带教老师的允许,擅自独立操作而给患者带来损害,要承担相应的法律责任。

Preparation for nursing students before their internship mainly include: preparation of knowledge and skills, mental preparation, basic living ability, familiar with the hospital environment and system, know the rights and obligations of intern nursing students.

● Preparation of knowledge and skills mainly include: professional theoretical knowledge, nursing skills, basic communication skills, professional etiquette cultivation.

● Clinical practice is an important stage for nursing students to change from student to nurse. Nursing students make full psychological preparation and adapt to the reality plays a crucial role in the internship process and future work. There are three components of psychological preparation: accept the reality gap, nursing patients of the opposite sex, accept setbacks.

- To accommodate the work, internship nurses should adjust the pace of life in time, reasonably arrange the time of study, activities and sleep, reduce or avoid physiological fatigue, strengthen nutrition, conduct physical exercise, maintain a healthy body and abundant energy, and improve the adaptability of life.

- After the practice hospital is determined, internship nurses should be familiar with the environment and system of the hospital as soon as possible. It is helpful to adapt to work, and strictly prevent the occurrence of errors and accidents.

- Behavior of internship nurses must be in accordance with the standards of strict nurse, to lay a good foundation, at the same time be under the supervision and the guidance of nursing teacher, without the permission of the teacher, unauthorized independent operation and cause damage to the patient, to bear the corresponding legal responsibility.

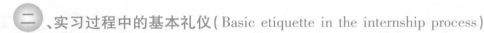

二、实习过程中的基本礼仪(Basic etiquette in the internship process)

(一)重视"第一印象"

在与陌生人交往的过程中,所得到的有关对方的最初印象称为第一印象。第一印象并非总是正确的,但却总是最鲜明、最牢固的,并决定着以后双方交往的过程和程度。护生要从仪表、语言、举止等多方面表现自己,展示谦虚、礼貌、认真、敏捷的形象,做耐心的倾听者,以真诚的方式与对方交往。

1. 仪表端庄,举止文雅　护士服、护士帽、发型、面部修饰等要得体,举止倾向职业化,尽量避免幼稚的动作。

2. 语言文明,面带微笑　语言清晰,通俗易懂,多用"请""谢谢"等文明用语,交谈时面带微笑,落落大方。

3. 善于倾听,态度真诚　不仅听取对方口头表达的内容,还包括观察非语言的行为,如动作、表情、语音、语调,同时还要有适当的反馈。听后思考,不懂再问。态度应真诚,不虚伪、不做作,才能得到对方的信任。

4. 介绍自己,主动交往　护生应以恰当的称谓称呼患者,主动向患者做自我介绍,下次见面主动打招呼,并懂得赞美和关心别人,为交往打下良好的基础。

(二)护生实习时的基本礼仪

1. 举止得体,自尊自信　护生的举止、仪表、风度是形成"第一印象"的主要内容,会影响患者对护生的信任和护理效果。护生应规范着装,举止要落落大方,站立坐行及操作中的动作要流畅优雅、符合美感和节力原则;做事要稳重,动作要敏捷,忙而不慌、快而不乱;谈笑要有节制,交谈时用词要委婉、得体,要注意倾听。护生是维护健康的使者,工作时要有自尊心和自信心,保持开朗乐观的性格、充沛的精力和敏捷的头脑,热爱护理事业,全身心地投入工作。

2. 谦虚礼貌,换位思考　护生的实践机会与患者的配合程度密切相关,除了有带教老师的引导和跟患者的沟通,护生自己的表现也至关重要。护生接触患者及家属时态度要诚恳谦虚,言语温和有礼,要理解患者和家属对护生的抵触和不信任,甚至拒绝实习生为其操作的心理和言行,尊重患者的意见,体谅患者,不要急于求成,平时注意细节,尽量在生活等力所能及的事情上多关心照顾患者,不断提高护理质量,慢慢取得患者和家属的信任和配合。

3.关爱患者,自觉自律 护生应尽量掌握患者的基本信息、病情、治疗方案和需要做的特殊检查等,关心和体谅患者的感受和痛苦。在给患者操作前要解释并取得其同意,操作时如果一次不成功,应向患者表示歉意,并自觉让老师来完成或者请老师帮忙完成,不可反复进行,以免增加患者的不适和痛苦。操作结束后,要仔细向患者及家属交代注意事项,要主动帮助患者整理好床单位,安置舒适体位,并对其配合表示真诚的感谢。对患者出现的特殊情况不惊慌失措,态度要冷静平和,以免增加患者的心理负担。

4.诚信文明,保护隐私 护理工作当中应注意言行文明,与患者的交流言辞要温和恰当,不可说大话、谎话,答应患者帮助查询检查结果或者其他相关信息要及时反馈。操作过程中要照顾患者的感受,注意遮挡;不随意打听和评论、传播患者或其家庭的信息、隐私等。

（三）护生与医务人员的交往礼仪

实习环境是一个小的社会环境,环境中有各种人际关系存在,如与带教老师的关系、与护士长的关系、与医生的关系、与实习生之间的关系等。良好的人际关系可以使护生在温馨和谐的环境中愉快地完成实习任务。

1.护生与科室工作人员的交往礼仪 护生在实习过程中接触最多的是科室的工作人员,要尊重科室的每一位工作人员,工作积极主动,拥有和谐的人际关系,圆满完成实习任务。

（1）尊重护理老师:护生应始终保持虚心、好学、勤快的态度,摆正实习生心态。不懂之处要虚心向老师请教,对老师的操作或讲解有异议时,注意询问的方式方法,避开患者,语气平和婉转;必要时先查找相关知识再请教。不评议老师的学历,不评议老师工作上的个别不当。面对老师的表扬应坦诚,并表示谢意;面对批评,要认真听取、自省;如是误解,应在恰当的时间予以解释,不可当面顶撞和争辩。

（2）尊重医生和其他工作人员:尊重所有医生,对医嘱尤其是有疑问的医嘱和口头遗嘱,要先告知带教老师并按照操作流程合法、合理地执行。与科室工作人员交往时,要尊重科室工作人员,不可指名道姓,更不可指手画脚、盛气凌人。自己的工作绝对不要推给他人,需要帮助时要以恳求的方式请求对方支持。

2.护生与其他部门工作人员的交往礼仪 医院辅助科室及行政管理部门,也是医院重要的组成部分。护生与这些部门的人员交往时,必须保持合作的态度,以尊重为先,理解对方,做到举止文雅、宽容大度、以诚相待。

3.实习生之间的交往礼仪 一个科室往往有很多护生,一名老师带多名护生是常有的事情,有些护生可能是同一所学校的,也可能来自不同的学校,建立团结互助的关系有助于共同进步。

（1）换位思考,以礼相待:护生要把所有的实习生都当作自己的同学、当作自己的朋友,以礼相待,营造快乐的实习氛围。因为上班时间不一致,一起居住的同学要相互关照和体谅。

（2）互助互学,共同提高:护生之间遇到典型病例应共同分析,经验教训要共同分享,使实习收到事半功倍的效果。

（3）团队合作,大局意识:在一起实习的护生像一个科室工作的同事一样,要注意培养团队精神,共同协作,才能获得最大的收益。

Communication etiquette between nursing students and medical staff:

● In the process of internship, nursing students have the most contact with the staff of the department. They should respect every staff of the department, work actively, have a harmonious interpersonal relationship, and complete the internship task successfully.

● The communication etiquette between nursing students and staff from other departments should be respectful, understanding each other, polite, tolerant and honest.

●Nursing students should put themselves in others' shoes and treat each other with courtesy, mutual help and learning to improve together, teamwork and overall awareness among interns.

（王　娟）

任务四　涉外护理礼仪（Foreign-related Nursing Etiquette）

◆掌握涉外护理礼仪的基本原则。

◆熟悉涉外护理礼仪的禁忌。

◆了解部分国家的主要习俗礼仪常识。

随着改革开放的不断深入,我国与世界各国在各方面的对外交流日益频繁,这就要求护士学习和掌握涉外交往礼仪,以适应国际卫生事业的发展和需求。涉外护理礼仪是指护士在对外交往过程中,逐渐形成的一种相互尊重、相互礼敬的行为规范。

With the deepening of reform and opening up, China communicates with other countries frequently, which requires nurses to learn and master the foreign communication etiquette, to adapt to the development and needs of international health undertakings. Foreign-related nursing etiquette is a code of mutual respect and mutual respect gradually formed by nurses in the process of foreign communication.

一、涉外护理礼仪概述(Overview of foreign-related nursing etiquette)

(一)涉外护理礼仪的意义

1. 增进国际交往,促进国家和谐　良好的涉外护理礼仪,既能在国际社会中展现我国护士的形象,也能展示我国在国际社会中的形象,促进我国的国际化进程,维护国家的和谐稳定。

2. 提高护士素质,塑造国际形象　在对外交往中,良好的涉外礼仪作为护士的必备素质之一,不仅反映了护士的气质风度、道德情操和精神风貌,同时又体现着我国的国际形象和国际地位,更是衡量一个国家文明程度的准绳。

(二)涉外护理礼仪的原则及规范

1. 涉外护理礼仪的原则

(1)维护形象,不卑不亢:护理过程中须随时注意自己的仪容、举止、表情,不仅要维护个人礼仪形象,还要做到态度不卑不亢。此时的个人形象不仅体现了个人的教养和品位,也代表着自己所在单位、民族及国家的形象。涉外病房护士有义务、有责任自觉维护国家的形象。

(2)尊重风俗,求同存异:在涉外护理中,既要遵守国际礼仪的惯例,又要兼顾患者所在国家、民族的礼仪及习俗禁忌,只有既遵守共性又注重特性,才能避免在护理过程中产生误会。只有在涉外护理中充分了解与外籍患者相关的风俗禁忌,对外籍患者所特有的习俗加以尊重,才能真正做到尊重对方。

（3）热情有度，把握分寸：在参与国际交往中，护士要热情友好，也要把握好分寸。外国人大都认为"君子之交淡如水"，不习惯与交往对象交往过密。因此，护士在工作之外，不宜与患者外出，也不应向外宾索要礼物或兑换外币。

2.涉外护理礼仪的规范

（1）女士优先：中国古代强调"男尊女卑"，而西方文化则将女性作为社交活动的中心，社交场合通常遵循"女士优先"的准则。在公共场所，女士先就座、先离开，男士帮助女士搬运行李、存取衣物等。因此，护士在陪同患者或家属时，应让女士先行。

（2）尊重隐私：中国文化认为"君子坦荡荡，小人长戚戚"，强调相互关心，以诚待人，在交往中喜欢交流个人私事，以此作为信任对方的表现。而西方文化则认为个人自由神圣不可侵犯，人们高度重视个人隐私。因此，护士在与外籍患者交往时应充分尊重对方的隐私，避免在交谈中询问对方的年龄、婚恋、家庭地址、工作收入、信仰政见、个人经历等。

（3）以右为尊：中国传统文化"尚左尊东"，常常是"男左女右"，而西方文化则是以右为尊，遵循"右高左低"的原则。因此，在处理位次问题时，要注意参照"以右为尊"的礼仪规范。如在排列涉外宴会的桌位、席次时，以"面向正门"的方法定位，以右桌为主宾席，主宾就座于主位的右侧。

（4）入乡随俗：不同国家、不同地域、不同民族在其历史发展进程中，形成了各自不同的宗教、文化、语言和风俗习惯，这些差异是不以人的主观意志为转移的。在涉外交往中，应当尊重对方特有的习俗礼仪，以增进理解和沟通，表达亲善友好之意。

（三）涉外护理礼仪禁忌

1.言行禁忌　在对外交往中，禁忌手舞足蹈、抓耳挠腮、以手指人等不雅观的动作。言谈时应注意避免谈及收入、家庭、信仰等隐私话题。

2.数字禁忌　数字"13"在西方人看来是不吉利、不可知的数字，应当尽量避开。另外西方人认为耶稣基督在星期五遇害，有时候他们在星期五这天也会感觉到惴惴不安，因此把星期五视为"黑色星期五"。在亚洲国家中数字"4"的发音与"死"相近，日本、韩国、朝鲜等国家均忌讳使用，在我国忌讳的人也往往用"两双"或"两个二"来代替。数字"9"在日文中的发音近似"苦"，也属禁忌之列。

3.花卉禁忌　在对外交往中，向客人献花时忌用杜鹃、石竹、菊花等及黄色的花卉。在德国人看来郁金香是没有感情的花；日本人认为荷花是不祥之物；绛紫色的花在巴西则一般用于葬礼；意大利和南美各国认为菊花是"妖花"，只能用于墓地及灵前；在法国，黄色的花代表不忠诚。

4.颜色禁忌　亚洲国家视红色为吉祥、幸福的象征，是幸运之色；欧美国家则不大喜欢红色，特别是德国人认为红色意味着凶兆。在我国传统中，黄色有尊贵至上的寓意，信奉基督教的国家则忌讳黄色，认为黄色是耶稣的叛徒犹大所穿衣服的颜色；而在委内瑞拉，黄色则作为医疗的标志。

● Foreign – related nursing etiquette not only can enhance international exchanges and promote national harmony, but also improve the quality of nurses and shape the international image.

● When you interact with foreign, you should maintain the image, neither humble nor pushy, respect customs and seek common ground while reserving differences, moderate enthusiasm.

● There are four components of foreign – related nursing etiquette: lady first, respect privacy, to the right for respect, when in Rome, do as the Romans do.

二、涉外护理常用礼仪习俗(Common etiquette and customs used in foreign-related nursing)

1.称谓礼　西方国家的称谓习惯与我国不同，名在前，姓在后，正式场合用全称，口头称谓一般只称姓。在对外交往中，男士一般称"Mr."，对女士的称谓则常依照其婚姻情况，未婚者称"Miss"，已婚者称"Mrs"。认识的人相互之间可直呼其名，以表示关系亲密。

2. 会面礼　中国人见面时常用握手礼，在拉丁语系国家及欧洲国家，行吻手礼的风俗较为普遍，而在拉丁美洲、中东乃至东欧，男士间或女士间多行拥抱礼。

3. 问候礼　中国人见面常说"你吃了吗？干什么去？昨晚睡得好吗？"等等，以体现人与人的亲切感。而注重个人主义的西方人则会将其理解成一种"盘问"，从而感到尴尬、不快。因此，对外籍患者日常问候时只需说一声"Hello"，或按时间区分说早上好、下午好、晚上好即可。

4. 致谢礼　当承受肯定、赞美时，西方人往往以肯定自己或夸赞对方更好、更漂亮来表达自己内心的愉悦及感谢，常用"Thank you""Yes, I like it"等来作答。

三、部分国家主要礼仪习俗（Main etiquette and customs in some countries）

（一）美国

1. 社交礼仪　美国人在称呼方面比较随意，一般较少使用"小姐""太太""先生"等泛尊称，喜欢直接称呼彼此的名字。另外，美国人非常重视个人隐私，对于新结识的朋友，一般不会问有关个人宗教信仰、政治见解以及家庭背景等方面的问题。

2. 餐饮礼仪　美国人用餐需注意以下戒律：①进餐时不可发出声响；②进餐时不可吸烟；③进餐时不可为他人夹菜；④进餐时不可向他人劝酒；⑤进餐时不可议论不雅话题；⑥进餐时不可宽衣解带。参加宴请、会餐时应注意准时到达，可按照请柬要求或主人建议着装赴宴，结束后次日应向主人寄送感谢卡或感谢信。

3. 习俗禁忌　美国人忌讳蝙蝠和黑猫，他们认为蝙蝠象征着凶恶，而黑猫会给人带来霉运；他们忌讳向他人伸舌头，认为这是对人的侮辱。

（二）英国

1. 社交礼仪　英国人十分注重自我修养和个人礼节，他们的绅士风度举世闻名。英国在称呼上比较随意，同事之间一般直呼其名；对于初识者会根据不同情况采取不同称呼，对于地位较高或年龄较长者，一般直呼"Sir"或"Madam"以示敬意。

2. 餐饮礼仪　英国常见的宴请方式为宴会和茶会，茶会又可分为正式茶会和非正式茶会。英国人在就餐时不劝酒也不夹菜，客人可随喜好取餐，但需将取用的食物吃尽。如客人不喝酒，可在斟酒时将一手挡在杯口即可。

3. 习俗禁忌　在英国，跷"二郎腿"、用手拍打他人、右手手背向外比"V"形等，都是失礼的行为；英国人十分忌讳百合花和菊花，认为是死亡的象征。

（三）日本

1. 社交礼仪　日本人见面多采用鞠躬礼，弯腰鞠躬的深浅不同，表示的含义也不同，弯腰越低表示越尊敬，一般分为15°、30°、45°和90°。日本人一般不喜欢针锋相对的言行和急躁的性格，表达不同意见时一般选择委婉、含蓄的用语。

2. 餐饮礼仪　日本人喜欢吃鱼、牛肉、鸡蛋、瘦猪肉和新鲜蔬菜，一般不吃猪内脏和肥肉。斟酒时一般右手持杯，左手托杯底，但应注意酒壶不能触碰酒杯。

3. 习俗禁忌　使用筷子时，应注意避免舔筷、移筷、扭筷、插筷、掏筷、跨筷、剔筷；日本商人比较忌讳"二月"和"八月"，因为这是营业淡季。

（四）埃及

1. 社交礼仪　埃及人常用的见面礼节有握手礼、拥抱礼和亲吻礼。行握手礼时注意不可使用左手,行拥抱礼时注意力度适中,行亲吻礼时应注意根据不同对象采取不同方式。行过见面礼后,埃及人还经常用"真主保佑你""祝你平安"等语言向交往对象问候。

2. 餐饮礼仪　埃及人信奉伊斯兰教居多,饮食上严格遵守教规,不食猪肉、没有鳞的水生动物和不反刍的猫、狗、马、驴、骡、鸟类等;不食生葱、生蒜等异味食物,不饮酒;不吃红色带汁和未熟透的食物;吃饭时不交谈,喝汤、喝饮料时不能发出声音;食物入口后不可取出;他们认为左手是不洁之手,因此禁忌用左手触摸食具和食品。

3. 习俗禁忌　埃及人不喜欢蓝色和黄色,他们认为蓝色是恶魔的象征,而黄色代表着不幸;埃及人非常忌讳针,特别是每天下午3—5时,禁止买卖针,以避免"灾祸"和"贫苦";向埃及人送礼品时应注意避免带有猪、狗、猫及星星的图案。

（五）澳大利亚

1. 社交礼仪　澳大利亚人初次见面时,常称呼"夫人"、"小姐"或"先生",熟悉之后可直呼其名;谈话时需轻言细语,不可大声喧哗,他们认为高声喊叫是不文明的粗野行为。

2. 餐饮礼仪　澳大利亚人一般以西餐为主,喜欢吃牛羊肉、鸡蛋、鱼、虾和新鲜的蔬菜等,一般不食用动物内脏和动物的头、爪,烹饪时不喜欢添加"味精"。

3. 习俗禁忌　澳大利亚人不喜欢兔子,他们认为碰到兔子可能会导致厄运,是不吉利的象征;澳大利亚人极为忌讳称其国家为"外国",称呼他们是"外国人";交谈时应注意不要谈论宗教、种族、等级、工会和个人隐私的问题。

课件(护士工作（礼仪)

课件(护生实习礼仪)

课后习题

知识拓展

（陈莹莹）

项目五
求职礼仪
（Job Hunting Etiquette）

当前,求职竞争日益激烈,成功叩开求职的大门,在求职面试时有效推荐自己,让自己在竞争中脱颖而出,除了要具有良好的专业素养外,还要有较强的沟通能力和礼仪修养。在面试前,招聘者与求职毕业生素未谋面,许多用人单位常常是依据对求职者的第一印象以及求职材料,求职者的言谈、举止、衣着等礼仪的表达来评判求职者的优劣。因此,对即将毕业的大学生而言,求职应聘是一个严峻的考验,在就业前学习必要的求职礼仪与沟通技巧是非常重要的,它对求职成功将起到举足轻重的作用。

At present, job hunting competition is becoming more and more fierce. In order to stand out from the competition, in addition to good professionalism, it is also necessary to have strong communication skills and etiquette. For college students who are about to graduate, applying for a job is a severe test. It is very important to learn the necessary job hunting etiquette and communication skills before employment, and it will play a decisive role in the success of job hunting.

任务一 求职礼仪概述（Overview of Job Search Etiquette）

任务目标

◆ 叙述求职礼仪的特点。
◆ 列举常见的求职形式。

求职礼仪是求职者整体素质的一个重要体现,对于能否被理想单位录用起着重要作用。求职者首先要有一种"求"的心态,无论自己条件多好、专业供求状况对自己多有利,都不能摆出一副舍我其谁的架势。心理学家奥里·欧文斯说:"大多数人采用他们喜欢的人,而不是最能干的人。"当然,求职者虽说是"求",但并不意味着人格的低下,要不卑不亢,要有礼节地提出和维护自己正当的利益、要求和尊严。招聘者与求职者应该在同一公正、平等、互尊的位置上互相审视,彼此互为选择。护士应了解求职礼仪的概念、特点和常见的求职形式。

Job search etiquette is an important manifestation of the overall quality of job candidates and plays an important role in whether they can be recruited by ideal units. Nurses should understand the concept, characteristics and common forms of job search etiquette.

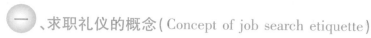

一、求职礼仪的概念(Concept of job search etiquette)

求职礼仪属于公共礼仪的一部分,是求职者在求职过程中应遵循的礼貌行为和仪表规范。它通过求职者的应聘材料、言谈举止、仪容仪表等方面体现出来,是求职者内涵素质、道德水准、个性特征的体现。

Job search etiquette is a part of public etiquette, which is a polite behavior and appearance standard that job seekers should follow in the process of job hunting. It is reflected by the applicant's application materials, manners, appearance and other aspects, and it is the embodiment of the applicant's connotation quality, moral level and personality characteristics.

二、求职礼仪的特点(Characteristics of job search etiquette)

1. 广泛性　我国人口众多,劳动力资源丰富。每年都有大量的新增人口、高校毕业生源源不断地进入劳动力市场。尤其是近些年来,随着我国高等教育的普及,大学毕业生人数急剧增加,导致劳动力与社会需求之间"供大于求"的关系极为显著。在今后相当长时期内,还会有越来越多的求职者走进劳动力市场,因此求职礼仪具有广泛性。

2. 时机性　尽管求职者在与招聘方接触之前做了大量的准备工作,但求职结果往往取决于双方接触的短暂时间。由此可见,求职具有很强的时机性。尤其是面试求职,往往一个简单的见面,录用与否就已成定局。所以,要想在众多的求职者中脱颖而出,把握第一次见面的时机至关重要。

3. 目的性　求职双方目的明确。招聘方的目的是希望招聘到综合能力强、整体水平高的人员。求职者的目的更直接,希望自己的言谈举止和行为能给招聘方留下最佳的印象,从而促使求职成功。

Characteristics of job search etiquette：

√ For a long time to come, there will be more and more job-seekers who need to enter the labor market, so job-seeking etiquette is extensive.

√ Although job seekers do a lot of preparation work before contacting the recruiter, the result of the job search often depends on the short time of contact between the two parties.

√ If you want to stand out among the many job seekers, it is important to grasp the timing of the first meeting.

√ The purpose of the job applicants is clear. Both sides of the job hunt have clear obiectives.

√ The purpose of the recruiter is to recruit personnel with strong comprehensive ability and high overall level. The job seeker's purpose is more direct, hoping that his speech and behavior can leave the best impression on the recruiter, thereby promotingthe success of the job search.

三、求职形式(Job search forms)

在正常的招聘考试中,一般求职形式大体包含以下4个方面。

(一)书面求职

书面求职指招聘方通过阅览求职者的求职信或个人简历等资料了解求职者情况的求职方式。求职书面材料一般包括求职信、求职简历、相关技术等级证书、执业资格证书、各类荣誉证书、笔试成绩和其他相关资料等。用人单位往往通过这些书面材料来判断和评价求职者的现有状况和工作能力。制作求职书面材料是求职者叩开用人单位大门的第一块敲门砖,它往往决定了求职者是否能得到面试机会,因此制作优良的求职书面材料非常重要。

（二）面试求职

面试求职是指招聘双方面对面进行现场交流、考核的一种求职方式。面试具有较大的灵活性和综合性,直观反映了求职者的实际情况。它不仅考核一个人的知识面和业务能力,同时考察求职者的综合能力,包括语言表达能力、书面表达能力、应变能力、心理承受能力等。所以面试已经成为当前用人单位选拔人才的必要手段。

（三）操作考试

护理技术是临床护士必须具备的基本工作技能,因此护士应聘通常要经过护理技术操作考试,操作考试成绩作为衡量护士业务水平高低的一个重要指标。在参加操作考试时,应注意提前准备考试证件及规范着装(工作服、工作鞋、工作帽),操作中应熟练掌握操作流程,动作标准规范,态度和蔼可亲,仪容仪表大方整洁。

（四）网络求职

随着科技的发展,现在也出现了一些新颖的求职形式。例如,"视频简历"就是把求职者的形象与职业能力表述通过数码设备录制下来,经过对录制后的影像编辑,通过播放器播放的一种可以观看求职者影音形象的简历形式。"微简历"就是以简短的形式介绍自己、展示自己的简历。这些新颖的求职沟通形式成为一些求职者有趣的尝试,但是还没有成为求职的主流形式。

以上几种形式可以单一出现,也可以综合出现。如有些招聘单位,明确提出只需邮寄书面求职资料,谢绝上门拜访。大多数用人单位,则通常是先行审核书面材料,在书面材料的基础上,按需要开展面试工作,面试合格后,进行技能操作考核,综合求职者各方面情况确定是否给予录用。无论哪种形式的求职,正确恰当地运用求职礼仪,是求职成功的重要因素。

In the normal recruitment examination, the general form of job search generally includes the following four aspects: written job search, job interview, operational exam, online job search.

● The recruiter understands the job search method of the job applicant by reading the job applicant's cover letter or personal resume. Job written materials typically include a cover letter, resume, relevant technical certificates, qualification certificates, all kinds of honor certificate, written and other relevant information.

● Interview job hunting refers to a job hunting method in which both parties face to face and conduct on-site communication and assessment. The interview has greater flexibility and comprehensiveness, which directly reflects the actual situation of the examinee. It not only assesses a person's knowledge and business ability, but also examines the examinee's comprehensive ability, including language expression ability, written expression ability, adaptability, psychological endurance, etc. Therefore, interviews have become a necessary means for current employers to select talents.

● Nursing technology is the basic work skills that clinical nurses must possess. Therefore, nurses usually have to pass the nursing technology operation test, and the operation test score is an important indicator to measure the level of nurse's professional level.

● With the development of technology, some novel forms of job hunting have emerged. For example, a "video resume" is a resume format that records the image of job applicants and the expression of professional abilities through digital devices, edits the recorded images, and plays them through the player.

These novel forms of job search communication have become interesting attempts by some job seekers, but they have not yet become the mainstream form of job search.

The above forms can appear singly or in combination. Most employers review the written materials first, and conduct interviews as needed based on the written materials. After passing the interview, they will conduct a skill operation assessment and determine whether to be hired based on all aspects of the job applicant. Regardless of the form of job hunting, the proper use of job hunting etiquette is an important factor in the success of job hunting.

四、求职前的准备(Preparation before applying for a job)

(一)生理准备

良好的身体素质是体现一个人全面发展的重要指标,也是个人学习和工作的必要条件。因此,求职者平时就要养成良好的卫生习惯和健康的生活方式,积极参加体育锻炼,面试时才能给招聘单位留下精力充沛、健康向上的印象。

(二)心理准备

1. 充足的自信　自信是求职者面试前的必备心理素质,积极的态度、良好的精神状态都是很好的自我激励。一个应聘者,只有坚信自己有实力能胜任某项工作,才能表现出坚定的态度和从容不迫的风度,才能赢得招聘单位的赏识和信任。而缺乏自信或自信心不足的人则常表现为过分自责,常常因为一点小的挫折而过分自卑,或盲目羡慕别人,忽略自己的长处,拿自己的短处与别人的长处比较,这些都不利于成功求职。

2. 顽强的意志　"有志者事竟成",决定事业成功与否的关键是人的意志品质。对于应聘者来说,必须强化自己的竞争意识,崇尚竞争,敢于竞争。在社会生活中,优胜劣汰已经成为历史发展的主要趋势。首先,要明确自己的要求,清楚自己的优缺点、专业特长、个性特点、兴趣爱好、业绩、职业向往等,使求职更具有针对性,以增加求职的成功率。其次,应具备明确的人生信念和追求目标,并为自己的信念和追求目标奋斗不息,不被一时的困难和失败所动摇。还要有经受挫折的心理准备和承受力,竞争往往是成功与失败并存,在应聘竞争中失败在所难免,但只要正确对待,就会在今后的竞争中脱颖而出。

(三)信息的收集

俗话说"知己知彼,百战百胜",求职者在应聘之前不但要对自己有一个全面的认识,还要了解用人单位的信息、用人条件的信息。在面试前要善于利用网络、广告媒介和校园招聘会等途径收集就业信息。

(四)专业能力的积累

培养自身扎实的专业能力不仅是面试前应注意的内容,同时也是护生在校期间不断努力的方向。因此,在学校期间努力学习、培养精益求精的学术作风,并注重护理技术的提升,从而给人以较好的专业素质形象。学习过程中应注意加强以下能力的培养。

1. 系统的学习能力　这是护生获取新知识,学习和掌握新科学、新技术的一种能力。它主要是指自学能力,具体包括确定学习目标的能力、制订学习计划的能力、阅读分析的能力、解决问题的能力、自觉调节学习计划的能力、查找图书或检索信息资源的能力等。系统的学习能力是不断更新知识、提高社会适应能力的保证。

2. 实际动手能力　护生实际动手能力的强弱,将直接影响自己才能和作用的发挥。如果一个人的理论学习成绩优异,而动手能力却不强,也是很难适应临床护理工作需求的。

3. 社交协作能力   新型的护理人际关系日趋复杂。每个人在日常的生活、工作中,不可避免地涉及各种各样的关系,怎样处理好这些关系,每个护生都应该给予足够重视。护生不仅要具有较强的系统学习能力,而且还需要有较好的社会协作能力。

4. 开拓创新能力   这是指在多种能力发展的基础上创造新颖、独特、有社会价值的精神和物质产品的能力。大学生具有思维敏捷、接受新知识和新事物快、工作热情高、思想束缚少等特点。因此,护生应具备勇于开拓,大胆创新的能力。

（五）求职资料的准备

求职资料应包含求职者的特点、能力及基本情况。它必须在最少的篇幅内突出个人的特点,以赢得招聘者关注。得到面试机会,一份好的应聘材料无疑是求职的敲门砖。因此,对于求职者而言,资料的准备就显得尤为重要。常见的应聘材料有求职信和个人简历。

求职自我介绍

● Job seekers must develop good hygiene habits and healthy lifestyles, take active part in physical exercises, and leave an energetic, healthy and upward impression on the recruiting unit during the interview.

● Mental preparation includes sufficient self–confidence and tenacious will. Self–confidence is a necessary psychological quality for job applicants before the interview. A positive attitude and a good mental state are good self–motivation. For applicants, they must strengthen their sense of competition, advocate competition, and dare to compete. In social life, the survival of the fittest has become the main trend of historical development.

● Before applying for a job, job seekers must not only have a comprehensive understanding of themselves, but also understand the information of the employer and the employment conditions. Before the interview, it is necessary to collect employment information by using the internet or media advertising and campus recruitment sessions.

● During the school period, it is necessary not only to have strong systematic learning ability, but also to have good social collaboration ability, pay attention to the improvement of nursing technology, and be brave to develop and innovate.

● Get an interview opportunity, a good application material is undoubtedly a stepping stone to job hunting. Common application materials include a cover letter and a personal resume. It must highlight individual characteristics in the least amount of space in order to win the attention of recruiters.

（刘　雯）

任务二　书面求职礼仪(Written Job Search Etiquette)

任务目标

◆按书写规范正确书写求职信。
◆按书写规范正确书写求职简历。

"工欲善其事,必先利其器",是指要想做好一件事情,若准备充分,可以达到事半功倍的效果。同样,求职成功的第一环节就是要做好准备工作,其中尤为重要的准备工作就是求职信书写与个人简历的制作。护士应掌握书面求职材料的写作方法、要求和注意事项。

The first part of a successful job search is to make preparations. The most important preparation is the writing of a cover letter and the production of a personal resume. Nurses should master the writing methods, requirements and precautions of written job application materials.

一、求职信(Cover letter)

求职信又称自荐信,是一种书面的自我介绍材料。用人单位可以通过求职信了解求职者的文化修养、知识水平、工作能力、文字表达水平,甚至思想、性格,凭此来进行初步筛选。好的求职信可以帮助求职者有效地推销自己,是打开职业大门至关重要的一把钥匙。因此,护生撰写求职信时一定要认真准备、精心包装,注重礼仪和书写规范。

（一）书写要求

求职是一项正式的社会活动,求职信要书写得规范、简洁、真实,语气谦恭,形式灵活,突出重点。

1. 规范　可使用电脑编辑打印,字迹清晰、内容正确、格式标准、布局整洁、美观大方;如果写了一手好字,建议亲笔书写求职信,以展示自己的特长,给招聘方留下深刻印象。

2. 真实　真实介绍个人的基本情况和信息,所提供的求职材料内容要真实,特别是自己的经历、学历、成绩、奖罚情况等应如实填写,不弄虚作假和夸大其词。

3. 谦恭　多使用礼貌用语,注意自谦与敬人,体现彬彬有礼的态度和良好的个人素养。

4. 灵活　针对用人单位最关注的问题,突出自己与众不同的一面,介绍自己的特点,包括专业知识、工作经验、个性特征、各方面的特长等。材料丰富灵活,侧重点突出,从而提高求职的成功率。

（二）书写方法

求职信包括开头、正文、结尾和落款四部分。

1. 开头　包括称呼、问候语、求职缘由和意愿等。

（1）称呼:顶格写在第一行,称呼之后用冒号。不清楚具体单位的,可写成"××处负责同志""尊敬的××领导"等;明确用人单位负责人的,可写出负责人的具体职务、职称,如"尊敬的李主任""尊敬的张部长"等。

（2）问候语:另起一行写问候语,"您好!"。

（3）求职缘由和意愿:如果是看到用人单位的招聘信息而应聘的,称为应征性求职。该类求职首先要说明自己获得招聘信息的方式或途径,再说明自己对该工作岗位的兴趣,并积极肯定地表达自己能满足招聘信息中所列出的各项要求。如果没有以上原因,而直接向用人单位申请者,称为申请性求职。申请性求职信的开头可直接写该封求职信的具体目的,表明自己想寻求什么样的工作和自己所具备的从事该项工作的知识和能力。

2.正文　是求职信的主体部分。须阐述求职资格、工作能力、社会经历和个人素质等,要重点阐述自己所具备的各项条件,所掌握的与求职岗位有关的知识和技能。其中个人基本情况包括姓名、毕业学校、专业、毕业时间等。要有的放矢地突出自己的成绩、特长和优势,自己对该工作岗位的特殊价值。如果招聘单位要求写明期待薪金待遇,求职者应该根据自身能力和市场行情提出恰当的薪金要求。在最后,求职者应该提及一下自己的个人简历,提醒对方查阅附加材料,以进一步加强招聘单位对求职者的注意。

3.结尾　婉转地提示招聘方给予回复,并请求前去参加面试或试用。如"希望得到您的回音""盼复"等。附上联系电话、电子邮箱及联系地址。结束语后书写表示祝愿的话,如"此致""敬礼!""祝您身体健康!""工作顺利!"等。

4.落款　包括署名和日期。在结尾祝词下一行的右下方进行署名,日期在署名下方另起一行。若有附件,可在信的左下角注明。如"附1:个人简历""附2:成绩表"等。

【求职信写作示例】

求职信

尊敬的××护理部主任:

您好!

前几天从贵单位人事部门获悉贵医院护理部招聘专科学历护理人员的信息,得知贵院医疗技术水平精湛,医务人员素质高,我很向往这个职位,本人冒昧写此信求职,望您在百忙之中能予以考虑。

本人就读于××学院护理专业,系统学习了医学基础知识、护理基础知识和临床护理知识,特别学习了有关现代护理学的专业知识,如护理礼仪、护理专业英语、护理管理学等课程,学习成绩优秀。计算机已通过国家二级考试,英语已达到四级水平,并先后荣获一等奖学金及河南省优秀学生干部荣誉。

经过两年专业课程的学习和一年的临床实践,我已具备了扎实的专业基础知识和一定的临床护理经验,自身的整体素质也有了较大的提高。我在实习期间担任实习组长,具有良好的交际能力与管理协作能力,具有较好的团队精神。

我热爱护理事业,有信心也有能力胜任贵院护士的职位。殷切期盼能够在您的领导下为这一光荣事业添砖加瓦。如果我有幸加入贵医院,在以后的日子中,我会更加努力,为护理工作尽职尽责!

我的个人简历与相关材料一并附上,诚望您能给我面试的机会。谢谢!

此致

敬礼!

求职人:×××
××年××月××日

Cover letter is a written self-introduction materials. Employers can use the cover letter to learn about the applicant's cultural accomplishment, knowledge level, work ability, written expression level, and even thoughts and personality, and use this letter to make preliminary screenings.

- The job search is a formal social activity. The cover letter should be written in a standard, concise, and truthful manner, with a humble and sincere tone, flexible in form, and focus on the key points.

- The cover letter includes four parts: the beginning, the body, the end, and the signature. The beginning includes the title, greetings, reason and willingness to apply for a job, etc.

- The body is the main part of the cover letter. It is necessary to elaborate on job qualifications, work abilities, social experience and personal qualities. It is necessary to focus on the various qualifications that one has, and the knowledge and skills related to the job search.

- End tactfully suggest recruiters to give back, and go for an interview or request a trial. Signing includes signature and date. At the bottom right of the next line of the closing message, sign it.

二、个人简历 (Resume)

个人简历是向招聘单位进行自我推荐的文书资料,是求职者个人情况、学习经历、工作经历、技能特长等情况的简要总结。制作时既要突出重点,又要内容全面。个人简历没有固定格式,但对于社会经历缺乏的大学生来说,为避免重要内容的遗漏,尽可能使用表格的形式。一方面有助于强调个人简历的重点,使材料简洁明了,具有较强的说服力;另一方面也可以避免内容的遗漏。个人简历一般包括 3 个主要部分:个人情况、求职目标、求职资格和工作能力,同时附上相关资料。

(一)个人情况

介绍个人概况部分主要是把自己的基本情况做简单介绍,包括姓名、性别、民族、政治面貌、籍贯、最高学历、通信地址、联系方式及求学和工作经历等。个人简历一般都要求求职者附贴免冠照一张。照片应为近期照,并能体现求职者的端庄大方,切不可随手贴上一张学生照或生活照,以免让招聘单位感觉不严肃、不重视。

(二)求职目标、求职资格和工作能力

1. 求职目标　求职目标是指求职者所希望谋求到的工作岗位。该项可用一两句简短清晰的话来说明。求职目标要尽可能体现自己在该工作岗位上的优势和专长,尽量把选择目标描述到具体科室或部门,以增加被录用的机会。

2. 求职资格和工作能力　求职资格和工作能力是个人简历的重要组成部分,该部分陈述的语气要积极、坚定、中肯,适当增加代表性事例,增强说服力。

(1)列出个人经历:针对所应聘岗位的相关要求,按时间顺序列出自初中到最后学历每个阶段所受教育、培训及学习经历,如起止日期、学校名称、专业、证明人、担任职务等。

(2)展现学习能力:学习成绩优异者,可将获得奖学金、技能竞赛等荣誉称号一一列出,特别要醒目地列举出与目标单位所招聘的岗位、专业、能力或要求相关的各项奖励和荣誉。

(3)突出社会实践:对于一些比较注重实践经历的招聘单位,求职者一定要将上学期间的实习、兼职或社会实践等经历一一列出。对于一个学生而言,在校期间参加或组织的各项社会活动对其无疑是一笔丰厚的财富,它们可以表明求职者的组织能力、交际能力、创造能力等综合素质。充分而又得体地表现自己,无疑会为求职的成功助一臂之力。

(4)列出其他特长:在介绍特长时,一定要注意将该特长与招聘目标联系起来,并说明该特长与目标工作的关系和作用。

(5)标明联系方式:注明通信地址、电子邮箱、联系电话等,并保持通信畅通。

(三)辅助资料

为增加简历的真实性和可信性,可在结尾附上有助于求职成功的相关证件和资料。

1. 毕业证 毕业证是求职者多年来辛勤耕耘的最好证据,也是本人文化水平最有力的物质载体。

2. 有关证件 有关证件包括各种奖励证书、英语水平证书、计算机等级证书、各种技能水平测试证书、资格证、培训证等。这些均是求职者综合素质的体现,对求职者的求职有很大的帮助。

3. 学术成就 特别是将与目标工作有关的代表性材料进行展示,如科研成果、专利证书、设计作品、发表的论文、撰写的论著、科研课题等。

4. 主要的社会活动及兼职聘书等 护生可将在校期间参加的社会活动的相关证书及兼职聘书等证明材料进行展示。

5. 推荐信 如果有知名专家、教授、权威人士或原单位领导的推荐信,则会起到事半功倍的效果。

【个人简历写作示例】

个人简历				
姓名	刘××	性别	女	照片
出生年月	1994.5	籍贯	×省×市	
学历	专科	政治面貌	共产党党员	
健康状况	良好	通信地址	×省×市×路×号院×号楼	
手机号码	××××××××××	E-mail	×××@163.com	
求职目标	神经内科护士	毕业院校	郑州铁路职业技术学院	
个人履历	2007.9—2010.7 就读于×市×中学(初中) 担任班长 2010.9—2013.7 就读于×市×中学(高中) 担任学习委员 2013.9—2016.7 就读于×省×市×医学院护理系(大学) 担任学生会主席			
所学专业课程	医学基础类:解剖学、组织胚胎学、病理学、生理学等 护理专业基础课程类:基础护理学、内科护理学、外科护理学、妇产科护理学、儿科护理学、社区护理学、急救护理技术、危急重症护理学等			
社会实践情况	2014年暑假 在×市×养老院见习 2015.7—2016.5 在×市医院实习			

所获荣誉	2014 年获校级二等奖学金 2015 年获校级"优秀学生干部"称号 2016 年荣获河南省高职护理技能大赛一等奖 2016 年获优秀实习生
资格证书	计算机技能:已获得国家级计算机二级等级证书,并能使用 Office 等自动化办公软件,能熟练掌握中英文打字 英语能力:已经获得国家大学英语四级合格证书。有较好的英语听、说、读、写能力,能够进行一般的口语交流 护士资格证、健康管理师资格证、普通话二级甲等
自我评价	具有良好的思想品德,较强的责任心和团队意识,专业基础扎实;具有较强的自学能力,善于独立思考;具有较强的人际交往能力,善于与他人沟通与交流

Resume instrument is self-referral information to recruiters, job seekers personal circumstances, a brief summary of the learning experience, work experience, skills, expertise. Resume generally consists of three main parts: introduction to personal circumstances indicate their job objective, job qualifications and ability, together with the relevant information.

- Introduction personal profile part is the basic situation of their own to do a brief introduction, including name, sex, nationality, political affiliation, place of origin, highest level of education, mailing address, contact information, and to study and work experience and so on.

- The job seeker goal refers to the job position that the job seeker hopes to seek. This item can be explained in one or two short and clear sentences. Job search qualifications and work ability are important parts of a personal resume.

- In order to increase the authenticity and credibility of the resume, relevant documents and materials that will help the job search succeed can be attached at the end. Such as graduation certificates, relevant documents, academic achievements, letters of recommendation, etc.

(刘　雯)

任务三　面试礼仪(Interview Etiquette)

任务目标

◆ 理解面试礼仪的要求、技巧及禁忌。

◆ 恰当运用面试技巧完成模拟面试。

面试是指用人单位相关人员对应聘者进行的有目的的面谈。面试官通过与应聘者的交流,考察其专业技能、人文素质、职业道德、学习能力、表达能力及团队协作精神等综合素质。

Interview refers to a purposeful interview conducted by relevant personnel of the employer to the applicant. Through communication with candidates, interviewers examine their comprehensive qualities such as professional skills, humanistic qualities, professional ethics, learning ability, expression ability and teamwork spirit.

、面试概述(Interview overview)

(一)面试类型

面试可分为单独面试和小组面试。单独面试是指考官与求职者一对一或者多对一的面谈交流过程,主要考核应聘者的思想政治素养、业务素质、言语表达能力、应对能力等。小组面试也叫团体面试,一般将求职者随机或者按照一定类型进行分组,多名求职者面对一个或者多个考官同时进行面试。

细节决定成败

(二)面试方法

面试可分为常规面试和情境面试。常规面试是指考官和求职者进行的面对面的、以问答为主要形式的面试,这是最常见的面试形式。情境面试是随着各用人单位人力资源工作的日趋完善而出现的一种新型的面试形式。情境面试以情景展现、环境模拟等形式对求职者进行考察,具有灵活性、针对性、仿真性等特点,已逐渐成为当前面试中的主流。

(三)面试形式

可分为结构化面试、半结构化面试和非结构化面试。

1. 结构化面试　结构化面试是由多个具有代表性的考官组成的一个考官小组,按规定的程序,对应聘同一职位的求职者使用相同的考题进行提问,并按照相同的追问原则进行追问的面试过程。结构化面试的优点是能保证整个面试有较高的信度和效度,面试的试题、操作实施、评价结果都是有结构的,需要采用结构化面试表进行。结构化面试多用于比较重要的面试场合,比如录用公务员常采用结构化面试。

2. 半结构化面试　在实际工作中,最常用的是半结构化面试,对面试的部分因素做出统一的规定,如规定统一的面试程序和评价标准,但面试的题目可以适当地变化。

3. 非结构化面试　非结构化面试则是一种漫谈式的形式,考官与求职者随意交谈。无固定的题目,无限定的范围,让求职者自由地发表言论。这种面试意在观察求职者的逻辑思维能力、知识面、价值观、判断力和组织管理能力等。

(四)面试过程

一般来讲,面试的过程分为3个阶段。

1. 自我介绍　一般不超过3 min,面试官会对求职者的精神面貌、表达能力、对岗位的渴望做出判断并形成第一印象。

2. 自由问答阶段　这是面试中最关键的部分,面试官通过求职者的回答将求职者的资质和职业兴趣与单位可提供的工作岗位进行对应,主要目的在于考察求职者的能力与素质是否适合他所应聘的岗位。

3. 结束阶段　面试官会再次对单位做简要介绍,回答求职者仍留有困惑的问题,告知何时得到面试结果或进一步的安排。面试结束后,对求职者的面试表现进行综合分析与评价,形成对求职者的总体判断,并给出结论。

The interview overview mainly includes interview type, method, format and process.

- Interview type can be divided into individual interviews and group interviews. Individual interview refers to the process of one-to-one or many-to-one face-to-face interviews between the examiner and the examinee. It mainly assesses the applicant's ideological and political literacy, professional quality, speech expression ability, and coping ability. Group interviews generally divide test takers into groups at random or according to certain types, and multiple test takers face one or more examiners at the same time for an interview.

- Interview methods can be divided into regular interviews and situational interviews. The regular interview refers to a face-to-face interview conducted by the examiner and the test taker with question and answer as the main form. This is the most common form of interview. Situational interviews are used to investigate the candidates in the form of situational presentation and environmental simulation. It has the characteristics of flexibility, pertinence, and simulation, and has gradually become the mainstream of the current interview.

- The interview format can be divided into structured interview, semi-structured interview and unstructured interview. In actual work, the most commonly used is semi-structured interviews, where uniform provisions are made for some factors of the interview, such as a unified interview procedure and evaluation criteria, but the topics of the interview can be changed appropriately.

- The interview process is divided into three stages: self-introduction, free question and answer stage, closing stage.

二、面试前的准备(Preparing for the interview)

(一)了解招聘单位的情况

有些面试者认为,求职者要想赢得他们的满意,必须事先了解招聘单位的一些情况,了解招聘单位需要什么样的职员,这样面试者才会对求职者做出进一步的考察和选择。面试前需要了解的有效信息大致包括以下 3 个方面。

1. 有关用人单位的信息　主要包括单位的性质、规模、效益、发展前景、招聘岗位、招聘人数等。

2. 有关用人条件的信息　包括对招聘人员的性别、年龄、学历、阅历、专业、技能、外语等方面的具体要求和限制。

3. 有关待遇的信息　包括报酬、福利、待遇(奖金、补贴、假期、住房、医疗、保险等)。

了解招聘单位的途径非常多,如与招聘单位的雇员谈话;利用图书馆查阅相关资料;网上寻找相关信息等。

(二)做好心理准备

求职面试时,大多数人都有忐忑不安、不知所措的紧张心理。如果求职者在面试前做好充分的心理准备,不但可以缓解面试时的心理压力,而且有助于面试成功。求职者在面试前可以采取以下几种方式来缓解心理压力。

1. 了解自我　人贵有自知之明,求职者不仅要知道自己的长处和优点,还要了解自己的不足。面试前可以把自己的优点和不足一一列举在纸上。面试时对于自己的长处要尽量发挥好,而缺点则要在面试中加以注意,做到扬长避短。

2. 充满自信　自信是求职者面试必备的心理素质。对于自卑而又胆怯者而言,要在紧张又短暂的面试过程中做到举止大方这一礼仪要求是很困难的。因此,求职者在面试前应熟记自己的自我介绍和发言,可以反复大声朗读,或在熟人或朋友面前多次陈述,直到把所有的内容倒背如流,达到能够轻松自如地谈论自己为止,还要对常见提问充分准备。求职者还要提醒自己不要随便否定自身,这次求职不成功下次还可以继续努力。

3. 提前熟悉面试环境　如有可能,面试前求职者应提前到面试的地点看看以熟悉环境,也可通过散步等方式来自我调整紧张的心理。面试前可进行预演,模拟面试场景,这样可以缓解面试时的紧张情绪。

(三)保持良好的身体状态

面试前一天要注意休息,避免剧烈运动和情绪激动,保证充足的睡眠,从而在面试时给招聘单位精力充沛、健康向上的印象,提高被录用的成功率。

(四)着装与仪容的准备

求职者若想在简短的面试中给招聘者留下良好的印象,其仪容仪表将起到非常重要的作用。人际认知理论提及,交往双方初次接触时,求职者的仪容仪表将对交往双方彼此印象的形成起到90%的作用。因此在面试前,求职者一定要注重自己的面试服装与仪容的准备,以给招聘者留下良好的印象。

1. 着装　总体来讲,无论面试何种职业,面试着装均要遵循朴素典雅、简洁大方的原则。服装要得体,正统而不呆板,活泼而不轻浮。女士的着装要大方得体,一般不穿超短裙,也不穿透明的或紧绷的衣服,尽量穿西装套裙,应注意服饰整体的搭配以简单朴素为主。男士的穿着以正式的西装为宜,领带要打端正,袜子颜色最好配合西装颜色。

2. 仪容　面试时,男士应保持头发干净、清爽。发型宜简单、朴素,鬓角要短,一般以庄重大方的短发为主导风格,要求前不盖额、侧不遮耳、后不及领;注意将鼻毛和胡须修好,保持面部光洁。按中国的习俗,男士一般不提倡涂脂抹粉和使用香水。另外,还要注意一些细节,如不要有头屑、指甲不要过长过脏、袖口不要污黑发黄,应聘前不喝酒、不吃有异味的食物,避免给面试官留下不好的印象。

女士要保持端庄、干净的形象,发型以简约、典雅为宗旨,避免滥用饰物。如果必须使用发卡之类的饰物,应遵循简约的原则,选择蓝、黑、棕等较深的颜色。为表现出对面试的重视,女性的颜面修饰在面试时显得尤为重要,"素面朝天"给人以不拘小节甚至懒散的感觉,而"浓妆艳抹"则给人以过分招摇和落俗的感觉。所以,面部的修饰要清新、素雅,妆容宁淡毋浓、恰到好处。指甲要干净、整洁,长度适中,最好不要使用指甲油。

Before the interview, you must understand the situation of the recruiting unit, be mentally prepared, maintain a good physical condition, and pay attention to the preparation of the interview clothes and appearance.

● Before the interview, you need to know the information of the employer, the information of the employment conditions, and the information of the employment treatment.

● Candidates can take effective measures to relieve psychological pressure before the interview.

● Pay attention to rest before the interview, avoid strenuous exercise and emotional agitation, and maintain a good physical condition.

● If job seekers want to leave a good impression on recruiters in a short interview, their appearance will play a very important role. Before the interview, job seekers must pay attention to the preparation of their interview clothes and appearance to leave a good impression on the recruiters.

、面试中的礼仪(Etiquette in the interview)

在招聘过程中,求职面试是极其重要的一个环节,它是面试者求职成功与否最具决定性的一关。遵循和把握面试中的礼仪,可以更好地帮助求职者抓住面试机会。

1.遵时守信　守时是一种美德,也是一个人良好素质和修养的表现。所以,准时出场面试是最基本的礼仪,迟到或违约是严重的失礼行为。为防止迟到,求职者最好提前10~20 min到达面试地点附近,到面试时间再进入面试地点,这样做一来可以避免迟到,二来可以稍作休息以稳定情绪。确因客观原因无法准时到场时,求职者应事先及早通知对方,主动陈述原因并表示歉意,表述要简洁,致歉要诚恳。

2.言行得体　求职者得体的举止、高雅的谈吐能体现其良好的文化修养、精神面貌、审美情趣和性格特征,有助于在招聘者面前建立良好的第一印象。求职面试时的举止应遵循自然潇洒、大方得体、文明礼貌、优雅动人的原则。在面试过程中,求职者的语言、语音、语气、语调、语速一定要规范,并要把握好言谈的内容。

3.保持肃静　关闭手机或调至震动、静音模式,不大声喧哗。

4.以礼待人　求职者对候试室或面试室门口的接待员要以礼相待,注意细节,多使用"请""谢谢"等礼貌用语。在等待时,求职者不要旁若无人,随心所欲。对接待员熟视无睹,会给人留下差的印象。对接待员的询问应礼貌地给予回答,但切不可贸然与之闲聊,以免妨碍他人工作。求职面试时,应该注意给所有人都要留下好印象。

(1)入室敲门:求职者进入面试室前,首先要礼貌地敲门,待准入后方可进入。即使房门虚掩或处于开放状态,也应轻轻叩三声,得到允许后,轻轻推门而入,随手关门。

(2)主动问好:进门后,求职者应主动向面试者微笑并点头致意,礼貌问候,如使用"您好""见到您很高兴"之类的话。对于求职者而言,不主动向面试官打招呼,或者对对方的问候不予回答,都是失礼的行为。

(3)正确握手:与面试官主动打招呼后,面试官有可能会首先伸手行握手礼,求职者此时应积极响应,给予礼貌的回握。一般情况下,如果面试官没有主动握手,求职者不宜主动行握手礼,除非求职者为女性,主动握手可以显示女士的开放和友好。

(4)礼貌入座:在面试官还没有请求职者入座的情况下,不要自己主动落座,否则会被视为傲慢无礼。入座前,求职者应表示感谢,并坐在指定的座位上。如果没有指定的座位,应挑选一个与面试官面对面的座位,以便交谈。另外,要特别注意采取正确的坐姿。当面试官与求职者谈话时,求职者必须采取身体略前倾的姿态,以示求职者在认真倾听面试官讲话,这也是尊重对方的交谈技巧之一。当然,如果是异性之间的交谈,不宜过分屈就,以免给人不庄重或轻浮的感觉。

5.自我介绍礼仪　自我介绍是求职面试中相互了解的基本方式。求职者做自我介绍时,应注意以下几点。

(1)准备充分:应事先把自我介绍的讲稿拟好,并背熟。同时还要结合演讲技巧,使面试官听来既有深刻的印象,又能感受到轻松自然的氛围。

(2)充满自信,举止大方:自我介绍时要充满自信、落落大方、态度诚恳。

(3)语言幽默,轻松自然:介绍过程中适时使用幽默的语言,能缓解面试时的紧张气氛,并能加深面试官的印象。

(4)注意自尊和自谦:自我介绍时,切勿神态得意扬扬,目光咄咄逼人,否则会给人一种骄傲自大、目中无人的印象。应做到语气平和、目光亲切、神态自然,充分体现自尊、自谦的良好形象。

（5）内容有针对性：自我介绍的内容要言而有物，要有针对性地介绍与应聘岗位相关的内容。切忌大话、空话，以免给面试官造成自我炫耀之感。

示例1 自我介绍1

各位评委老师好，很高兴可以在这里介绍我自己。我叫×××，××年出生，是×××大学应届毕业生，大专学历。两年正规化的教育，使我掌握了扎实的理论知识。一年的临床实习让我有了熟练的实践操作能力，使我更能体会与理解医护人员的爱心、耐心对于患者早日康复出院的重要性，更能领悟"白衣天使"的深刻内涵与神圣。在大学期间，我荣获国家二等励志奖学金、校级"优秀学生干部"。荣誉只代表过去，我希望我可以在未来的工作岗位上继续闪闪发光。

我是一个吃苦耐劳、有责任心、乐于助人的人，疫情防控期间作为志愿者参与过社区服务，感受到了奉献社会带来的乐趣。我想用实际行动履行救死扶伤的职责，希望各位领导能给我这个机会，让我也能有机会为贵医院贡献绵薄之力。

谢谢！

示例2 自我介绍2

各位评委老师好，我叫×××，毕业于×××学院护理专业。在校期间，我多次参加学校举行的护理技能比赛，并荣获学院护理技能大赛一等奖。除此之外，在校期间我还考取了英语四级证书和健康管理师资格证。

在生活中，我善于与人沟通，能够快速建立起人与人之间的信任桥梁，有助于快速和患者沟通，获得患者的信任。在学习上，我掌握了各种护理知识并且能够熟练进行各项护理操作，可以帮助患者确定病情并减轻患者的痛苦。在工作中，我是一个认真细致、勤奋好学、能吃苦的人，我会尽我所能帮助患者，给予患者力量，帮助患者战胜病魔。

---

6. 面试交谈礼仪

（1）交谈时：求职者应注意语气要平和，语调要适中，语言要文明，可通过对方的表情、语气、肢体表达观察对方的反应，以此调整自己的思路和话题；必要时可以适当使用专业术语，展现求职者良好的专业素质和个人修养。

（2）答题时：在回答面试官所提出的问题之前，求职者要在自己的脑海里梳理一下思绪。对自己所说的话稍加思考后再作答。回答问题时，要从容镇定、谦虚诚恳、重点突出，对于用人单位感兴趣的话题可以多讲，不感兴趣的话题少讲或不讲。

1）浅显问题深入答：有些问题看似简单，如果不注意，很容易停留在表面的理解。如：你有女（男）朋友吗？一般考虑，女朋友本地或异地，是否会影响工作的稳定性，是否会在短时间内结婚，特别是女生，大多单位不愿意接受怀孕生子这样的情况。若只是聊聊家常，是为了让你放松警惕，以获得更多的信息。回答此类问题时，一定要说明不会因为个人原因影响工作。

2）深奥问题简单答：有些问题，感觉理论性太强，一时难以把握时，要仔细分析并联系自己所掌握的知识，用简单的道理和事实进行解析，使面试官感觉到求职者既反应灵活又很有思想。

3）原则问题坚定答：对于政策性、原则性较强的问题，要按照党的方针政策及相关规定，态度坚定地进行评价分析。

4）陌生问题延展答：要镇定地寻找相关的资料，结合自己日常学习和生活延展发挥。

5）实践问题总结答：目的是考察求职者的一些经历和体验，回答时注意有条理的归纳总结。

6)不会的问题坦白讲:不懂或不清楚的问题,不要不懂装懂。如果此时诚恳而又坦率地承认自己的不足,反而会给面试官留下诚实可靠的印象。对于一时答不出的问题,不要一言不发,可以从题外话中缓冲一下,同时迅速思考答案。如果确实想不出答案,先回答自己所了解的,然后坦率承认其中有些问题还没有经过自己的认真思考。这种情况下,面试者可能关注的并不是问题本身的答案,而是求职者解决问题的能力。

(3)倾听时:应抓住对方讲话的内容仔细聆听。用目光注视面试者,配合点头或者巧妙地插入简单的话语,如"是的""对""您说得对"等,赢得面试官的好感,提高面试官的谈话兴趣,获得更多的信息,创建和谐融洽的面试气氛。注意不要在面试官发言时贸然打断其说话,失礼于人。如果非说不可,应征得对方的允许,如:"老师,对不起,可以请教一个问题吗?"

医院面试常见问题

1. 请谈谈你自己。(帮助消除紧张心理)
2. 你了解我们单位吗?(考察你对应聘单位的关注程度)
3. 你为什么选择这个专业?(考察你对专业的热爱程度及未来从事该工作的态度)
4. 你曾学习过哪些课程?(重点讲清招聘单位需要的相关重点课程的学习)
5. 你喜欢你们学校吗?(该问题应积极肯定地回答)
6. 你有什么特长?(实事求是的回答,不可无中生有,也不可过分谦虚)
7. 你有什么优缺点?(注意回答的态度比回答的内容更重要)
8. 你认为最适合自己的工作是什么?(根据自己和用人单位的情况回答)
9. 你认为你和其他求职者的不同之处是什么?(突出自己的优势)
10. 你还有什么疑问?(暗示面试即将结束)

示例1　面试答题1

问:你是新来的护士,患者让老护士做治疗,不让你做。你怎么办?

答:首先耐心与患者沟通,告诉患者自己的理论知识和操作能力都是很扎实的,告诉患者配合治疗的重要性和必要性。经患者同意后,用自己熟练的护理操作技术打消患者的顾虑,使患者配合治疗。如果患者仍然不让我给她做治疗,我会让有经验的护士来给患者做治疗,毕竟患者的生命安全应该放在首位。

示例2　面试答题2

问:你在工作中遇到无理取闹的患者怎么办?

答:首先保持冷静,不和患者发生冲突,免得矛盾激化使患者病情加重。其次迅速反思患者为什么无理取闹,然后及时采取措施,用耐心和细心以及专业赢得尊重。如果自己还是解决不了,应该及时请教相关领导,请他指导或者出面解决。

示例3　面试答题3

问:如果这次你通过面试被安排在急诊科工作,但工作一段时间之后,却发现你不适合急诊科工作,你该怎么办?

答:我会努力去适应工作,而不是让工作适应我。找出存在的问题,积极解决面临的问题。

示例4　面试答题4

问：你有何优缺点？

答：优点是我是新手，我有最新的专业理念、专业知识和技能。我有良好的沟通能力，做事认真、细致，有激情、有创造力。

缺点是我的临床经验不足。但是，我会用最新的理念、最新的技能和激情到临床工作中创造经验。

示例5　面试答题5

问：你为什么选择我们医院？

答：我之前了解过医院的医学技术水平是行业（地区）领先，医院对于研发的投入是比较大的，医院的医师水平整体很高，这样的环境和条件可以使我学到更多知识，积累更丰富的临床及研究经验，加上医院的重点优势学科在行业（地区）领先，未来发展前景广阔。当地居民对于医院医护人员的医德评价较高，如果我能来到这里工作，一定会好好向其他前辈和同事学习他们的精神、技术、业务水平来充实自己，为医院建设贡献自己的力量。

示例6　面试答题6

问：你如何看待护理这个行业？

答：对于护士这份职业，我从小就很向往，医护人员的爱心与耐心，对于患者健康出院来说是非常重要的。护士并不单单是一份工作，更是一份神圣的职责，他们需要付出比他人更多的爱心，更多的理解与包容。他们对待每一位患者，更要像对待家人一样，让他们感到家的温暖与亲切。

我相信我有这个能力和信心胜任这份工作，也请各位领导能给我这个机会，我会用实际行动证明给你们看。

---

7. 告别礼仪

（1）适时结束：一般情况下，面试没有明确的时间限制。但求职者必须知道，交谈时间短了，不足以显示自己的能力；时间过长易造成面试官的疲惫甚至反感。所以，为了在有限的时间内提供有效的信息，在面试前，求职者应想好交谈的话题，把必须说的问题，简明扼要地交代完毕后，便可准备结束。特别是当面试官说"你的情况我们已经了解了，今天就到这里吧！""谢谢你对我们工作的支持！""谢谢你对我们单位的关心！"等时，求职者即可站起身，露出微笑，握手道谢，然后离开，给面试官留下积极、良好的印象。

（2）保持风度：求职者在面试的整个过程中都应该保持镇静的情绪，特别是在获知失败后，更应该注意维持自身的风度，控制好自我情绪，不要显出灰心和气馁。与面试官仍应面带微笑，道谢告别，保持最后的礼节，做到善始善终。有些时候，或许会因为最后的礼节打动面试官而扭转了面试结局。

（3）礼貌告别：告辞前应注意把自己坐过的椅子轻轻归到原位；离开前将各种材料整理归类；把用过的水杯扔进垃圾桶；发现地面上有纸团或废纸屑可清理一下；告辞时，如果面试人员主动和你握手，应该热情配合，握力适中。不可主动与面试官握手，可使用鞠躬礼、点头礼和微笑礼致谢："谢谢贵医院给我提供这次面试的机会。"走出房间时要轻轻关门，如果门口有其他工作人员，也应该致谢后再离开。这既是礼仪要求,也是体现求职者真诚和修养的最后机会,对于最终是否会被录用也会起到一定的影响。

In the recruitment process, job interview is an extremely important link. It is not only the last hurdle of recruitment assessment, but also the most decisive hurdle for the success of job hunting.

- It is the most basic etiquette to appear for an interview on time, and being late or breaking a contract is a serious disrespect.

- Appropriate behavior and elegant conversation of job applicants can reflect their good cultural accomplishment, spiritual outlook, aesthetic appeal and personality characteristics, and help to establish a good first impression in front of the recruiter.

- Turn off the phone or set it to vibration or silent mode without making loud noises.

- Job seekers receptionist waiting room or interview room door test to be treated with courtesy, attention to detail. When applying for a job interview, you should make a good impression on everyone.

- When job applicants introduce themselves, they should be well prepared and behave generously. In the introduction process, timely use of humorous language can relieve the tension during the interview and deepen the interviewer's impression. The content of the self-introduction should be tangible, and the content related to the position should be introduced in a targeted manner. Avoid big talk or empty talk, so as not to give the interviewer a feeling of showing off.

- During the interview, job applicants should pay attention to a calm tone, a moderate tone, and a civilized language. You can adjust your thinking and topics by observing the opponent's facial expressions, tone, and body expressions, use professional terminology when necessary. Demonstrate good professional qualities and personal accomplishments of job seekers.

- Under normal circumstances, there is no clear time limit for the interview. In order to provide effective information within a limited time, before the interview, the interviewer should think about the topic of conversation, and after explaining the questions that must be succinctly and forcefully, they can prepare to end.

- Job seekers should maintain a calm mood throughout the interview process, especially after learning of failure, they should pay attention to maintaining their best demeanor, controlling their emotions, and not showing frustration and discouragement.

四、面试后的礼仪(Etiquette after the interview)

求职者往往非常注重面试前和面试中的礼仪规范,而对于面试后的礼仪要求往往忽略。一般而言,面试结束后一两天之内,求职者可以向曾经面试过的单位发一封致谢函。致谢函要简洁明了,一般不超过一页纸。此种做法,一方面可以表示求职者的谢意,体现对面试单位的尊重;另一方面也可以重申自己对该工作的渴望和能够胜任该工作的能力,并表示为了该单位的发展会尽其所能。这样的致谢函会加深用人单位对求职者的印象,增加其竞争力。一般来说,如果用人单位没有告诉求职者什么时候回复面试结果,可以在一周后询问。询问时要充满信心,即使没有被录用,态度也要热情,可以诚恳地询问自己存在的不足,认真总结经验,准备迎接下一次的面试。

Generally speaking, within one or two days after the interview, the job seeker can send a letter of thanks to the unit that has interviewed. Letters of thanks should be concise and clear, and generally do not exceed one page.

实训项目一　求职简历书写

【实训目的】

通过撰写一份完全真实的求职简历,掌握求职简历的书写方法和重点,为将来的真正求职做好准备。

【实训准备】

1. 环境准备　多媒体教室或一体化教室。

2. 用物准备　桌椅、纸、笔(马克笔、彩笔)等。

3. 学生准备　着装符合要求,自带文具。

【实训方法】

按照自由组合的原则,将全班同学分为若干个6人的小组。

1. 以省会城市三级甲等医院为目标,小组中每个人完成一份求职简历。

2. 以小组为单位进行讨论,分别指出各自求职简历的优缺点,并选出小组认为最优秀的一份简历。

3. 随机抽取两个小组的优秀简历,由制作者进行展示,并由指导教师进行评价。

【实训评价】

1. 是否掌握书面求职材料的写作要求及注意事项。

2. 求职简历是否外观整洁、格式规范、字迹工整、语句精练。

实训项目二　模拟面试

【实训目的】

通过实训,熟练掌握求职面试礼仪的基本要求和规范。

【实训准备】

1. 环境准备　设计一个模拟面试现场。

2. 用物准备　桌椅、座位职务标签、面试评分标准、笔试和面试的相关材料。

3. 学生准备　着装仪表符合要求,自我介绍内容。

【实训方法】

1. 案例资源

(1)某医院到我院招聘护理专业毕业生5人。

录用条件:大专或以上学历,有良好的道德品质,热爱护理工作,学习成绩优秀,护理操作技能过硬的应届毕业生。有特长或者在省级大赛获奖者优先考虑。

面试要求:附带个人简历一套,着装符合规范要求,自我介绍2 min,自选一项护理技能进行操作。

(2)某市儿童医院到我校招聘护理专业毕业生8人。

录用条件:大专或以上学历,有良好的道德品质,性格开朗,有爱心,善于和儿童沟通,热爱本职工作,学习成绩优异,有吃苦耐劳精神,有文艺特长的优先考虑。

面试要求:附带个人简历一套,着装符合规范要求,自我介绍2 min,自选一项护理技能进行操作。

2.训练指导　指导学生做好自我介绍,设计好个人简历,先预习,熟记内容,然后以角色扮演、角色互换的方式进行练习,教师做好指导。

【实训评价】

1.面试前是否做好充分准备,面试中态度是否端正,是否按要求完成实训任务。

2.通过训练,学生的沟通能力和应变能力是否提高。

课件　　　　　　　　课后习题　　　　　　　知识拓展

（刘　雯）

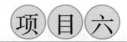

项目六

人际关系
（Interpersonal Relationship）

　　人际关系是人与人之间的相互关系，它存在于人际认知、人际情感和人际行为之中。人际关系友好和睦可以促进群体和谐，人际关系疏远敌对则不利于群体发展。现代社会，人际关系已经成为一种开放性的多维网络结构，护士也必然存在于此。现代化的护理服务以服务对象的健康为中心，护士就需要与医疗机构中的各部门人员配合与协调，建立良好的人际关系网络，从而更好地为服务对象服务。

　　Interpersonal relationship is the mutual relationship between people, which exists in interpersonal cognition, interpersonal emotion and interpersonal behavior. Friendly and harmonious interpersonal relationships can promote group harmony, while alienation and hostility in interpersonal relationships are not conducive to group development. In modern society, interpersonal relationship has become an open multi-dimensional network structure, and nurses must also exist here. Modern nursing service centers on the health of the clients. Nurses need to cooperate and coordinate with the staff of various departments in medical institutions to establish a good interpersonal network to better serve the clients.

任务一　人际关系概述（Overview of Interpersonal Relationship）

任务目标

◆理解人际关系的基本含义及人际关系的基本理论。
◆分析人际关系的特点和形成过程。
◆理解及运用人际关系相处的策略。

　　建立和发展人际关系是人际沟通的目的和结果；良好的人际关系是人际沟通的基础和条件，将保障沟通的顺利进行及其有效性；人际沟通和人际关系在研究侧重点上有所不同。人际沟通重点研究人与人之间联系的形式和程序；人际关系则重点研究在人与人沟通基础上形成的心理和情感关系。

　　Interpersonal communication focuses on the forms and procedures of interpersonal connections. Interpersonal relationships focuses on the psychological and emotional relationships formed on the basis of interpersonal communication.

一、人际关系的特点(Characteristics of interpersonal relationship)

1. 社会性　人是社会的产物,社会性是人的本质属性,是人际关系的基本特点。每个人都不能离开社会而单独存在,人们在生产劳动的过程中,除了要与自然界联系,还要与不同的劳动者发生联系。

2. 复杂性　人际关系的复杂性表现在它是由多方面因素联系起来的,且这些因素都处在不断变化的过程中;另外,人际关系还具有高度个性化和以心理活动为基础的特点。因此,在人际交往的过程中,人们的思想、感情、需求、态度等的不同,也就决定了人与人之间的交往具有复杂性。

3. 多重性　多重性是指人际关系具有多因素和多角色的特点。每个人在社会交往中都扮演着不同的角色,可能为人夫(妻)、为人子女、与人为友、与人为敌等,只不过在特定的时间、地点,有角色的强化或减弱,这种集多角色、多因素的状况使人际关系具有多重性的特点。

4. 多变性　人际关系的发展过程与人类社会的发展过程相似,具有不断发展变化的特性。一个人从出生开始,要经历少年、青年、中年、老年等不同年龄阶段,在各个阶段都会随着年龄、环境、条件的变化而变化。

5. 目的性　良好的人际关系能带来利益的最大化。随着市场经济和经济全球化的发展,构建人际关系的目的性更强,具有更浓厚的投资色彩。

> Characteristics of interpersonal relationship:
>
> √People are the products of society, and sociality is the essential attribute of people and the basic characteristics of interpersonal relationship.
>
> √The complexity of interpersonal relationship is manifested in that it is connected by many factors, and these factors are in the process of constant change. In addition, interpersonal relationship is also characterized by a high degree of personalization and based on psychological activities.
>
> √Multiplicity refers to the characteristics of multiple factors and multiple roles in interpersonal relationships.
>
> √The development process of interpersonal relationship is similar to the development process of human society and has the characteristics of continuous development and change.
>
> √Good interpersonal relationship can maximize benefits. With the development of market economy and economic globalization, the purpose of constructing interpersonal relationships is stronger, and it has astronger investment color.

二、人际关系的影响因素(Influencing factors of interpersonal relationship)

从社会心理学角度看,人际关系受许多心理因素制约,既有认知成分,也有情绪和行为成分,了解人际关系的影响因素对建立和发展良好的人际关系至关重要。

1. 第一印象　指交往双方第一次接触时各自对交往对象的直觉观察和归因判断。初次见面时,对方的表情、体态、服装、言谈、流露的性格特征等形成了我们对对方的第一印象。在人际交往初期,"第一印象"至关重要,它决定了人际关系的继续还是终止。因此,我们在交往中要努力完善自我形象,给对方留下良好的第一印象。同时,力求自己不受"第一印象"的片面影响,避免出现认知偏差。

2. 身体因素　身体因素指的是个体神经、感觉、运动系统和生命重要脏器的结构功能状态。身体因素对"第一印象"有重要的影响,健美的体貌具有较强的人际吸引力,形体缺陷者有可能会产生交往心理障碍。疾病期也会影响人际交往。

3. 认知水平　交往主体对自身、他人以及自身与他人关系的认知水平,也是影响人际关系的重要因素。个体在交往中会推测与判断他人的心理状态、行为动机及意向。不准确的认知容易给交往带来误会,影响人际关系。心理学研究表明,人际关系的内容及效果受彼此知觉情境的影响及制约。

4. 个性品质　个性品质是影响人际关系建立和发展相对稳定的因素。个体良好的性格对人际关系具有无与伦比的影响力,且这种影响作用持续而稳定。人们愿意与真诚、坦率、幽默的人交往。

5. 社交技巧　社交技巧是形成良好人际关系必不可少的因素。据研究,人际关系不良的,大多数与个性品质和认知水平有关;而在人际关系上成功的人,往往都具有较高的社交技巧。前者是人际交往的基础,后者是建立人际关系的手段和方法。社交技巧可以通过后天习得,主要包括倾听的技巧、沟通的艺术、情绪的控制、礼仪修养等。

From the perspective of social psychology, interpersonal relationships are restricted by many psychological factors, including cognitive components as well as emotional and behavioral components. Understanding the influencing factors of interpersonal relationships is essential for establishing and developing good interpersonal relationships.

- When we first met, the expression, posture, clothing, speech, and personality traits of the other party formed our first impression of the other party. In the early stages of interpersonal communication, the "first impression" is very important. It determines whether the interpersonal relationship continues or ends.

- Physical factors have an important influence on the "first impression". A bodybuilder has a strong interpersonal attraction, and people with physical defects may have psychological barriers in communication. The disease period also affects interpersonal communication.

- The subject's cognition level of themselves, others, and the relationship between themselves and others is also an important factor that affects interpersonal relationships. Individuals will speculate and judge the mental state, behavioral motives and intentions of others in their interactions. Inaccurate cognition can easily lead to misunderstandings and affect interpersonal relationships.

- Personality is a relatively stable factor that affects the establishment and development of interpersonal relationships. An individual's good personality has an unparalleled influence on interpersonal relationships, and this influence is continuous and stable. People are willing to associate with sincere, frank, and humorous people.

- Social skill is an indispensable factor in the formation of good interpersonal relationships. According to research, poor interpersonal relationships are mostly related to personality qualities and cognitive levels; and those who succeed in interpersonal relationships tend to have higher social skills.

三、人际关系的基本理论(Basic theories of interpersonal relationship)

(一)人际认知理论

人际认知是指个体推测与判断他人的心理状态、动机或意向的过程。个体与个体之间通过相互认知而实现情感的交流和互动。人际认知包括对他人仪态表情、心理状态、思想性格、人际关系等方面的认知。心理学家将人际认知方面具有一定规律性的相互作用称为人际认知效应。以下是常见的几种认知效应。

1.首因效应　亦称最初印象,指在与他人首次接触时,根据对方的仪表、打扮、风度、言语、举止等所做出的综合性判断。最初获得的信息比后来获得的信息使人们对他人总体印象的影响更大。

案例　首因效应

A案例:小杨是一名名校工科毕业生,专业对路、成绩优良,在厚厚的应聘材料中脱颖而出,入列预选名单。但她面试时,穿着过于新潮:鲜艳的短上衣、破洞的低腰裤,夸张的热带风情大耳环,一进门就让由高级工程师组成的面试官们一愣,面试官们没问几个问题就结束了面试,结果当然是她被淘汰出局。

B案例:一个新闻系的毕业生急于找工作。一天,他到某报社对总编说:"你们需要一个编辑吗?""不需要!""那么排字工人、校对呢?""我们现在什么空缺也没有了。""那么你们一定需要这个东西。"说着,他从公文包中拿出一块儿精致的小牌子,上面写着"额满,暂不雇用"。总编看了看牌子,微笑着说:"如果你愿意,可以到我们广告部工作。"大学生通过自己制作的牌子表达了自己的机智和乐观,给总编留下了良好的第一印象,为自己赢得了一份满意的工作。

心理学研究发现,与一个人初次会面,45 s内就能产生第一印象。第一印象能够在对方的头脑中形成并占据着主导地位。面试中首因效应的作用不可小瞧。

2.近因效应　即最后印象,指最近或最新获得的信息,对总体印象产生最大影响的效应。

3.晕轮效应　即光环效应,它是指当认知者对一个人的某种人格特征形成好或坏的印象之后,就倾向于据此推论该人其他方面的特征,从而导致高估或低估对方。也是人际认知过程中普遍存在的一种心理现象。

4.投射效应　指人体把自身的情感、意志、特征等投射至他人并强加于他人的认知倾向,即认为他人具备与自己相似特征的心理现象。

5.刻板效应　又称社会固定印象,指对于某一类事物或人群持有的一种固定不变、概括笼统、简单评价的现象。

6.先礼效应　指在人际交往中,向对方提出批评意见或某种要求时,先用礼貌的语言行为起始,以便对方容易接受,从而达到自己的目的。

7.免疫效应　指当一个人已经接受并相信某种观点时,便会对于相反的观点产生一定的抗力,即具有一定的"免疫力"。

人际认知理论的应用策略:①避免以貌取人。②注重人的一贯表现。③注重了解人的个性差异。④注意在动态和发展中全面观察、认识人。

(二)人际吸引理论

人际吸引是人与人之间在感情方面互相接纳、喜欢和亲和的现象,即一个人对其他人所持有的积极态度。人际吸引的规律可归纳为以下几个方面。

1.相近吸引　空间距离接近,接触和交往的机会增多,更容易彼此了解和熟悉,从而建立密切的关系。

2.相似吸引　交往双方在价值观念、追求目标、处世态度、兴趣爱好等方面一致或近似,容易预测彼此之间的感情和反应倾向,缩短相互间的心理距离,更容易互相吸引。

3.互补吸引　交往双方在个性和满足需要的途径方面,正好能够互相弥补对方的缺陷时,互相吸引和喜欢的程度会增加。

4.相悦吸引　指人际关系中能够使人感受到精神、心理上的愉快及满足的感觉,表现在人际间情感上的互相接纳、肯定和赞同。

5.仪表吸引 交往双方在仪容、仪表、仪态等个人外在特征方面能互相愉悦,则相互吸引力越大。

6.敬仰吸引 一般是指单方面对某人的某种特征的敬慕而产生的人际关系。

人际吸引规律的应用策略:①培养自身良好的个性品质。②锻炼自身多方面的才能,克服交往的心理障碍。③注重自身形象,给人以美感。④缩短与对方的距离,增加交往的频率。

The basic theories of interpersonal relations mainly include interpersonal cognition theory and interpersonal attraction theory:

● Interpersonal cognition refers to the process by which individuals speculate and judge the mental state, motivation or intention of others. Individuals realize emotional communication and interaction through mutual cognition. Interpersonal cognition includes the cognition of other people's manners, expressions, mental state, thoughts, personalities, and interpersonal relationships.

● The application strategies of interpersonal cognition theory include avoiding judging people by their appearance. Pay attention to the consistent performance of people. Pay attention to understanding the differences of people's personalities. Pay attention to comprehensive observation and understanding of people in dynamics and development.

● Interpersonal attraction is the phenomenon of mutual acceptance, liking and affinity between people in terms of feelings, that is a person's positive attitude towards other people. The law of interpersonal attraction can be summarized as similar attraction, similar attraction, complementary attraction, mutual attraction, appearance attraction, and admiration attraction.

(刘 雯)

任务二 护理工作中的人际关系
(Interpersonal Relationship in Nursing Work)

任务目标

◆理解护患关系的基本含义、影响护患关系的因素及促进护患关系对护理人员的要求。

◆理解护际关系、医护关系的基本含义。

◆具有尊重他人、理解他人、团结协作的意识和基本能力。

护理人际关系是护理人员在护理工作中形成的多种网络人际关系的总和,是护士为了满足社会医疗护理需求,与服务对象、家属及医疗机构各部门人员建立起来的合作关系。科学地建立和处理好各种护理人际关系,不仅对护理人员的情感需求、职业体验以及责任、权力、利益有重要意义,也对每个服务对象、医疗机构乃至整个社会医疗环境有着重要的现实意义。

护理工作中人际关系是多层次的,主要包括护士与服务对象之间的关系、护士与医生之间的关系、护士相互之间的关系以及护士与其他医务人员之间的关系。

Nursing interpersonal relationship is the sum of various network interpersonal relationships formed by nursing staff in nursing work. It is a cooperative relationship established by nurses with service objects, family members and personnel of various departments of medical institutions in order to meet the needs of social medical care.

The interpersonal relationship in nursing work is multi–level, including the relationship between nurses and clients, the relationship between nurses and doctors, the relationship between nurses, and the relationship between nurses and other medical staff.

一、护士与服务对象的关系(Relationship between nurses and patients)

护理服务过程涉及多方面的人际关系,但其本质是以服务对象为中心延伸开来的,即护患关系。护患关系是护理人际关系的核心,也是影响护理人际关系平衡最重要的因素。

护患关系是护理工作过程中护士与服务对象形成和发展的一种工作性、专业性和帮助性的人际关系,有广义和狭义之分。广义的护患关系是指围绕服务对象的治疗和护理形成的所有人际关系,包括护士与服务对象、医生、家属及其他成员之间的关系。狭义的护患关系仅指护士与服务对象之间在特定环境及时间内互动所形成的一种特殊关系。

(一)护患关系的性质和特点

1.护患关系的性质　护患关系是双向的,是以一定的目的为基础,在特定的背景下形成的。这种关系除具有一般人际关系的特点外,还具有自身的性质和特点。

护患关系

(1)护患关系是帮助系统与被帮助系统的关系:护患关系是一种人际关系,但不同于一般的人际关系,是帮助者与被帮助者之间的关系。有时还是两个系统之间的关系,即帮助系统(包括与患者相互作用的护士和其他工作人员)和被帮助系统(包括寻求帮助的患者和家属、重要成员等)之间的关系。每个人在不同时期可以成为帮助者或被帮助者,护患关系的特点是护士对患者的帮助一般是发生在患者无法满足自己的基本需要的时候,其中心是帮助患者解决困难,通过执行护理程序,使患者能够克服病痛,生活得更舒适。因而,作为帮助者的护士是处于主导地位的,这就意味着护士的行为可能使双方关系健康发展,有利于患者恢复健康;但也有可能是消极的,使护患关系紧张,患者的病情更趋恶化。

(2)护患关系是一种专业性的互动关系:护患关系不是护患之间简单的相遇关系,而是护患之间相互影响、相互作用的专业性互动关系。这种互动不仅仅限于护士与患者之间,还表现在护士与患者家属、亲友和同事等社会支持系统之间,是一种多元性的互动关系。因此,互动双方的个人背景、情感经历、教育程度、性格特点、对健康与疾病的看法等均会影响相互间的感觉和期望,并影响护患关系的建立与发展。

(3)护患关系是一种治疗性的工作关系:治疗性关系是护患关系职业行为的表现,是一种有目标、需要认真促成和谨慎执行的关系,并具有一定的强制性。无论护士是否愿意,也无论患者的身份、职业和素质如何,作为一名帮助者,护士有责任与患者建立良好的治疗性关系,以利于患者疾病治疗、恢复健康。

(4)护患关系是一种平等而不对等的关系:由于护患关系是在患者患病这种情况下形成的,因而在这种关系中患者需要护士的帮助,护士是患者的保护者和照顾者,这与其他人际关系中双方相互依赖的特点不同。这就决定了在护患关系中护士处于主导地位。当然,这一切是以患者的健康为前提的,超越了这一前提,就是一种不健康的护患关系。

(5)护患关系是满足患者需要的关系:这一特点是护患关系与其他人际关系的不同之处。患者因疾病住院接受治疗护理,护士掌握着帮助患者恢复健康的知识和技能,就应当履行职责,正是患者的这种需要和护士准备满足这种需要使双方发生了治疗性人际关系,这种需要构成了双方关系的基础。

2.护患关系的特点

(1)护患关系是独特的:它发生在特定的时间、特定的地点和特定的人物之间。

(2)护患关系是相对的短期关系:它是在治疗期间所维持的关系。

(3)护患关系是有目的的:护患关系的建立,其最终目的是促进患者的健康。

(二)护患关系的基本模式

护患关系模式是医学模式在护理人际关系中的具体体现。可依据护士和患者双方在共同形成的人际关系结构中所发挥的作用、心理方位、主动性及感受性等因素的不同,划分为以下 3 种(表6-1)。

表6-1 护患关系的3种基本模式

模式名称	模式特点	护士的角色	患者的角色	适用范围	模式原型
主动－被动型	护士为患者做治疗	"保护者"的形象	服从护士处置和安排的被动地位	婴幼儿及意识丧失、病情危重、休克、全麻等患者	父母-婴儿
指导－合作型	护士告诉患者应该做什么和怎么做	"指导者"的形象	满足护士需要的被动配合地位	神志清醒、急性、病情较为严重的患者	父母-儿童
共同参与型	护士积极协助患者进行自我护理	"同盟者"的形象	主动参与、决策与实施护理活动	慢性病、轻微疾病或处于恢复期的患者	成人-成人

1.主动-被动模式 是一种以疾病为中心的护患关系模式,其特征是"护士为服务对象做什么"。在此模式下,护士处于主导地位和具有不容置疑的权威性,服务对象处于被动接受护理的从属地位,绝对服从护士的处置与安排。护患双方存在显著的心理差位。只适用于昏迷、休克、精神病、智力严重低下的患者及婴幼儿等,需要护士具有高度的责任心、耐心及良好的职业道德。

2.指导-合作模式 是以患者为中心的护患关系模式,其特征是"护士告诉服务对象应该做什么和怎么做"。在此模式下,护士仍处于主导地位,服务对象处于被动、配合地位,护患关系仍不平等。适合于重病初愈、外科手术恢复期的患者等,护士需要具有良好的职业道德,高度的工作责任心,还要具备良好的护患沟通及健康教育技巧。

3.共同参与模式 是以健康为中心的护患关系模式,其特征是"护士积极协助服务对象进行自我护理"。在此模式下,护患双方处于平等地位,共同参与护理过程和决策实施过程。主要适用于慢性病患者,此类服务对象意识清醒,对疾病的康复治疗及护理知识比较了解。因此,护士应尊重患者的主动权,恢复患者在长期患病过程中丧失的信心和自理能力,提高其生活质量。

在临床实践中,每种类型都有其特定的适用范围,选择哪一种关系模式不仅取决于服务对象的疾病性质,而且需考虑服务对象的心理状态、文化水平、医药知识差异等。此外,每种类型也不是固定不变的,而是随着患者病情的变化,可以由一种模式转向另一种模式。例如:对一个因疾病导致昏迷入院治疗的患者,初期按照主动-被动模式进行护理。随着病情的好转及意识的恢复,可以逐渐转入指导-合作模式。当患者进入康复期,就逐渐变为共同参与模式。

(三)护患关系的发展过程

护理人员须在不同的情况下建立、维持及结束与患者的关系。护患关系的发展过程分为3个阶段:初始期、工作期和结束期。各期的长短取决于护患间的相互作用及其目的。

1. 初始期　患者寻求专业性帮助而与护士接触时护患关系开始建立了。此期的主要任务是建立信任感和确认患者的需要。护士最重要的工作就是取得患者的信任：以真诚的态度向患者介绍自己，解释自己所负责的护理工作，建立一个有助于增进患者自尊的环境，以取得患者的信任。在开始阶段，患者可能会用一些语言和非语言的行为去检验护士的可信任程度。尽管这种做法通常使人不悦，但护士必须能经得住患者的"考验"。在此阶段，除了取得患者的信任之外，护士还将收集有关患者的健康资料，准确找出患者的健康问题（未满足的需要），并鼓励患者积极参与互动，为以后开展工作做好准备（表6-2）。

表6-2　初始期护患关系的建立

开始期	希望获得的信息	获得信息的途径	了解对方的目的
护士	患者的一般情况、病情、家庭和社会背景、性格特点、生活习惯、就医需求等	直接询问患者或家属、体格检查、查阅患者相关资料	帮助患者适应陌生环境、减轻压力反应、确定护理问题、制订护理计划、让患者信任自己、顺利开展护理工作
患者	护士的姓名、职务，护士的业务水平、脾气性格和责任心，为患者承担的责任，就诊和住院的相关信息，有事找谁帮助等	护士主动自我介绍、患者主观和片面的印象、侧面观察或打听	熟悉就医环境、判断护士是否值得信任和依赖、对医院和护士进行初步评价

2. 工作期　此期的主要任务是在彼此信任的基础上，帮助患者解决已确认的健康问题，满足患者的需要。当护士已收集到所需的有关患者的健康资料，开始为患者制订护理计划时，工作期便开始了。工作期必须是在护患间建立了信任关系之后才能开始，否则患者会有压力感。在工作期，护患间还需要相互合作。合作过程分为以下7个步骤：①护士收集患者的基本资料。②护士和患者相互协商的期望。③护士和患者共同制定出护理的长期和短期目标。④根据护理目标，护患双方共同制定具体的护理措施，并阐明各自所应承担的责任。⑤护士、患者、家属以及其他医务人员相互协调、合作，共同执行护理计划。⑥护士与患者共同评价护理目标的实现情况。⑦如果目标未实现，则需对目标进行进一步修改，护士与患者需要重新协商制订一个新的合作计划；如果目标已经达到，这种合作就可以终止。

3. 结束期　此期的主要任务是成功地结束关系。当患者出院、转院或因护士休假、外出学习、调动工作等情况时，护患间的帮助关系就到了结束期。如果患者继续需要其他护士的帮助，将形成新一轮的帮助关系。护患间帮助关系有时是短暂的，甚至短至护士只为患者提供一个班次的护理；有时却能持续很长时间，如社区保健的护士与其服务对象的关系有时可长达数年之久。无论帮助关系持续时间的长短，在结束时，彼此总难免会产生一种失落感，而且帮助关系持续的时间越长，失落感就越严重。因此在结束期即将到来时，护士应与患者共同回顾一下双方所做的努力和取得的成就，特别是检查一下目标实现的情况，这样将有助于减轻失落感。

尽管帮助关系的3个时期存在一些相互重叠的地方，有些事情在每个时期中均会发生，但是每个阶段各有其侧重点。在建立和维持帮助关系中，除了应以患者的利益为中心，充分尊重患者以外，还应注意以下问题：①了解患者的感觉。②应用沟通交流技巧，注意聆听患者的心声。③以真诚的态度和正确的同情与共情取得患者的信任。④注意不同的文化、伦理背景。⑤尊重患者的权利和隐私。⑥最大限度地调动患者参与护理的积极性。⑦了解护士应承担的角色和权限。

（四）护患关系的影响因素

患者在医院中接触最多、关系最密切的人就是护士。因此，护士了解影响护患关系的因素十分必要。影响护患关系的因素主要有以下几点。

1. **角色模糊** 角色是处于一定社会地位的个体或群体在实现与其地位相联系的权利与义务的过程中所表现出来的符合社会期望的行为模式。角色模糊是指角色扮演者对其承担的角色行为标准认识不清或缺乏理解。在护患沟通过程中,如果双方对各自的角色理解不一致,就会因为对方的言行不能达到自己的期望值而出现关系紧张或沟通障碍。

(1)护士角色模糊:有些护士对现代护士多角色功能缺乏清楚的认识,依然固守传统的护理观念(只需要机械地执行医嘱和简单地完成治疗护理工作),而不去主动了解患者的身心及社会需要,也不能积极主动地为患者提供各种帮助。

(2)患者角色模糊:患者不了解自己的权利和义务,完全以自我为中心,过分地关注自我健康状况,认为其他事情都没有自己的事情重要,过分地依赖医护人员或家属,不能积极配合治疗,不服从护士管理,向护士提出无理要求等与患者角色不相适应的行为表现,最终导致护患之间的矛盾甚至发生冲突。

2. **责任不明** 护患双方对自己的角色功能认识不清,对需要承担的责任和义务不了解,从而导致双方产生矛盾或冲突。护患双方责任不明主要表现为患者健康问题的责任承担者不明确和患者健康状况的负责人不明确。这两方面都会对护患关系产生不良的影响。

在许多情况下,患者不知道不良的心理状态、生活方式和社会因素可导致疾病的发生,不知道自己该对自己的健康状况承担什么责任,把问题全部推给医生和护士而忽视自己的责任。受传统医学模式的影响,护士认为患者的心理和社会因素引起的健康问题应该由患者自己负责,与自己无关。新型医学模式认为,患者的不健康行为是可以通过健康教育进行干预和纠正的,患者的心理问题也可以经有效的沟通加以解决。

3. **理解分歧** 由于护患的年龄阶段和文化背景的不同,其对信息的理解也不同,因而在护患沟通过程中容易产生理解分歧。例如,患者常对护士按照医院的规章制度实施病房管理误解成护士对患者缺乏理解、关爱,没有同情心等。又如,一位需要行全身麻醉的患者,术前护士对她说:"您需要禁食",而患者却理解成"进食",因而吃了很多东西,结果手术不能正常进行。

4. **权益影响** 每个社会角色都有需要承担的责任和义务,也享有相应的权益。患者的权益是获得安全和健康,但多数情况下患者并不具有维护自己权益的知识和能力,而不得不依靠医护人员来维护自己的权益。由于护士在护患关系中处于主导地位,因而当护患双方的权益发生争议时,护士更容易倾向于维护自身利益和医院利益,而忽视患者利益。

5. **患者对护士缺乏信任** 患者对护士的信任是患者接受护理工作的先决条件,更是护患有效沟通的前提。若患者不信任护士,就会出现不配合治疗和护理的现象。例如,护士王某要为张阿姨的小孙子输液,这时张阿姨却说:"你能一针扎上吗?我孙子这么小,血管可不好找,要不换护士长来吧。"护士王某很尴尬也很气愤。

6. **管理体制和医院条件** 某些地区医院的医疗条件较差,设备落后,医疗技术人员水平有限,护士人数严重不足,导致护理服务质量较差,因此,患者满意度不高。有调查显示,护士人数严重不足,致使每个护士的工作量加大,工作负荷过重,易产生疲劳,为患者提供的直接服务时间也少,只能完成日常的治疗护理,无法满足患者的心理、社会需求,从而影响护患关系的健康发展。

(五)促进护患关系和谐对护理人员的要求

在促进护患关系向良性方向发展过程中,护士起着主导作用。因此,为了促进护患关系的和谐发展,护理人员应注意以下几点。

1. **保持健康的生活方式和良好的情绪** 一名合格的护理人员应该拥有健康的生活方式、健康的体魄和健康的心理状态,对服务对象产生积极的影响,从而利于患者疾病恢复。

2.具有丰富的理论知识和娴熟的操作技术　护士必须具有扎实的专业理论知识和熟练的护理操作技能,并在护理工作中不断吸取新知识、新技能,提高护理水平,适应新形势下的护理模式。

3.尊重服务对象和适当的共情　在护患关系中,护理人员应当尊重服务对象的权利和人格,真诚关爱和理解对方,适当的共情,使其感到温暖和得到情感支持,促进护患关系的良性发展。

4.掌握倾听与沟通技巧　有效沟通是护理工作顺利进行的基础,也是建立与发展良好护患关系的前提。护理人员需要注意倾听服务对象的生理、心理、社会等多方面的健康需求,达到有效沟通,从而促进护患关系的和谐发展。

The nurse–patient relationship is the core of the nursing interpersonal relationship and the most important factor affecting the balance of the nursing interpersonal relationship.

In a broad sense, the nurse–patient relationship refers to the interpersonal relationship formed around the treatment and nursing of the client, including the relationship between the nurse and the client, doctor, family members, and other members. The nurse–patient relationship in a narrow sense only refers to a special relationship formed by the interaction between nurses and clients in a specific environment and time.

The nature of the nurse–patient relationship:

√ The nurse–patient relationship is an interpersonal relationship, but different from the general interpersonal relationship, it is the relationship between the helper and the person being helped.

√ The nurse–patient relationship is not a simple encounter relationship between nurses and patients, but a professional interactive relationship in which nurses and patients influence and interact with each other.

√ Therapeutic relationship is a manifestation of the professional behavior of nurse–patient relationship.

√ The nurse is the protector and caregiver of the patient.

√ It's a relationship that meets the needs of patients.

The characteristics of the nurse–patient relationship are independent, short–term and purposeful.

Nursing staff must establish, maintain and end the relationship with the patient under different circumstances. The development process of the nurse–patient relationship is divided into three stages: the initial period, the work period and the end period. The length of each period depends on the interaction between nurses and patients and their purpose.

● The main task in the initial stage is to build trust and confirm the needs of patients. The most important job of nurses is to try to gain the trust of patients: introduce themselves to the patients in a sincere manner, explain the nursing work they are responsible for, and establish an environment that helps to increase the self–esteem of patients in order to gain the trust of patients.

● The main task during the working period is to help patients solve confirmed health problems and meet the needs of patients on the basis of mutual trust. The work period must be started after the trust relationship is established between the nurse and the patient, otherwise the patient will feel pressure. During the work period, nurses and patients also need to cooperate with each other.

● The main task in closing period is to successfully end the relationship. When the patient is discharged from the hospital, transferred to the hospital, or due to nurses taking leave, studying out, or transferring to work, etc. . The help relationship between nurses and patients has come to an end, and it is time to say goodbye.

> There are six main factors that affect the nurse-patient relationship:
>
> √ Role ambiguity. In the process of nurse – patient communication, if the two parties have inconsistent understanding of their respective roles, there will be tension or communication barriers because the other's words and deeds cannot meet their expectations.
>
> √ Both nurses and patients do not have a clear understanding of their own roles and functions, and do not understand the responsibilities and obligations they need to bear, which leads to contradictions or conflicts between the two parties.
>
> √ In the process of nurse-patient communication, it is easy to have differences in understanding.
>
> √ The rights and interests of patients are to obtain safety and health, but in most cases patients do not have the knowledge and ability to defend their rights, and have to rely on medical staff to safeguard their rights.
>
> √ Patients lack trust in nurses.
>
> √ In some areas, hospitals have poor medical conditions, backward equipment, limited medical technicians, and a serious shortage of nurses, resulting in poor nursing service quality. Therefore, patient satisfaction is not high.

Nurses play a leading role in promoting the development of the nurse-patient relationship in a benign direction. Therefore, in order to promote the harmonious development of the nurse-patient relationship, nurses should pay attention to maintaining a healthy lifestyle and good mood. Has a wealth of theoretical knowledge and skilled operation techniques. Respect the client and appropriate empathy. Master listening and communication skills.

二、护士与医生的关系(Relationship between nurses and doctors)

医护关系是指在医疗护理过程中,医护双方建立与发展的工作性人际关系,是护理人际关系的重要组成部分。良好的医护关系是顺利完成医疗护理活动,解除患者疾患,促进患者康复的重要保障。

(一)医护关系模式

随着护理专业的发展,医护模式主要经历了从被动、从属到独立、合作的过程,具体如下。

1. 主导-从属模式 受生物医学模式的影响,护理活动是以疾病为中心,医护之间主要是以医生为主,护士为辅,医护之间是支配与被支配的关系,从而形成了主导-从属模式的医护关系。

2. 独立-协作模式 随着护理专业的不断成熟与发展,护理已经成为一门独立的学科,在医疗护理工作中,护士与医生共同发挥着重要作用。在医疗过程中,医生起主要作用,是疾病诊断治疗的主导者;在护理过程中,护士按照生理、心理、社会、文化等多方面因素对服务对象实施整体护理,是健康的恢复者和促进者。医生、护士各司其职又要精诚协作,才能完成维护人类健康的目的。

(二)医护关系的影响因素

医生与护士都有各自的专业角色以及相应的角色期待,在双方的合作中容易出现理解分歧,从而影响医护关系,具体表现如下。

1. 医护双方存在心理不平等 受传统因素影响,部分护士习惯了机械地执行医嘱,习惯了对医生的服从和依赖;也有一些年资高、经验丰富的护士,对年轻医生不尊重、不配合;还有部分高学历护士,过于强调专业的独立性,不能很好地与医生合作,不能平等地正视自身角色。

2. 医护双方欠缺理解　医疗和护理分属两个不同的专业,有各自不同的学科体系,特别是在专业发展日新月异的今天,若双方沟通不畅,容易造成对彼此专业的不理解。

3. 护士压力过重　目前来看,中国的医护人员比例失调,护士偏少。同时,服务对象对护理质量要求越来越高,其法律意识、自我保护意识也不断增强。护士工作压力过重,使其变得脆弱、急躁、易怒,没有过多的精力去和同行沟通以致可能产生误解和矛盾。

4. 权力与利益之争　医护双方拥有独立的专业自主权,但有时也会因为沟通协调不及时,使对方感到自主权受到侵犯。例如,医生认为医嘱是医生的事情,不需要护士的干预,而护士认为自己有权对不合理的医嘱提出意见,从而发生自主权争议而引发矛盾。同时,医生与护士均是医院的主力军,他们之间往往存在着利益之争和分配不均的现象,影响医护关系,甚至引发医护冲突。

(三)建立良好医护关系的方法

通过相互理解与交流,可以解决医护之间的矛盾及冲突,护士应该在医疗环境中发挥人际主导作用,以建立和谐的医护关系。

1. 相互尊重　医生与护士是平等合作的关系,目的是促进服务对象的健康。因此,医护间应彼此理解对方专业特点,尊重其专业的自主性,从而主动配合对方的工作。

2. 有效沟通　虽然医疗与护理关系密切,但并不是所有医生都能完全了解护理专业的特点。因此,需要护士主动进行宣传,与医生保持有效沟通,增加医生对护理专业的理解和支持。

3. 真诚合作　医生与护士是良好合作的同事关系,其工作目的都是促进服务对象的健康,双方之间只是分工不同,没有高低贵贱之分,更没有孰轻孰重之别。因此,在合作过程中应相互理解、并列互补、真诚合作。

4. 坚持原则　在医疗护理工作中,护理人员需要扮演服务对象的代言人的角色。当医护双方遇到争议问题时,护士应以诚恳的态度,向医生做好耐心细致的解释工作,既应坚持原则,又要取得合作。

The medical-nursing relationship refers to the mutual relationship formed by doctors and nurses in medical and nursing activities. It is an important part of the nursing interpersonal relationship. A good medical-nursing relationship is an important guarantee for successfully completing medical and nursing activities, relieving patients' illnesses, and promoting patient recovery.

- The medical-nursing relationship refers to the working interpersonal relationship established and developed by the medical and nurses in the process of medical care.

- With the continuous maturity and development of the nursing profession, nursing has become an independent subject. In medical nursing work, nurses and doctors play an important role together. In the medical process, the doctor plays the main role and is the leader in the diagnosis and treatment of the disease; in the nursing process, the nurse performs holistic care for the client in accordance with physiological, psychological, social, cultural and other factors, and is the restorer and promoter of health. Doctors and nurses perform their duties and cooperate sincerely in order to achieve the goal of safeguarding human health.

- There is psychological inequality between the medical and nurses, the lack of understanding on both sides, the excessive pressure on the nurses, and the disputes over power and interests will affect the medical-care relationship.

• Through mutual understanding and communication, the contradictions and conflicts between doctors and nurses can be resolved. Nurses should play an interpersonal leading role in the medical environment to establish a harmonious relationship between doctors and nurses.

三、护士之间的关系(Relationship between nurses)

护际关系是指在医疗护理工作中,护理人员之间的人际交往关系。在护际交往中,由于各个护士的年龄、知识水平、学历、工作经历、职责分工等的不同,其表现出不同的心理特点,从而引起矛盾和冲突的发生。为了实现护际之间良好的沟通,护士需要掌握建立良好护际关系的技巧。

交往的目的是更好地为服务对象服务。良好的护际关系可以增强护理群体内聚力,适应医疗过程的多样性,防止医疗过程中的角色偏差。

(一)护际间的人际矛盾

护理人员由于知识水平、工作经历、工作职责等各不相同,在交往中会产生不同的心理状态及人际关系,甚至引发矛盾和冲突。

1. 护士与护士长的人际矛盾 护士希望护士长业务能力强,并能信任、帮助自己,一视同仁;护士长希望护士钻研业务,乐于奉献,支持科室工作。因此,由于双方所处角度及对对方的期望不同,容易发生矛盾。

2. 新老护士之间的人际矛盾 年轻护士精力充沛、动作迅速、理论基础扎实,但专业思想不稳定、业务不熟;资深护士临床经验丰富、专业思想稳定、业务精湛。他们在工作中应相互学习,形成良性竞争,但若是双方缺乏有效交流,不能相互理解与体谅,必然会导致矛盾的产生。

3. 护士与护理员的人际矛盾 国内的护理员主要是一些仅经短期专业培训的人员,专业知识缺乏、稳定性差、地位低,希望得到护士的尊重。部分护士对待护理员不够尊重,甚至还当众斥责,必然会引起双方矛盾。

4. 护士与实习护士的人际矛盾 二者之间既是师生关系又是同事关系,人际交往关系一般较好。矛盾主要表现在带教护士喜欢聪明、勤快的学生;部分护生学习态度不认真,甚至造成护理差错或事故,致使有些护士不愿意参与带教的工作。

(二)促进护际关系的策略

护际关系是护士良好修养和护士长管理艺术的体现。护士之间应该做到相互协助、相互配合,创造良好的工作氛围。

1. 提高管理艺术和水平 护士长作为护际关系的核心人物,应该以身作则,了解每位护士的个性特征和特长,一视同仁,做好帮助、指导、协调及引领工作,尽可能用非权力性影响力感染下属,使之心甘情愿地为组织的目标而努力服务。同时,作为自我管理者,每位护士都应学会如何进行自我管理,管理自己的时间、自己的言行,更重要的是管理好自己的情绪,要宽以待人、严于律己。

2. 建立团结协作的工作关系 各层次护士间应该相互体谅、相互支持,护际之间自然会形成一种团结协作、和谐向上的工作氛围。新老护士之间应该做好传、帮、带工作,创造良性竞争环境;护士与护理员之间应该相互理解、配合,尊重;护士与实习生之间要互帮互学、教学相长。

护士之间既要有分工又要有团结协作,每个护士的工作都离不开其他护士的支持与配合。护士在完成本班工作的同时要为下一班工作做好准备。在其他护士遇到困难时要主动提供帮助,创造团结协作的工作环境。另外,如何对待和处理护理工作中的差错问题,通常是影响护际关系的主要因素,一个识大体、顾大局、有良好修养的护士应该敢于承担自己的责任,而不是想方设法地推卸责任。

Inter-nursing relationship is to achieve good communication between nurses, nurses need to master the skills of establishing good inter-nursing relationship.

- Inter-nursing relationship refers to the interpersonal relationship between nursing staff in the medical care work.

- Nursing staff have different levels of knowledge, work experience, job responsibilities, so they will have different psychological states and interpersonal relationships in their interactions, and even lead to contradictions and conflicts.

- The relationship between nurses is the embodiment of nurse's good cultivation and the management art of the head nurse. Nurses should assist and cooperate with each other to create a good working atmosphere.

四、护士与其他人员的关系(Relationship between nurses and other personnel)

护士在工作中的交往还涉及众多其他的关系。如护士与医疗卫生行政部门人员的关系,护士与辅助科室的医技人员和后勤保障人员的关系等。护士需要理解各层次人员由于工作性质不同、专业不同、看问题角度不同、处理问题的方法不同所引起的差异和矛盾。在工作过程中与各层次、各专业人群保持良好的协作互助关系,充分发挥护士在健康服务体系中的人际枢纽作用,更好地为服务对象的健康服务。

(一)护士与其他健康工作者的沟通障碍

1. 与医技辅助人员的沟通障碍　由于医技科室与护理专业差别较大,独立性更强,护士缺乏对医技工作的了解,而医技工作人员对护理专业也是一知半解,因此,容易造成工作中不能相互支持和相互配合,一旦出现问题,容易产生推诿和埋怨现象。

2. 与后勤人员的沟通障碍　后勤人员能够为医疗护理提供环境、生活物资、安全保障,护理工作离不开后勤人员的支持与理解。有些护士对后勤人员不尊重,认为他们不是专业技术人员,工作技术性不强;而后勤人员因自己工作得不到理解和支持,容易产生消极情绪,使临床护理工作不能正常开展,从而影响了双方的关系。

(二)护士与其他健康工作者的沟通策略

1. 理解与尊重　护士与其他健康工作者虽然所学专业不同,工作职责不同,但工作目标相同。护士应注意体现自身良好的职业道德和个人修养,如果在交往中因护士原因导致沟通障碍,护士应主动承担责任,多做批评与自我批评;如果是对方过错,也不要过多指责和埋怨,而应当根据实际情况提出自己的意见或建议,并积极主动协助对方做好补救措施,将不良影响降到最低。

2. 支持与配合

(1)与检验人员配合:护士必须正确掌握标本采集的要求和方法,了解疾病的诊断、治疗与检验的关系,做到及时、准确送检标本。

(2)与影像人员配合:护士必须严格按照影像检查前的要求进行准备,并按照预约时间,及时将检查者和所需物品送至检查地点。

(3)与药剂人员配合:护士必须严格按照药品管理规定,有计划地做好药品领取和报损工作。严格遵守毒麻药品使用和管理制度。

(4)与后勤人员配合:护士必须尊重、体谅和理解后勤人员的劳动,加强对公共设施的保护,合理安排维修,减少后勤人员不必要的工作量。

Nurse's interactions at work involve many other relationships. In the workprocess, maintain a good cooperative and mutual assistance relationship with all levels and professional groups, give full play to the role of nurses in the interpersonal hub of the health service system, and better serve the health of the clients.

● Because the medical technical department is quite different from the nursing profession, and the independence is stronger, the nurses lack understanding of medical technical work, and the medical technical staff also have a little knowledge of the nursing profession. Therefore, it is easy to cause mutual support and cooperation in work.

● Logistics personnel can provide the environment, life materials, and safety guarantee for medical care. Nursing work is inseparable from the support and understanding of the logistics personnel. Some nurses disrespect the logistics staff, believing that they are not professional and technical personnel, and their work skills are not strong. While the logistics staff are prone to negative emotions due to their lack of understanding and support for their work, which makes the clinical nursing work impossible to carry out normally, which affects both parties relationship communication.

Although nurses and other health workers have different majors and work responsibilities, they have the same work goals. Nurses should pay attention to embodying their own good professional ethics and personal accomplishments. If communication obstacles are caused by nurses in the interaction, nurses should take the initiative to take the responsibility and make more criticisms and self-criticisms. If it is the fault of the other party, do not accuse and complain too much. Instead, you should put forward your own opinions or suggestions based on the actual situation, and actively assist the other party to make remedial measures to minimize adverse effects.

（刘　雯）

任务三　护患冲突（Nurse-patient Conflict）

任务目标

◆分析护患冲突的分类和原因。
◆正确处理护患冲突。

随着社会经济飞速发展,人们的就医观念发生了极大的变化,对护理服务的要求日益增高。随着人们自我保护意识的不断提高,越来越多的人在就医过程中积极维护自身的权益,从而对医护人员的职业道德、技术水平及服务质量提出了更高的要求。但随着医疗改革的深入,医护人员的观念和行为及现行的医疗管理体制与社会需要越来越不适应,一系列的问题使医护人员与患者之间的矛盾更加突出,再加上社会舆论等因素,医疗纠纷不断升级,严重扰乱了医院正常的医疗秩序。护患交往过程中,护士如果法制观念淡薄、服务意识不强或者护理职业行为不当,就会加剧护患双方的矛盾,导致护患冲突的发生。

In the process of nurse-patient interaction, if the nurses have a weak legal concept, a weak sense of service or improper nursing professional behavior, it will aggravate the contradiction between the nurses and the patients, leading to the occurrence of nurse-patient conflicts.

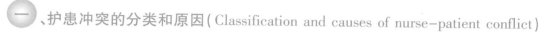

一、护患冲突的分类和原因(Classification and causes of nurse-patient conflict)

护患冲突是指护患双方在医疗护理活动中,对治疗方案、医疗理论的认知、治疗后果等出现分歧,从而引起双方情绪过激,产生误解,引发矛盾,甚至上升为医疗纠纷的社会现象。护患冲突是医疗纠纷的一种,是影响护患关系和谐、健康的重要因素。

(一)护患冲突的分类

1.医源性冲突　医源性冲突主要是指由医护人员的过失行为或服务缺陷等原因引发的冲突。在护理过程中护理人员在护理技术水平、服务态度、沟通技巧和职业道德等方面都有可能造成护患之间关系的紧张,甚至引发护患冲突。

医源性冲突一般可以分为医疗过失引起和服务缺陷引起的冲突,具体如下:由护理人员职业道德问题引发的道德性冲突;由护理人员专业知识不扎实、技术不娴熟、对突发事件缺乏应对能力等引发的技术性冲突;由护理人员工作责任心不强、工作作风不严谨引发的责任性冲突;由护理人员法制观念淡薄,在工作中忽视患者的权益、侵犯患者的隐私引发的观念性冲突等。

2.非医源性冲突　非医源性冲突是指医疗护理过程中,医疗机构和医护人员并不存在诊疗护理过失,由于患者或者家属缺乏医学常识,对医院的有关规章制度不理解或其他因素引起的医疗纠纷。患者及患者家属由于对医院的规章及医学专业知识了解甚少,对护理工作程序不理解,对疾病的治疗、护理过程中出现的问题存在不同认识引发的认知性冲突;患者及家属对医院收费机制产生疑问,不按时缴费、故意拖欠、逃避缴费、恶意索赔等引发的经济性冲突;部分患者及家属受到媒体对医护人员的负面报道影响,对医护人员缺乏起码信任引发偏见性冲突;极少部分患者及家属对突发疾病或创伤意外感到焦虑、悲伤或恐惧,进而迁怒于护理人员,甚至出现过激行为,为了达到个人目的故意纠缠医院而无理取闹、寻衅滋事,由此引发的恶意性冲突。

(二)护患冲突的原因

护患冲突是在护患交往过程中产生的,护理过程中医护人员与患者之间在期望与现实、需求与满足、健康与伤残、内行与外行、独立与依赖、价值与偏见、制度与现实等方面存在供需满足、个人认知等方面的偏差与不和谐,由此自然会出现种种交流沟通不畅等状况,进而影响了护患关系的和谐。总体上来说,护患之间的冲突主要受医方、患方、社会等方面因素的影响。

1.引起护患冲突的医方因素　护患之间护士占主导地位,在护患冲突中护理人员方面的原因很容易导致护患冲突的发生。

(1)护理人员医德素养较差,在护理过程中对患者不负责任、态度生硬、缺乏同情心,倾听患者诉说病情时,漫不经心、似听非听,工作态度不认真、玩忽职守等容易引发护患冲突。

(2)护理人员技术水平有限,对疾病的发展、转归不能做出准确预测,或是责任心不强,技术操作不熟练,不严格执行各项操作规范,出了问题又不耐心解释、真心实意地道歉,也容易引起护患冲突。

(3)护理人员的医疗过失容易引起护患冲突。在护理过程中,一些护理人员不认真执行医疗规章制度,对护理技术操作不熟悉,在护理工作中不细心、不严谨、不虚心、不请示,基础不牢、粗糙蛮干,极易在护理过程中出现差错,对患者身体造成损害,引起护患冲突。

(4)护理人员法律意识淡薄、缺乏自我保护意识易引起护患冲突。护理人员在护理过程中对病历书写、知情同意权履行、侵权责任等方面缺乏认识和自我保护意识,一旦患者对治疗效果有异议,容易引发护患冲突。

(5)护理过程中护理人员与患者沟通时缺乏语言艺术和技巧,同行之间缺乏合作与理解,甚至互相诋毁,也极易引起患者的不满,从而导致护患冲突。

2.引起护患冲突的患方因素　护患交往过程中,由于患者及家属存在认知的偏差、期望值过高、自我保护意识的增强等,患者在出现与自我预期的结果不同时采取多种方式"讨说法"的情况,从而引发护患冲突;患者就医心理因素、情绪状态和不规范的就医行为等可能会影响疾病的治疗效果,从而导致护患间的冲突;患者及家属对护理工作的特殊性和高风险性缺乏了解,一旦出现不理想的治疗效果,就有可能引发冲突。

3.引起护患冲突的社会因素　从社会角度来看,医院方与患者之间诚信缺失、屡屡出现的高额赔偿的诱惑、个别新闻报道的负面效应、患者医疗费用负担的加重、尚未普及完善的法律规范及医疗风险保障机制等,均会对护患冲突有一定的影响。

二、护患冲突的处理(Handling of nurse-patient conflict)

护患双方在护理过程中受到医护人员、患者及家属和各种社会因素的影响,容易发生护患冲突。护患冲突的发生严重影响护理工作质量和患者的康复质量。医护工作者应掌握护患冲突的防范与处理技巧,在护理工作过程中与患者和谐沟通达到良好效果,更好地为患者提供服务。

(一)防范与处理护患冲突应遵循的原则

1.患者至上原则　在护理工作中,护理人员应具备高尚的职业道德,时刻把患者的身心健康放在第一位,要理解、尊重和关心患者,自觉维护患者的基本权益,并尽一切可能满足患者的合理要求,建立融洽的护患关系。当面对护患冲突事件时,护士应首先让自己冷静,再设法让对方控制情绪。在心平气和的基础上以合情合理的方式解决问题。

2.耐心倾听原则　当患者投诉时,情绪有可能很不稳定。护士应先了解事件发生的全过程,耐心倾听患者内心的不满,发现实质性的原因。倾听时护士应与患者保持目光的接触,不要做出漠不关心或嘲弄的表情,并恰当反应,对重要问题要进一步强调和重复,以便于确认患者提出的问题,避免与其发生争辩。

3.角色互换原则　护理人员应站在患者的立场上去思考问题,将心比心、诚心诚意地表示理解和同情,让患者感受到护士的理解。

4.积极处理原则　护理人员面对冲突事件应根据情况立即付诸行动,向患者解释或提供解决方案。如果问题不能立即得到解决,要告知对方解决问题的步骤,并和患者保持联系,直到问题被解决为止。

5.防微杜渐原则　处理的冲突问题都应详细记录,便于管理者检查。同时也要以此为鉴,防微杜渐,不要再出现类似的问题。

(二)防范与处理护患冲突的基本策略

护患冲突通过有效的措施,大部分是可以提前预知和防范的。在平时工作中多加注意可以有效预防护患冲突的发生。一方面,从医护工作者自身来看:应加强职业道德建设,提高医务工作者的职业道德修养;应加强业务学习和技能训练,练就扎实的理论知识和娴熟的操作技能;应制定规章制度规范护理人员的行为,增强护理人员工作的责任心;在工作中应尊重患者的权利并尽力维护患者的权益;护理人员应自觉学习《护士条例》《医疗事故处理条例》等相关法律法规,增强法制观念和职业责任感。另一方面,从医院方面来看:应结合实际情况合理进行人力资源配置;合理收费,严格按照物价局规定的收费标准收费;应建立科学严谨的医疗体系,提高医院管理者的素质;应畅通渠道,重视并积极妥善处理患者的投诉。在实际工作中很多冲突难以防范,对于已经出现的护患冲突,护理工作者要做好处理工作,避免矛盾进一步激化。

1.先稳定情绪,后处理事件 面对护患冲突事件,护士作为护患关系的主导者,应首先从责任与义务的角度,理解患者不稳定的心态与情绪,体谅患者,首先稳定自己的情绪,避免面对患者时的不理智行为,待一切冷静平稳后再去处理冲突问题。个人情绪的稳定可以考虑使用如下方法:深呼吸法、冷处理法、换位思考和情绪转移等。

2.艺术沟通,巧化阻力为助力 优秀的护理工作者,不仅能从容面对各种突发情况,还应在面对不同类型患者时采用不同的方式,艺术而妥善地处理冲突,缓解护患矛盾。

(1)面对愤怒的患者:此时的患者情绪激动,易被激怒,护理人员应学会"以柔克刚",先安抚患者保持冷静,待对方心平气和后,再讨论问题,着手解决。

(2)面对不合作的患者:对于这一类患者,护士切忌一味指责或压制患者,可选择合适的时机沟通,根据患者性格采用相应的沟通方法。如果患者性格开朗,则可以开门见山,直接提出疑问;如果患者性格内向,则应注意察言观色,旁敲侧击,对患者循循善诱。

(3)面对冷漠的患者:当患者对护士态度冷漠,不愿意主动交流时,护士可以首先确认患者属于哪一种情况,然后合理应对;患者因注意力不集中、忽视了护士时,护士可以选择暂时离开给患者留下私人空间;患者对护士言行感到不满时,护士一旦察觉应立刻反省,及时给予澄清或做出相应解释,避免误会加深;患者病情恶化或有其他严重顾虑出现情绪低落时,护士应主动询问患者并理解、关注和安抚患者。

The occurrence of nurse-patient conflict seriously affects the quality of nursing work and the quality of patients' rehabilitation. Medical workers should master the prevention and handling skills of nurse-patient conflicts, communicate harmoniously with patients in the nursing work process to achieve good results, and provide better services to patients.

● In nursing work, nursing staff should have noble professional ethics and always put the patient's physical and mental health in the first place. Listen patiently to the patient's inner dissatisfaction. Think about the problem from the perspective of the patient. In the face of conflicts, managers should act immediately according to the situation and explain or provide solutions to patients. All conflicts dealt with should be recorded in detail so that managers can check.

● Most of the nurse-patient conflicts can be predicted and prevented in advance through effective measures. In the face of conflicts between nurses and patients, nurses, as the leader of the nurse-patient relationship, should first understand the unstable mentality and emotions of patients from the perspective of responsibility and obligation, be considerate of patients, stabilize their emotions, and avoid disagreements when facing patients. Be wise, wait until everything is calm and stable before dealing with conflicts. When facing different types of patients, different methods are adopted, and conflicts are handled artistically and properly, so as to alleviate the contradiction between nurses and patients.

实训项目 护患冲突处理能力训练

【实训目的】
1.通过训练学会分析护患冲突的原因。
2.学会预防护患冲突的基本方法,培养学生应对护患冲突的综合能力。
3.培养严肃认真、团结协作的工作态度,提高学生的职业情感。

【实训准备】

1. 环境准备　礼仪一体化教室或模拟病房。
2. 用物准备　相关案例、演练道具。
3. 学生准备　学生衣帽整齐,符合护士规范要求。

【实训方法】

方法一:教师给出护患冲突案例,4~6人一组,分小组进行讨论或角色扮演。若分组讨论,则每组选出代表发表本组讨论结果;若小组进行角色扮演,其他同学观看后点评,讨论及点评内容重点放在案例中涉及的护患冲突及其预防、解决的方法和解决的效果。最后教师做总结。

方法二:教师给出不完整案例,4~6人一组,设计并解决护患冲突。解决护患冲突以角色扮演的方式进行。其他同学观看后点评,重点放在:①剧情设计及表演是否合情合理;②预防及解决冲突的方法是否正确;③冲突解决的效果如何。最后教师做总结。

【实训评价】

护患冲突处理能力考核评估见表6-3。

表6-3　护患冲突处理能力考核评估

学生以小组为单位完成剧情设计和角色扮演,并回答老师提出的有关问题。小组内成员得分相同。

班级_____　学号_____　姓名_____　总分_____　评价教师_____

项目	内容	应得分	扣分及原因	实得分
仪容仪表(10分)	服饰:搭配合理,符合角色	5		
	妆容:整洁,符合角色	5		
护患冲突处理过程及结果(35分)	冲突类型的判断	5		
	护患沟通的开启	5		
	信息的采集和提供,护患冲突原因的确定	5		
	获得并理解患者的真实想法	5		
	冲突的处理	10		
	良好护患关系的建立或维系	5		
相关知识(15分)	护患冲突的原因和类型	5		
	护患冲突的预防和处理	5		
	护患沟通中的伦理原则	5		
相关技能(20分)	护患冲突的处理	10		
	语言沟通和非语言沟通技巧	10		
态度(10分)	态度积极、自信	5		
	沟通中表现出对患者的尊重和关爱	5		
表演(5分)	和谐自然、感情丰富、谈吐高雅	5		
综合素质(5分)	态度认真、团结协作、互助指导	5		

课件

课后习题

知识拓展

（刘 雯 田 兴）

人际沟通
(Interpersonal Communication)

沟通是人类社会交往的基本过程和重要载体。特别是在当今的信息时代,有效的沟通理念、良好的沟通能力已经成为人们工作与生活过程中必不可少的条件。良好的沟通能力是现代社会人才素质的基本体现。人际沟通是建立人际关系的起点,是改善和发展人际关系的重要手段,是形成人际关系的根本。在服务意识日益提高的临床工作中,整体护理活动的实践证明,护士需要用70%的时间与他人沟通,因此沟通已经成为护理人员工作的重要组成部分。护士应具有基本的人际沟通能力,在人际交往中建立良好的人际关系。

人际沟通

Good communication skills are the basic aspect of talent quality in modern society. Interpersonal communication is the starting point for establishing interpersonal relationships, an important mean of improving and developing interpersonal relationships, and the foundation of forming interpersonal relationships. In clinical work with increasing service awareness, the practice of overall nursing activities has proved that nurses need to spend 70% of their time on communicating with others, so communication has become an important part of the work of nursing staff. Nurses should have basic interpersonal communication skills and establish good interpersonal relationships in interpersonal communication.

任务一 人际沟通概述(Overview of Interpersonal Communication)

任务目标

◆分析人际沟通的原则和影响因素。
◆陈述人际沟通的概念。
◆总结人际沟通的特点、作用和类型。

沟通是指信息以及情感、需要、态度等心理因素传递和交流的过程,是社会生活中人与人交往的主要形式和方法。根据模式不同沟通分为人际沟通和大众沟通两种类型。人际沟通是个体与个体之间进行的沟通,是一种直接的沟通形式。大众沟通也称大众传媒,是一种以媒体(如影视、报

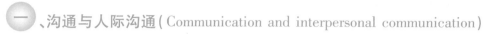

项目七　人际沟通(Interpersonal Communication)

刊、网络)为中介在大众之间进行的信息交流过程。

Communication modes are divided into two types: interpersonal communication and mass communication. Interpersonal communication is the communication between individuals and it is a direct form of communication. Mass communication, also known as mass media, is a process of information exchange between the masses through the media.

一、沟通与人际沟通(Communication and interpersonal communication)

沟通是一个不断变化、涉及双方、受多种因素影响的复杂过程。沟通包括发信者、接收者、信息、渠道、反馈、噪声和环境 7 个基本要素(图 7-1)。沟通过程,实际上就是这些要素不断循环的过程,研究和了解沟通的各种要素,对提高沟通效果具有重要意义。

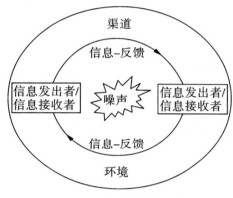

图 7-1　沟通的基本要素

1. 发信者　又称信息源,也就是信息的发出者。发信者可以是个人也可以是组织,是沟通过程的发起者。在下文的案例 1 中,护士就是发信者。发信者的主要任务是明确沟通的目的,收集、加工、传递沟通的信息,并且对沟通对象的反馈进行反应。

2. 接收者　是接收发信者所传递信息的人。在案例 1 中护士为患者进行入院宣教,患者接收宣教信息,此时患者即为接收者。当护士问及患者是否明白时,患者表示明白了。因此接收者除了接收发信者的信息外,还要及时把自己的思想和情感反馈给对方。

3. 信息　是发信者计划与接收者分享的思想或情感等内容。案例 1 中入院宣教的内容即为沟通信息。包括思想和情感等在内的沟通信息只有被加工成符号进行传递时才得以沟通。符号包括语言和非语言两种符号系统。护士小王与患者的对话均属于语言符号,小王的外貌及表情属于非语言符号。

4. 渠道　是指发信者将信息传递给接收者所借用的媒介,包括视觉、听觉、味觉、触觉等多种手段。人的各种感官都可以接收信息,但视听信息所占比例较大。如患者看到护士着装整齐带微笑就属于视觉信息;听到护士介绍病区环境就属于听觉信息。渠道的主要任务是保证沟通的双方信息传递所经过的路线通畅。

5. 反馈　是接收者对发信者所传递信息的反应。反馈有利于发信者了解接收者是否对沟通信息感兴趣,以及对沟通信息的理解是否准确。例如,责任护士在为患者及其家属做入院宣教时可根据表情及眼神判断对方是否感兴趣、是否明白。在沟通过程中参与的人数越少,反馈的机会越多;参与的人数越多,反馈的机会越少。

139

6. 噪声　是指在沟通过程中,发生在发信者和接收者之间的各种干扰因素,它阻止沟通信息的传递与正确理解。噪声可以分为3种形式:外部噪声、内部噪声和语义噪声。

(1)外部噪声:来自环境。护士对患者进行饮食指导时,突然护士站的电话响了,沟通就受到了干扰,此时电话声就是外部噪声。外部噪声不一定是声音,也可以是温度、光线等。

(2)内部噪声:来自发信者和接收者自身。在沟通过程中,沟通双方任何一方的思想或情感在沟通以外的事情上。例如,在为患者介绍药物作用、副作用时,患者为头痛感到困扰,而没有听清护士的话。内部噪声也来源于信念和偏见,例如,有些患者及家属认为护士的信息没有医生准确。

(3)语义噪声:指发信者和接收者由于感知、教育、社会文化的不同对某些同语的理解不同所引起的。例如,在介绍疾病知识时,护士使用过多的专业术语就会妨碍患者的正确理解。

7. 环境　是沟通发生的场所,也是沟通的背景。在案例1中病房就是沟通环境。为了获得有效沟通,沟通环境应该满足参与者对物理或情感上舒适与安全的需求。例如,需要谈及患者隐私时,应保证没有不必要的人在场。

案例1　护士与新入院患者的沟通
(护士着装整齐,面带微笑,走到患者面前)
护士:阿姨您好,我是您的责任护士王琪,您可以叫我小王。
患者:小王,你好。
护士:阿姨,现在针对您的病情,我将给您做详细的入院宣教,耽误您一点儿时间,您看可以吗?
患者:好的。
护士:阿姨,我坐着和您讲可以吗?
患者:请坐。
护士:阿姨,我先把我们的病区环境给您介绍下……我前面给您讲的您都听懂了吗? 您有什么问题吗?
患者:小王,阿姨平时吃饭、运动都应该注意什么?
护士:阿姨……
患者:噢,我知道了
护士:阿姨,您还有什么问题吗?
患者:没有了,谢谢你,小王。
护士:不用客气,我也谢谢您的配合,阿姨再见。
患者:再见。

人际沟通是指人们在共同活动中,把彼此有关的信息传递给对方,进行知识、思想、观念和感情交流的过程。它是沟通的一种主要形式,主要是通过言语、仪态、表情、环境和社会距离等来实现的。

完整的人际沟通包括三层含义:①沟通是一个双向、互动和理解的过程;②沟通是分享信息、传递思想、交换意见、表达情感和需要;③沟通的目的是尽可能达到准确理解彼此信息的含义,影响对方的思想和行为。

Communication refers to the process of transmitting and communicating information and psychological factors such as emotions, needs, and attitudes. It is the main form and method of interpersonal communication in social life. It is divided into two types: interpersonal communication and mass communication according to different communication modes.

Communication includes seven basic elements: sender, receiver, information, channel, feedback, noise and environment. The communication process is actually a continuous cycle of these elements. Researching and understanding the various elements of communication is of great significance to improve the effect of communication.

Interpersonal communication refers to the process in which people pass information about each other to each other in common activities, and exchange knowledge, ideas, concepts, and feelings. It is a major form of communication, which is mainly achieved through speech, manners, expressions, environment, and social distance.

 二、人际沟通的层次和特点(Levels and characteristics of interpersonal communication)

(一)人际沟通的层次

根据沟通的信息,美国心理学家鲍威尔提出了沟通的 5 个层次,随着相互信任程度的增加,层次逐渐升高,沟通的信息也进一步增加。

1. 一般性沟通　这种沟通方式只表达表面的、肤浅的、社会应酬性的话题。如"您好""谢谢""今天天气真好"等。没有牵扯感情的投入,但这种沟通使对方沟通起来觉得比较"安全",因为不需要思考和事先准备,精神压力小,而且还可避免出现一些不期望发生的场面,一般多用于护士与患者第一次见面时的寒暄。在开始时使用有助于打开局面和建立信任关系,但护患双方不能长时间停留在这个层次,否则会影响对患者资料的收集和护理计划的实施。

2. 事务性沟通　是一种只罗列客观事实的说话方式,不加入个人意见或牵扯人与人之间的关系,只需要将沟通中的信息或内容准确地传达给对方,如患者向护士反映身体感觉的变化。这种层次的沟通是护士与患者在工作关系时常用的沟通方式。

3. 分享性沟通　是比陈述事实又高一层次的沟通。当一个人开始使用这种层次的沟通方式时,说明他已经对你有了一定的信任感,因为这种沟通交流方式必须将自己的一些想法和判断说出来,并希望与对方分享。

4. 情感性沟通　这种沟通方式较难实现,只有相互信任,有了安全感的时候才容易做到,才会愿意告诉对方他的信念以及对过去或现在一些事件的反应,他们将彼此分享感觉,这样的分享是有建设性的,而且是健康的。所以,护士应以真诚的态度和正确的移情来帮助患者建立信任感和安全感。

5. 共鸣性沟通　指互动双方达到了一种短暂的"一致性"的感觉,或者不用对方说话就知道他的体验和感受。这是护患双方沟通交流所达到的最理想境界,这种高峰只需要短暂的时间即可完成,也可能伴随着分享感觉的沟通就自然而然地产生了。

(二)人际沟通的特点

1. 目的性　在人际沟通中,沟通双方都有各自的目的、动机和立场,都设想和判定自己发出的信息会得到什么样的反馈。因此,当沟通双方都处于积极主动的状态时,在沟通过程中发生的就不是简单的信息运动,而是信息的积极交流和理解。

2. 象征性　人际沟通借助语言和非语言两类符号进行,如文字、书信或文章等属于语言沟通,面部表情、身体姿势等属于非语言沟通,都能传达出其沟通的含义,均有一种象征性的作用。如当面对别人的微笑表情和点头等身体信号时,能感受到那是一种积极的符号,表示友好、领悟和附和。

3. 动态性　人际沟通是一个动态过程,双方都处于不断的相互作用中。在人们的沟通交流中,沟通的双方都处于不断的相互作用中,刺激与反应互为因果。如人们借助语言进行沟通时,倾听者的语言是对讲述者语言的反应,同时也是对讲述者的刺激,而这个过程又是在不断变化的。

4.关系性　沟通中,人们对语义的理解在很大程度上依赖于沟通的环境以及沟通者的社会、政治、宗教、职业、文化水平和地位等因素,如两人之间处于对等关系要比处在对立关系时所获得的沟通效果好,相同的文化背景、职业领域的沟通显得更加顺畅。人际沟通常常促进人际关系的发展和改善。当然,不良的沟通也会造成人际关系的恶化。因此,沟通不是单一、独立存在和发生的,沟通具有一定的关系性。

5.学习性　有人认为沟通是与生俱来的本领,认为沟通能力是先天性格决定的。其实,沟通能力是一种技能,是可以通过后天学习和不断训练得到的。沟通技巧的学习过程就像学习其他技能一样,必须边学边练,活学活用,才能有所提高。

6.情景性　任何人际沟通都是在一定的情景下进行的,可见情景因素始终对人际沟通产生制约作用。情景因素包括社会性、心理性、空间性、时间性等可能影响人际沟通的相关因素,这些因素可能有利于人际沟通的进行,也可能导致特殊的沟通障碍的产生。

According to the information communicated, the American psychologist Powell proposed five levels of communication. As the degree of mutual trust increases, the levels gradually increase, and the information communicated further increases.

- General communication only expresses superficial, superficial and socially entertaining topics.

- Transactional communication is a way of speaking that only lists objective facts. It does not add personal opinions or involve the relationship between people. It only needs to accurately convey the information or content of the communication to the other party.

- Shared communication is a higher level of communication than stating facts.

- Emotional communication is more difficult to achieve. It is only easy to achieve when you have mutual trust and a sense of security.

- Resonant communication means that the two interacting parties have reached a short – term "consistency" feeling, or knowing their experiences and feelings without speaking to the otherparty.

The characteristics of interpersonal communication are purpose, symbolism, dynamic, relational, learning, and contextual.

三、人际沟通的原则(Principles of interpersonal communication)

人们要想有效地进行沟通,除了需要具备良好的文化素养和语言表达能力之外,还得遵循一些基本的原则。

1.尊重的原则　尊重是人际沟通的首要原则。在与人沟通中,人们只有学会尊重,才会有真正意义上的沟通。不是所有的沟通都能达成共识,观点冲突、意见相左是常有的事。人们需要学会尊重他人的观点和意见,不要马上否定对方,要抱着谦虚的态度,寻求解决问题和矛盾的最佳方法。

2.理解的原则　理解是人际沟通的润滑剂,懂得理解的人,其人际沟通能力通常较强。促进理解的最佳方式是换位思考。孔子说:"己所不欲,勿施于人。"学会换位思考,即站在对方的立场上,感受和理解对方的情绪、立场和感受等,沟通过程中如能设身处地、将心比心,站在他人的角度思考和处理问题,就比较容易找到解决问题的方法。尤其在发生冲突和误解时,当事人如果能够把自己的观点放在对方的观点之后,多想一想对方的看法,在理解对方立场和初衷的前提下统一标准,进而求同存异、消除误会,是达到有效沟通的关键。

3.真诚的原则　用真诚的态度去与他人沟通,往往会得到意想不到的效果,即使一个人不善言辞,但只要有真诚的沟通态度,也可以建立起良好的人际沟通和人际交往关系。

4.恰当使用身体语言　研究发现,人在一言不发的情况下也会不经意地流露真情实感,但是多数人全然不在意这些信号,于是在沟通中出现很多障碍和不愉快。身体语言在沟通交流中占有重要地位,不仅能作为口语的补充,而且通常还能主导交谈的进行。例如交谈时,声调的变化、身体前倾或后仰的姿势、眨眼次数等,能体现一个人的感觉和想法,如信任感、期待感等,直接影响着沟通的结果。因此,身体语言的正确表达是一个非常重要的原则。

5.富有情感的交流　人是感情动物,人们期待充满爱的相处,富有情感的交流。与患者沟通时,护士的语言充满情感,最能打动患者,彼此在心理上相互接纳、尊重对方、理解对方,才能去专注聆听、耐心交流,真实的情感交流让对方感受到真诚、坦然,从而愿意进行顺畅的交流,达到有效沟通的目的。落实治疗和护理措施时,护士的服务充满关爱的情感,能帮助患者消除身体上、心理上和精神上的病痛。

6.满足对方的需要　沟通是相互的交流,不是单纯的信息传递和表达,满足对方的需要是进行有效沟通的关键。只有真正满足对方内在和外在的需要时,双方的谈话气氛、语气才会融洽,沟通才能达到目的。例如,当重症监护室患者家属没在规定时间要求探视患者,护士拒绝家属探视时既要说明原因,又要满足患者家属的需要,即把患者的详细情况告知家属,让其心理和情感上的需要得到满足。每个人都想参与到沟通中,陈述者应保持虚心交流的心态,不时询问对方的意见,尽量求同存异,达成共识。

Respect is the first principle of interpersonal communication. Understanding is the lubricant of interpersonal communication. Communicating with others with a sincere attitude will often get unexpected results. Body language occupies an important position in communication. Humans are emotional animals, and people look forward to loving and emotional communication. Meeting each other´s needs is the key to effective communication.

四、人际沟通的类型(Types of interpersonal communication)

人际沟通按不同的分类标准可分为多种类型。

(一)按人际沟通的符号分类

按人际沟通的符号分类,人际沟通有语言性人际沟通和非语言性人际沟通两种方式。语言性人际沟通是指以语言和文字符号系统实现的沟通,包括有声语言沟通(口头语言沟通)和无声语言沟通(书面语言沟通)。非语言性人际沟通是借助仪容、服饰、眼神、表情、身体姿势、动作、社会距离和环境等符号进行的沟通,包括静态语言、动态语言和副语言等。

1.语言性人际沟通　语言沟通是一种最有效、最准确、运用最广泛的沟通方式,语言带有情绪,所有语言都是心声的表达,是人们最直接的交流工具。语言性人际沟通就是使用语言、文字符号赋予一定意义的方式进行信息传递的过程,包括口头语言沟通和书面语言沟通。

(1)口头语言沟通:简称口语沟通,是最常见、最直接、最方便、最有效的沟通方式,可以通过面对面谈话、讨论、调查、会议、电话、讲课和演说等方式进行。口语沟通传递速度快,反馈及时,降低了在信息交流中发生误解的可能性,并且提高了沟通的有效性。但是口语沟通也有一定的缺陷。比如,在接收信息的过程中,每个人都可以根据自己的理解,按照自己的方式对信息进行删减和诠释。所以,当信息传递结束时,其内容有可能与原本的含义存在重大偏差,内容的失真程度较大。

(2)书面语言沟通:书面语言沟通是借助书面文字材料进行的信息交流与传递,沟通者可以通过阅读和写作来进行沟通。主要涉及的有信函、广告、传真、报告、备忘录、论文、期刊、著作、布告、便条等。它具有比口头语言沟通更为正式、逻辑性强、有形展示、便于持久保存、可备查阅的优点。不足之处是缺乏灵活性,一旦形成正规的出版物就具有严肃性、规范性和法律效应,即使有错也不能及时修改或不可以更改;缺乏互动性,缺乏特定的情境和语气,对信息的整体性感受不如口语沟通;准备起来费时,作者需要不断学习和积累,并具备良好的写作能力。

2. 非语言性人际沟通　所谓"非语言沟通",是指不使用语言的沟通。如我们的仪表、服饰、表情、空间等,都在向他人传递着某种信息。可以说是"眉来眼去传情意,举手投足皆语言"。非语言沟通是语言沟通的自然流露和重要补充,能使沟通的信息含义更加明确、圆满,发挥着不可替代的作用。

许多非语言行为是无意识的,但同样真实地表达出人的思想和感情。当肢体语言所传递的信息与语言不符时,往往肢体语言的反应更真实。所以,在人际沟通交流中把握非语言沟通的行为方式,有助于倾听者对信息的理解。非语言性人际沟通包含动态语言、静态语言和副语言等。

(1)动态语言:动态语言可根据所使用的符号系统分为眼神、表情、仪态等。

(2)静态语言:静态语言是指以服饰、妆容、环境、空间和时间等一些处在相对稳定状态下的非语言信息。

(3)副语言:副语言又称辅助语言,社会科学家用副语言来形容非语言的声音信息,它不仅包括音质、振幅、音调、停顿、流畅、语气和速度等声音要素,还包括哭声、笑声、叹息声、打喷嚏和咳嗽声等功能性发声。运用副语言,可以使相同的字词表达出不同的意思。

(二)按人际沟通的渠道分类

按人际沟通的渠道,人际沟通分为正式沟通和非正式沟通。

1. 正式沟通　正式沟通是指在一定的组织机构中通过明文规定的渠道进行信息的传递与交议等。例如,上级向下级下达指示、发送通知,下级向上级呈送材料、汇报工作,定期或不定期的会议。

2. 非正式沟通　非正式沟通是指除正式沟通渠道之外的信息传递与交流。非正式沟通是人们以个人身份进行的人际沟通活动,如人们私下交换意见、讨论某人或某事、传播小道消息等。

(三)按人际沟通有无信息反馈分类

按人际沟通有无信息反馈,人际沟通分为单向沟通和双向沟通。

1. 单向沟通　单向沟通是指信息发出者只发送信息,信息接收者只接收信息的沟通过程,如做报告、大型演讲等。单向沟通具有接受者面广、信息传递速度快、不易进行反馈、容易形成误解等特点。

2. 双向沟通　双向沟通是指信息发出者与信息接收者之间进行的双向信息传递与交流,如交谈、协商、谈判等。在沟通中沟通双方位置不断变换,沟通双方往往既是发送者又是接受者。双向沟通具有信息内容较为准确、有利于联络感情、增强信息接收者的信心、信息传递速度较慢等特点。

(四)按照对媒介的依赖程度分类

按照对媒介的依赖程度,人际沟通可分为直接沟通和间接沟通。

1. 直接沟通　直接沟通是指人类运用自身固有的手段,不需要沟通媒介即可进行的人际沟通,如谈话、演讲、上课等。直接沟通是人际沟通的主要方式。

2. 间接沟通　间接沟通是除了依靠传统的语言、文字外,还需信件、电话、电报、网络等媒介才能进行的人际沟通。尽管间接沟通在人际沟通中的比例不是很大,但这种沟通方式日益增多,大大拓宽了人际沟通的范围,让远隔千万里的两个人可以通过电话、信件、E-mail 等像面对面一样地交流信息。

(五)按人际沟通的流向分类

1.纵向沟通 纵向沟通是指沿着组织的指挥链在上、下级之间进行的信息传递,又可进一步分为上行沟通渠道和下行沟通渠道两种形式。例如,病区护士长向科护士长汇报病区工作情况,再由科护士长向护理部主任汇报病区工作情况。这种情况是上行沟通。

2.横向沟通 又称为水平沟通,是指组织系统中层次相当的个人及团体之间所进行的信息传递和交流。

(六)按人际沟通的目的分类

根据沟通目的不同,人际沟通还可分为告知型沟通、征询型沟通和说服性沟通3类。

1.告知型沟通 告知型沟通是以告知对方自己的意见为目的的沟通,通常采取语言沟通方式进行,要求沟通信息明了、准确。沟通的语速、语调、语气和重读等都可能影响沟通效果。如护患之间的健康教育谈话。

2.征询型沟通 征询型沟通是以获得期待的信息为目的的沟通,一般采取提问方式进行。要求真诚、谦虚和有礼貌。常用于护理查房。

3.说服型沟通 说服型沟通是以改变态度为目的的沟通,主要采取说理的方式进行。因说服型沟通是以改变他人的观点、思想、情感和态度为目的,而非仅以传达到和被人接收到为结束,故具有较大的难度。常见的说服型沟通有批评、规劝、调节和争议等。

(七)按人际沟通的内容分类

按人际沟通的内容,人际沟通分为思想沟通、信息沟通和心理沟通。

1.思想沟通 思想沟通是指意识形态,包括哲学观点、政治观点、法律观点及伦理道德方面的沟通。

2.信息沟通 信息沟通是指知识的传递与交流。在这个信息爆炸的时代,人们每时每刻都在进行信息交流。

3.心理沟通 心理沟通是指心理活动方面的信息传递与交流,包括情感沟通、兴趣沟通、性格沟通等。

Interpersonal communication can be divided into many types according to different classification standards.

- There are two ways of interpersonal communication: verbal interpersonal communication and non-verbal interpersonal communication. Linguistic interpersonal communication refers to the communication realized by language and text symbol system, including voiced language communication and silent language communication. Non-verbal interpersonal communication is communication with the help of symbols such as appearance, clothing, eyes, facial expressions, body posture, movement, social distance and environment, including static language, dynamic language and paralanguage.

- According to the channels of interpersonal communication, interpersonal communication is divided into formal communication and informal communication.

- According to whether there is information feedback in interpersonal communication, interpersonal communication is divided into one-way communication and two-way communication.

- According to the degree of dependence on the media, interpersonal communication can be divided into direct communication and indirect communication.

- According to the flow of interpersonal communication, it can be divided into vertical communication and horizontal communication.

● According to different communication purposes, communication can also be divided into three types: informative communication, inquiry communication, and persuasive communication.

● According to the content of interpersonal communication, interpersonal communication is divided into ideological communication, information communication and psychological communication.

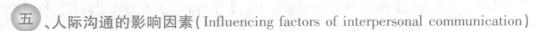

五、人际沟通的影响因素(Influencing factors of interpersonal communication)

人际沟通过程中的影响因素有很多,如何达到有效沟通,与沟通双方的很多因素有关。人际沟通的影响因素主要包括以下几个方面。

(一)环境因素

1. 物理环境因素　物理环境是指沟通进行的场所,包括环境的安静度、氛围、距离等。

(1)安静度:安静的环境是保证口头语言沟通的必备条件。环境中的噪声,如电话铃声、开关门窗的碰撞声、嘈杂的脚步声等,以及与沟通无关的谈笑声都会影响沟通的正常进行。因此,在与人沟通时,应该尽量选择一个安静的环境,注意排除噪声源,以增强沟通效果。

(2)氛围:如房间光线昏暗,沟通者无法看清对方的表情;室内温度过高或过低,以及房间的气味难闻等都会影响沟通者的注意力;简单庄重的环境布置和氛围,有利于沟通者集中精神,进行正式而严肃的会谈,但也容易使沟通者感到紧张和压抑;色彩亮丽活泼的环境布置,可使沟通者放松、愉快,有利于随意交谈。

(3)距离:沟通过程中沟通双方保持的距离不同,沟通也会有不同的气氛背景。沟通双方在较近距离内进行沟通,容易形成融洽合作的气氛;在较远距离沟通时,则容易形成敌对或相互攻击的气氛。相距度不同还会影响沟通的参与程度。在日常生活中可以发现,坐在教室前排的学生与教师的关系更密切、融洽,对学习的态度也较积极,学习成绩也更好;而坐在后排的学生,则经常注意力分散,不太愿意与教师交往,有问题不愿意问教师,学习成绩也较差。

2. 心理环境因素　沟通双方在信息交换过程中是否存在心理压力将影响沟通效果,如沟通时缺乏保护隐私的条件或因人际关系紧张而导致的焦虑、恐惧情绪等都不利于沟通的进行。

(1)背景因素:背景因素是指沟通发生的环境和场景。沟通是在一定的背景中发生的,任何形式的沟通都会受到当时环境背景的影响,包括沟通者的态度、情绪、关系等。当学生正在自由交谈时,突然发现学校领导或教师在旁边,他们就会立即改变交谈的内容和方式。因此,与其说沟通是由沟通者自己把握的,不如说是由沟通背景控制的。

(2)隐秘因素:当沟通的内容涉及个人隐私,并有其他人员在场时,就会影响沟通的效果。因此,沟通者在进行沟通时应该注意环境的隐蔽性,条件允许时可以选择无人打扰的房间;无条件时注意说话的声音不要太大,尽量避免让其他人听到。

(二)个人因素

1. 心理因素　在日常生活中,沟通活动常常受到人的个性、认知、角色、情绪、态度等多种心理因素的影响,有时甚至导致沟通障碍。

(1)个性:个性是指个人对现实的态度及行为方式所表现出来的心理特征,是影响沟通的重要因素。一个人是否善于沟通及如何进行沟通,与他本身的个性密切相关。一般来说,性格内向的人不善于与人沟通,与他人沟通的愿望也不强;性格外向的人愿意与人共处,善于与他人沟通,并且沟通的愿望较强,容易获得社会信息,在公共场合中产生较大的影响。两个性格都很独立、主观性又很强的人相互沟通,往往不易建立和谐的沟通关系,甚至会发生矛盾或冲突;而独立型性格的人与顺从型性格的人相互沟通,则常常会因为性格互补而建立良好的沟通关系,有利于沟通的顺利进行。

(2)认知:认知是指一个人对发生在周围环境中的事情所持的观点。由于教育程度、个人经历和生活环境等的不同,每个人的认知范围、广度、深度及认知涉及的领域、专业都有所差异。通常来说,知识水平越接近、知识面重叠程度越大的人,越容易进行沟通;而认知水平高、知识面广的人,容易与不同认知范围和水平的人进行沟通。

(3)角色:角色是指人在社会结构或社会制度中一个特定的位置,是具有一定地位、权利和义务的人的语言、思想及行为的表现。人们所处的不同的宗教环境、政治环境或职业角色,使人们形成了不同的意识,让人们对同一信息可能做出不同的解释,导致沟通障碍。例如,不同职业的人在沟通时常有"隔行如隔山"的感觉;在组织中,地位高的人与地位低的人沟通时,地位低的人往往不敢畅所欲言。另外,信息发出者的角色身份也能影响信息接收者对信息的接受程度,如相同的信息内容,可因信息发出者是信息接收者的朋友、仇人、老板、下属、熟人,而使沟通的结果大相径庭。

(4)情绪:情绪是一种主观感觉,如愤怒、焦虑、兴奋、紧张等。情绪是一种具有感染力的心理因素,对沟通的有效性可产生直接影响。愤怒、焦虑、烦躁等负性情绪可干扰一个人传递或接收信息,而轻松愉快的正性情绪能增强一个人的沟通兴趣和能力。沟通者处于特定情绪状态时,常常会对信息的理解失真,如当沟通者处于愤怒、激动状态时,对某些信息常会过分反应,甚至产生误解;当沟通者处于悲伤、焦虑状态时,对某些信息的反应会淡漠、迟钝,也会影响沟通的进行。

(5)态度:态度是指人对接触的客观事物所持的相对稳定的心理倾向。态度可以由各种不同的行为方式表现出来,对人的行为具有指导作用。态度是影响沟通效果的重要因素,真心诚恳的态度有利于沟通的进行;缺乏实事求是的态度可引起沟通障碍。

2.生理因素 影响沟通的生理因素包括永久性的生理缺陷、暂时性的生理不适和年龄等。

(1)永久性的生理缺陷:永久性的生理缺陷包括感官功能不健全和智力发育障碍。其中,有永久性生理缺陷的人的沟通能力可能长期受到影响,人们与这些特殊对象沟通时应采用特殊的方式,如加大声音强度和光线强度,借助哑语、盲文等。

(2)暂时性的生理不适:暂时性的生理不适包括饥饿、疲劳、疼痛等,这些因素使沟通者在沟通时难以集中精力,但当这些生理不适消失后,沟通又可以正常进行。

(3)年龄:年龄也是影响沟通的因素之一,如同龄人有大致相同的经历,相对来说容易沟通。

3.文化因素 文化因素是指交流双方的社会文化背景,如信仰、习俗、价值观、种族和职业等。不同种族、民族、文化、职业和社会阶层的人由于文化背景的不同,对沟通行为所赋予的意义可能会千差万别,很容易使沟通双方产生误解。文化背景的不同对沟通带来的障碍是不言而喻的,如语言的不通带来的困难,社会风俗、规范的差异引起的误解等,这在我们社会生活中是屡见不鲜的。例如,一个美国人在一个中国家庭中做家庭教师,当孩子们很热情地请教师休息一下,吃些水果时,他的理解是:"我是不是看起来很老,力不从心了?"

4.语言因素 人的思想意念和语言文字都非常复杂,这就使得语言文字的表达范围和人们使用它的能力都具有很大的局限性,同一种事物、同一种意思会有很多种表达方式,同一种表达方式又有多重意思。如何把话说得适当、明白、恰到好处,这就需要掌握一定的语言技巧。

5.信息因素 信息的内容会影响沟通的进行。例如,与自己有关的信息比无关痛痒的信息容易沟通;有前因后果的信息比孤立的信息容易沟通;沟通的信息是好消息时,沟通的一方乐意去告知另一方,另一方也乐意接受;沟通的信息是坏消息时,沟通的一方就可能含糊其词或试探性提问,使另一方不能接受信息的全部内容或理解信息内容。一般情况下,人们对信息的兴趣程度依次表现为人一事一理论。

（三）媒介因素

沟通媒介选择不当会造成沟通错误或无效。例如，一位护士长为了表达对下属工作的不满，将同样的内容通过不同的沟通媒介表达，如使用会上公开批评或私下晤谈方式，这两种方式会产生不同的效果，以至于对护士产生不同的意义。

（四）组织因素

组织因素可分为以下两种。

1. 传递层次因素　信息传递的层次越多，失真的可能性越大。信息多传递一次，存在失真的可能性就越大。组织庞大，层次繁多，增加了信息传递过程的许多中间环节，造成信息传递的速度减慢，甚至出现信息失真或流失。因此，减少组织层次和信息传递环节，才能保证沟通内容准确无误。

2. 传递途径因素　在传统的组织结构中，信息传递大多是单向进行。向上反映情况、提建议、共同讨论等沟通途径，经常出现信息传递或反馈不准确、不全面，上级的决策下级不理解或不感兴趣、下级的意见和建议上级无法接收的现象。因此，信息传递应当从多方面增加沟通的途径，畅通沟通渠道。

There are many influencing factors in the communication process. How to achieve effective communication is related to many factors on both sides of the communication. The influencing factors of interpersonal communication mainly include environmental factors, personal factors, media factors and organizational factors.

• Environmental factors include physical environmental factors and psychological environmental factors. The physical environment refers to the place where communication takes place, including the quietness, atmosphere, and distance of the environment. Whether there is psychological pressure between the two parties in the information exchange process will affect the effectiveness of the communication. For example, the lack of privacy protection conditions during the communication or the anxiety and fear caused by the tension in the interpersonal relationship are not conducive to the communication.

• Personal factors include psychological factors, physiological factors, cultural factors, language factors and information factors.

• Inappropriate choice of communication medium can cause communication errors or ineffectiveness.

• Organizational factors can be divided into delivery level factors and delivery route factors. The more levels of information transmission, the greater the possibility of distortion. Information transmission should increase communication channels from many aspects and smooth communication channels.

（郭烘宇）

任务二　护患沟通（Nurse-patient Communication）

任务目标

◆描述护患沟通的概念和特征。
◆理解护患沟通的要求。

◆运用"五习惯"护患沟通模式,正确和患者进行沟通。

护士和医生一样,都是救死扶伤的白衣天使,都应该得到全社会的尊敬。但很多时候,由于沟通不畅以及沟通方式的不正确,病患以及家属抱怨不断,护士不能快速开展自己的工作,有时还会发生纠纷和暴力冲突。所以,为了方便工作的开展,需要加强和患者的沟通,同时也需要掌握一些护患沟通的技巧。

Miscommunication and incorrect communication methods have caused constant complaints from patients and their families. Nurses cannot carry out their work quickly, and sometimes disputes and violent conflicts occur. Therefore, in order to facilitate the development of work, it is necessary to strengthen communication with patients, and at the same time, it is necessary to master some nurse-patient communication skills.

一、护患沟通的特征(Characteristics of nurse-patient communication)

护患沟通是指护士与患者及其家属进行的沟通,是护士人际沟通的主要内容。护患沟通的主要内容是与患者的疾病及护理直接或间接相关的信息,同时也包括双方的思想、感情、要求等多个方面。护患沟通除了具有人际沟通的一般特征外,还具有其独有的特征。

1. 特定内容的沟通　护患沟通是一种专业性、工作性的沟通,有特定的内容要求。护患沟通内容主要涉及患者在患病住院期间遇到的生理、心理、社会、精神、文化等方面的问题。

2. 以患者为中心的沟通　护患沟通应该以患者为中心,以促进和恢复患者健康和保障患者生命安全为目的,以"始于患者需求,终于患者满意"为护理理念,同时应尊重、理解、信任、同情和关怀患者。

3. 多渠道的沟通　护患沟通不仅涉及护士与患者,还涉及护士与患者家属、护士与护士、护士与医生及其他相关健康工作人员的沟通。

4. 复杂的沟通　护患沟通需要护士应用护理学、心理学、社会学、医学等专业知识,并根据患者的性别、年龄、疾病性质、文化程度、心理状态等特点来组织沟通的内容,并采用恰当的沟通方式,与患者进行有效的沟通,以满足患者的需求。

5. 保护隐私的沟通　护患沟通的内容有时涉及患者的隐私,具有一定的法律及道德意义,护士要自觉地保护患者的隐私,不能在患者未授权的情况下散播。

In addition to the general characteristics of interpersonal communication, nurse-patient communication also has its own unique characteristics:

- Nurse-patient communication is a professional and work-based communication with specific content requirements. The content of nurse-patient communication mainly involves the physical, psychological, social, spiritual, and cultural problems encountered by the patient during the hospitalization.

- The nurse-patient communication should be patient-centered, with the purpose of promoting and restoring the patient's health and ensuring the safety of the patient's life, with the nursing concept of "starting with the patient's needs and ending with the patient's satisfaction", and at the same time respecting, understanding, trusting, sympathizing and caring for the patient.

- Nurse-patient communication involves not only the nurse and the patient, but also the communication between the nurse and the patient's family, nurse and nurse, nurse and doctor, and other related health workers.

● Nurse – patient communication requires nurses to apply professional knowledge of nursing, psychology, sociology, medicine, and organize the content of communication according to the patient's gender, age, nature of the disease, education level, and psychological state, and adopt appropriate communication methods. Communicate effectively with patients.

● The content of nurse–patient communication sometimes involves the privacy of the patient, which has certain legal and moral significance. Nurses are required to consciously protect the privacy of the patient and cannot be disseminated without the patient's authorization.

二、患者对护患沟通的要求(Patient's requirements for nurse–patient communication)

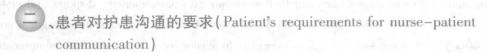

护患沟通是以患者为中心的沟通,因此关注患者对护患沟通的要求是提高护患沟通效果的根本所在。护患沟通主要涉及以下方面。

1. 态度　良好的态度体现了护士对患者的人性化关怀,患者对护士的态度要求主要是"态度和蔼""有耐心""主动询问""及时应答"等。良好服务态度的外在表现:认真负责、积极主动、热情耐心、细致周到、文明礼貌、尊重患者,使患者产生亲切感、热情感、朴实感、真诚感等。因此在护理工作中护士应加强自身素质建设,培养良好的情绪和自我控制能力,维持平和、良好的心态,在临床工作中展现出患者满意的服务态度。

2. 沟通内容　在临床工作中,护患沟通可分为社交性沟通和治疗性沟通。社交性沟通的目的是沟通双方友谊的建立或需要的满足;治疗性沟通的目的是为患者提供身心支持并解决问题。患者期望护士能够提供专业化的知识与技能。患者提出了护患沟通内容的需求,主要为"与治疗护理相关的信息",部分患者还提出"精神需求"及"生活信息需求"。因此,护士必须建立"以患者需求为导向""以治疗护理信息为核心"的沟通机制,营造和谐的护理氛围,鼓励和引导患者提出疑问,根据患者实际情况制定合理的沟通方案,给患者提供需求的信息。

3. 换位思考　患者期望护士能够换位思考,理解自己的想法和情绪。因此,在护患沟通中,护士需要站在患者的角度看问题,理解患者的实时感受,培养自己的共情能力。

Patient's requirements for nurse–patient communication:

✓ Help establish a good nurse–patient relationship.

✓ Active and effective communication between nurses and patients helps nurses collect information about patients' diseases.

✓ Contribute to the achievement of care goals.

✓ Help improve the quality of care.

✓ Contribute to the smooth progress of nurse's work.

三、"五习惯"护患沟通模式(Five Habits Nurse–patient communication model)

"五习惯"护患沟通模式是由刘新春教授提出的。"五习惯"护患沟通模式以美国 Kaiser Permanente 医疗集团 Terry Stein 和 Richard M. Frankel 博士研发的"四习惯"沟通模式为基础,包括 5 个习惯、15 个技能。

1. 尊重示善,融洽关系

(1)迅速建立融洽关系:用礼貌语问候患者;向患者及家属做自我介绍;对患者的耐心等候表示感谢;使用平等、友好的对话方式;向患者传递已了解到的病史信息;向患者表达愿意提供帮助的意愿。

(2)介绍就医环境、流程:向患者介绍就医环境、布局和大致就医流程。

2. 了解病情,引导观点

(1)询问患者就诊原因:使用开放式提问了解患者的就诊原因;在交流和护理时注意保护患者隐私。

(2)了解患者的想法:询问患者对自身疾患或症状的想法和观点。

(3)了解患者的生活所受到的影响:询问患者身体不适给其日常生活、工作、家庭等带来的影响;询问患者的情绪感受。

3. 表达共情,建立信任

(1)对患者的情感表达持开放态度:注意患者的身体语言和语音语调的变化。

(2)至少表达一次对患者的同情:使用诸如"嗯,那确实挺难受的"回应,表达对患者的同情和理解。

(3)通过非语言行为传递共情:使用停顿、沉默、触摸或面部表情表达对患者的理解和同情。

4. 风险告知,知情同意

(1)向患者解释检查、治疗、护理相关信息:向患者解释诊疗护理程序、措施、地点、医疗花费等;使用通俗易懂的语言,避免使用专业术语。

(2)向患者解释检查、药物、治疗存在的风险和副作用:必要时,向患者补充解释检查、药物、治疗、护理手段可能带来的副作用;评估患者是否已经真正理解。

(3)请患者签署知情同意书:除了做好口头交代,必要时做好文字记录,请患者签署知情同意书;重大疾病(如脑外伤昏迷、癌症),可与患者家属先沟通,必要时签署授权委托书。

5. 分享信息,协商决策

(1)与患者或家属交流疾病的相关信息:告知疾病护理相关信息;评估患者或家属是否已真正理解获知的信息。

(2)为患者做健康教育:向患者推荐健康生活方式;向患者提供相关资料和信息渠道。

(3)邀请、鼓励患者参与决策:向患者提供备选方案,分析利弊,提供合理化建议;尊重患者的选择。

(4)结束交流,询问患者是否还有需要了解的问题;向患者强调积极持续治疗的重要性。

Respect and show kindness, harmonious relationship:

√ Understand the condition and guide the point of view.

√ Risk notification and informed consent.

√ Help improve the quality of care.

√ Share information and negotiate decisions.

(郭烘宇)

任务三 治疗性沟通(Therapeutic Communication)

任务目标

◆ 描述治疗性沟通的概念和特点。
◆ 运用治疗性沟通的技巧进行治疗性沟通。

治疗性沟通的双方是护士和患者,沟通的内容属于护理范畴内与健康有关的专业性内容,是一般性沟通在护理工作中的具体应用。治疗性沟通是护士围绕患者的健康问题进行的具有服务精神的、和谐的、有目的的、可以起到治疗作用的沟通行为。

The two parties of therapeutic communication are nurses and patients. The content of communication belongs to the professional content related to health in the nursing field, and it is the specific application of general communication in nursing work. Therapeutic communication is a service–spirited, harmonious, purposeful, and therapeutic communication behavior carried out by nurses around patients' health problems.

一、治疗性沟通的基本知识(Basic knowledge of therapeutic communication)

治疗性沟通是护患双方围绕患者的健康问题而进行的有目的的、高度专业化的沟通,是可以起到治疗作用的沟通行为。治疗性沟通是收集患者健康资料、进行健康教育的重要方法,它要求护士对沟通的时间、地点、目的、内容及形式进行认真的组织、安排及计划并实施,最后评价沟通的效果。治疗性沟通能帮助患者进行身心调适,使患者从疾病状态向健康方向发展,能应对应激、调整适应,并与他人和睦相处。

1. 治疗性沟通的特点 治疗性沟通具有以患者为中心、有明确的沟通目标和目的、沟通的发生是不以人的意志为转移、沟通需要护患双方不同程度的自我暴露等特点。

2. 治疗性沟通的目的

(1)建立一个互相信任的、开放的良好护患关系,这是有效护理的根本保证。

(2)收集患者的有关资料,给患者提供必要的知识和教育。

(3)观察非语言性行为,如兴奋、激动、紧张、急躁、战栗等,以了解患者的情绪和态度。护士亦可通过非语言行为表示对患者的支持,如通过眼神表示倾听患者的叙述,露出同情的面部表情及轻轻地抚摸达到移情的效果,使患者感到安全与欣慰。

(4)与患者共同讨论确定需要护理的问题。

(5)能与患者合作,制订一个目标明确、行之有效的计划,并通过共同努力达到预期。

3. 治疗性沟通的原则

(1)目的原则:护患之间的沟通是以满足患者需求、促进患者康复为目的,并有特定的专业性内容,因此,沟通交流时应围绕交流的目的来进行。

(2)易懂原则:沟通时,应根据患者的职业、年龄、文化程度、社会角色等情况选择不同的沟通方式,使治疗性沟通的过程通俗易懂,方便患者理解并接受沟通内容。

(3)和谐原则:沟通时应以友善的态度、礼貌的语言与患者建立良好的关系,创造和谐的沟通氛围。

(4)尊重原则:护士在与患者沟通时,要尊重患者的自主性,考虑他们的感受、尊重他们的选择,要认真倾听患者的意见和心声,不要把自己的主观意愿强加给患者。

4.治疗性沟通的分类

(1)指导性沟通:指导性沟通指由护士来解答患者所提出的问题。护士在进行此类沟通时,要显示出相当的权威性,语调要沉稳,语气要肯定。在做规章制度宣教、指导性宣教时,一定要向患者讲清楚这样做的原因,让患者理解其目的。

(2)非指导性沟通:非指导性沟通属于商讨问题形式的沟通,患者在护士的支持和促进下,运用自身潜能找出问题、面对并解决问题,患者有较高的参与程度。

- Therapeutic communication is a purposeful and highly professional communication between the nurse and the patient around the patient's health problems. It is a communication behavior that can play a therapeutic role.

- Therapeutic communication has the characteristics of being patient–centered, having clear communication goals and objectives, the occurrence of communication is not shifted by human will, and communication requires varying degrees of self–exposure between the nurse and the patient.

- Therapeutic purpose of communication is to establish a trusting, open a good nurse–patient relationship, to work with patients to develop a targeted, effective programs, and through joint efforts to meet expectations.

- Communication should be carried out around the purpose of communication. The process of therapeutic communication is easy to understand, which is convenient for patients to understand and accept the content of communication. Create a harmonious communication atmosphere. Listen carefully to the opinions and voices of the patients, and do not impose your subjective wishes on the patients.

- Therapeutic communication is divided into instructional and non–instructional communication communication.

二、治疗性沟通在护理操作中的应用(Application of therapautic communication in nursing work)

1.操作前的沟通
(1)亲切礼貌地问候患者并进行自我介绍。
(2)向患者讲解操作的目的和意义。
(3)简要讲解方法,提高患者对护理操作的知情程度,减轻其焦虑心理。

2.操作中的沟通
(1)对患者的感受予以重视,并视情况做出相应调整。
(2)使用安慰性语言,转移患者注意力。
(3)使用鼓励性语言,增强患者信心。

3.操作后的沟通
(1)询问患者的感觉,是否达到预期目标。
(2)交代应注意的问题。
(3)感谢患者的合作,并询问患者有无其他需要。

Application of therapeutic communication in nursing work：

● Greet the patient and introduce himself before the operation，explain the purpose and significance of the operation to the patient，and briefly explain the method.

● Pay attention to the patient's feelings during the operation，and make corresponding adjustments according to the situation.

● After the operation，ask the patient how he feels and whether he has achieved the expected goal. Explain the issues that should be paid attention to. Thanks to the patients for theircooperation，and ask the patients if they have other needs.

三、治疗性沟通的技巧（Therapeutic communication skills）

1. 注意外在形象　仪表举止等外在形象对护士良好的第一印象的形成至关重要，护士应做到仪表端庄、服饰整洁、面带微笑、态度和蔼。

2. 运用文明语言　护士与患者接触最多，语言沟通对疾病转归就显得尤为重要。护士通过安慰性语言，给患者以温暖，使患者有战胜疾病的信心。护士使用问候性语言易于与患者建立相互信赖、信任的关系。与年轻人交谈时注意避免使用教训式的语言，以免引起反感；与老年人交谈时应使用尊重、体贴的语言，使老年患者产生信赖和亲切感，增强交流效果。

3. 倾听　信息交流中最重要的技巧是应把全部注意力集中在对方身上，这样能使患者感到亲切和关心。护士通过耐心、细致的倾听，可以较为全面、真实地了解患者生理、心理情况，理解患者的内心感受。

4. 提出合适的问题　在实施治疗和护理的过程中，当患者感到顾虑和不理解时，鼓励其提出问题并进行有效的沟通，有助于治疗和护理及时准确地进行，以利于患者的康复。针对患者提出的问题，应以实事求是的态度作答，不知道的查阅有关资料后再回答，让患者树立战胜疾病的信心。

5. 共情　在与患者的交往中，让患者感受到护理人员的同情和体贴很重要，使用一些关心、体贴的语言与患者交流，要朴实自然、真诚地表达自己的关心和同情，让患者真正感受到护士的关心和体贴。在与患者交往中设身处地为患者着想，经常设法调整，选择最易被患者接受的方式进行沟通。

（1）对于发怒的患者：护士应首先确认患者是否真的发怒，然后以语言性沟通或非语言性沟通表示对患者的理解，再帮助患者分析原因并进行规劝。有效地对待患者的意见和要求，重视并满足患者的合理需求是较好的解决办法。

（2）对于哭泣的患者：最好能陪患者待一会（除非他愿意独自待着），可以轻轻地安抚患者。在患者停止哭泣后，用倾听的技巧鼓励其说出流泪的原因。

（3）对于抑郁的患者：抑郁的患者常说话较慢、反应少且不自然，护士应以亲切、和蔼的态度提出一些简短的问题，并以实际行动使患者感受到护士的关心和照顾。

（4）对于病情严重的患者：与病情严重的患者交谈应尽量简短，不要超过 10 min；对无意识的患者，可持续用同样的声音说话，或用触摸等方法加强沟通效果。

（5）对于感觉有缺陷的患者：如听力障碍者，讲话时应让患者看到脸部和口形，并用手势和脸部表情来加强信息的传递；视力不佳的患者，在走进或离开病房时都要告诉患者，并告知自己的姓名，及时对对方所听到的声音做出解释，避免或减少传达非语言性信息，为这些患者补充因感觉缺陷而被遗漏的一些内容。

（6）对于语言障碍的患者：因此类患者无法表达，应尽量使用一些简短的句子，可以用"是""不是"或点头来回答,给对方充分的时间,态度要和缓,不可过急,也可用文字进行交流。

When communicating, pay attention to the external image, use civilized language, pay attention to listening during the communication process, and ask appropriate questions. In the interaction with the patient, it is important for the patient to feel the sympathy and consideration of the nursing staff.

实训项目一　情景模拟——人际沟通的原则

【实训目的】
通过实训,掌握人际沟通的原则,并能够在实际沟通中正确应用。

【实训准备】
1. 环境准备　礼仪一体化教室或模拟病房。
2. 用物准备　情景模拟道具。
3. 学生准备　学生衣帽整齐,符合护士规范要求。

【实训情景】
某医院是无烟医院,不但病房和门诊楼内禁止吸烟,原本在病房楼外设置的吸烟区现在也不允许吸烟了。这一天,一个急诊患者刚刚完成手术,被送入了病房。因为患者的病情较重,家人非常忧虑。一个男性家属便来到病房楼下的角落中,一边抽烟一边和其他亲人打电话。

【实训方法】
按照自由组合的原则,将全班同学分为若干个6人一组的小组。
1. 情景模拟　请一位同学扮演正在抽烟的患者家属,其他同学扮演看到这个情景的病房护士。扮演护士的同学根据医院的规章制度,要上前劝解患者家属遵守医院的规定,自行熄灭手中的香烟。注意,在劝解的过程中,要执行人际沟通的原则,尽可能圆满地完成此项任务。
2. 小组讨论　根据大家的情景模拟情况,讨论每个人最终的结果与感受,同时自己总结自己表现中的优点和缺点。
3. 教师点评　根据大家的模拟情况,教师给予指导,并针对具体的环节进行总结,如沟通时的语气、动作、表情及语言组织等。

【实训评价】
在人际沟通中是否遵循基本的原则,做到尊重、理解、真诚、富有情感,并恰当使用身体语言。

实训项目二　治疗性沟通能力训练

【实训目的】
正确使用护理操作用语,关心、爱护患者。

【实训准备】
1. 环境准备　礼仪一体化教室或模拟病房。
2. 用物准备　情景模拟相关道具和案例材料。
3. 学生准备　学生衣帽整齐,符合护士规范要求。

【实训方法】
实训内容为操作前解释、操作中指导、操作后嘱咐。课前分组,学生设计典型案例情景,进行角色分工,课上进行角色扮演。

【实训评价】

教师根据考核评估表对小组成员进行考核,重点考核扮演护士角色的同学,填写考核评估表。小组内成员得分相同。治疗性沟通能力训练考核评估表见表7-2。

表7-2 治疗性沟通能力训练考核评估表（护理操作用语）

班级_____ 学号_____ 姓名_____ 总分_____ 评价教师_____

项目	内容	应得分	扣分及原因	实得分
操作前解释 （25分）	亲切、礼貌地称呼患者	5		
	自我介绍	5		
	解释本次操作的目的和意义	5		
	介绍操作步骤、患者在操作过程中的感觉和配合方法	5		
	做出承诺,征得患者同意后再准备操作	5		
操作中指导 （30分）	操作中指导患者配合的方法	5		
	询问患者有无不适	5		
	观察患者的反应	5		
	对患者的感受给予重视,并视情况做出相应的调整	5		
	用恰当的方法转移其注意力	5		
	使用鼓励性语言,使患者增强信心	5		
操作后嘱咐 （30分）	询问患者的感觉	5		
	观察是否达到预期的效果	5		
	交代注意事项	5		
	协助患者摆好体位	5		
	感谢患者的配合	5		
	询问患者有无其他需要	5		
情景设计（5分）	选取临床典型护理操作案例,情节合理	5		
综合素质（10分）	仪表端庄,态度热情,尊重患者	10		

课件

课后习题

知识拓展

（郭烘宇）

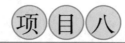

项 目 八

护理工作中的语言沟通
(Language Communication In Nursing Work)

语言是人类最重要的沟通工具。语言,是在满足人类的社会交际需要的基础上而产生、存在和发展的,它是维系人际关系的纽带,是人类交往的工具。西方医学之父希波克拉底早在公元前400年说过:"医学有两件东西可以治病,一是药物,二是语言。"

护理工作中的
语言沟通

在护理工作中语言是沟通的钥匙,护理人员通过语言沟通采集病史、收集资料、核对信息、进行心理护理和健康教育等。可以这样说,语言沟通贯穿于护理工作的始终。

Language is the most important communication tool for human. Language emerges, exists and develops for meeting the needs of human communication. It is a link of maintaining relationships and a communication tool. Hippocrates, the father of western medicine "There are two things of healing patients, one is medicine, the other is language." said, In 400 BC.

Language is the key of communication in nursing. Nurses collect medical history, information, check, and conduct mental nursing and health education by language communication. It can be said that language communication runs throughout the nursing.

任务一 护理语言沟通概述(Overview of Nursing Language Communication)

任务目标

◆理解护理语言沟通的内涵。
◆遵循护理语言沟通的原则。

在社会交往中,语言是人类特有的一种交往工具,是人类文明的重要标志,是传递信息的第一载体。随着护理学的发展及整体护理模式的实施,语言在护理工作中的作用越来越被人们重视,护士如果不掌握语言沟通技巧,将在护理工作中寸步难行。

With the development of nursing science and the implementation of the overall nursing model, the role of language in nursing work has been paid more and more attention. If nurses do not master language communication skills, they will have difficulty in nursing work.

一、护理语言沟通的内涵(Connotation of language communication in nursing)

护理语言沟通是指在护理环境中护理人员与患者或其他相关人员之间以语言为中介进行沟通交流的行为,它以护理过程中护理人员的言语行为为主要研究对象。在护理环境里,透过人类最直接的、最形象性的、最活跃的思维表现形式——语言,人们能深切感受到始终贯穿于护理过程的人文关怀和医学的人文本质。

语言是思维的工具,也是交流的工具,是人类文明成果的结晶。随着医学技术的进步、社会的发展,医学逐渐由单纯的生物医学模式转变为生物-心理-社会医学模式,护理科学也被引向新的发展方向——护理学不能只求了解病体,同时必须了解患者并与之沟通。因而,良好、畅顺的护理语言沟通,不仅可以全面、科学地传达、解释、反馈医学信息,而且可以有效调适患者心理情绪,缓解护患矛盾,建立和谐的护患关系,取得疾病治疗的最佳效果。

Language communication in nursing is the behavior of communication by language between nurses and patients or other relevant persons. It takes the verbal behavior of nurses as the main research object in nursing.

Good and smooth nursing language communication can not only convey, explain and feedback medical information comprehensively and scientifically, but also effectively adjust patients' psychological emotions, relieve nursing conflicts, establish a harmonious nursing relationship, and achieve the best effect of disease treatment.

二、护理语言沟通的类型(Types of language communication in nursing)

语言是人类社会的产物,人类为了生存和协调人与人之间的生产行为创造了有声语言,即口头语言。随着社会的发展和进步,有声语言因受时间和空间的限制而不能很好地满足人类交流发展的需要,于是便产生了有形语言,即书面语言。因此,护理语言沟通主要包括口头语言沟通和书面语言沟通两种类型(表8-1)。

(一)口头语言沟通

口头语言沟通是人们利用有声的自然语言符号系统,通过口述和听觉来实现的,即人与人之间通过对话来交流信息、沟通心理。口头语言沟通包括演讲、汇报、电话、讨论等形式,是使用历史最久、范围最广、频率最高的语言交流形式,是书面语言产生和发展的基础。

(二)书面语言沟通

书面语言沟通是以文字符号为传递信息工具的交流方法。书面语言沟通是对有声语言符号的标注和记录,是口头语言沟通由可听性向可视性的转换。

表8-1　口头语言沟通和书面语言沟通的比较

类型	优点	局限性	表达方式	护理工作中的应用
口头语言沟通	信息传递范围广;速度快;反馈快效果好	易受干扰、曲解;保留时间短;不易作准备	述、说、讲、谈	治疗性沟通、询问病情变化、告知注意事项、协调工作等
书面语言沟通	沟通领域扩大;信息传递准确;可长期存储	不够及时、简便;接受和反馈慢;受文字水平影响	文件、书信、通知、记录、论文	护理记录、交班报告、护理论文、护理文书等

Language communication in nursing mainly includes oral verbal language communication and written language communication.

Oral language communication is natural language symbol system what people use sound. It achieves communication by speaking and listening. The forms of oral language communication include speech, report, telephone, discussion and so on.

Written language communication is a method of text symbols as an information transmission tool. Written language communication annotates and records by audio language symbols. It is the transformation of verbal language communication from audibility to visibility.

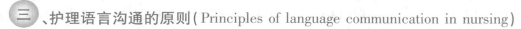

三、护理语言沟通的原则(Principles of language communication in nursing)

护理人员作为沟通的发起者,能够在特定态度下坚持相应的沟通原则,是决定良好沟通效果的核心影响因素之一。

(一)尊重性原则

尊重是确保沟通顺利进行的首要原则。护患沟通时,护士应将对患者的尊重放在首位,不可伤害患者尊严、侮辱患者人格,用平等的态度与方式进行沟通。同时,护士既要尊重患者的知情权,又必须尊重患者的隐私权,对生理缺陷、精神疾病、性病等要保密。做护理操作时,要先征得患者的同意,尊重患者的意见和习惯。对待患者,无论其年龄、职务都应平等对待,一视同仁。

(二)礼貌性原则

作为一个护理工作者,在与患者接触交流过程中,应该注重自己的语言修养,语言最基本的修养是文明礼貌,礼貌性的语言可以使患者感到温暖,融洽护患关系。护士应做到"请"字当先,"谢"字结尾,礼貌称呼,语调温和,语言优美,面带微笑。和患者沟通时,选择亲切、易于接受的称谓,可按患者的年龄、职务称患者为大爷、奶奶、小朋友、李老师、汪主任、张科长等,不应叫患者的床号。

(三)规范性原则

规范性原则是指护士在为患者提供指导和咨询时,不宜随心所欲、信口开河,而应按统一制定的规范化语言,注意语言行为的规范得体,语音清晰、用词准确、语法规范,要有系统性和逻辑性。护士在交谈时一般使用普通话,不要讲自己的方言,免得患者听不懂或产生误会。若遇见同乡的患者,可使用方言,使患者感到更亲切。

医院常用文明礼貌用语

1. 您好,请问您需要我的帮助吗?
2. 您好,我是责任护士××,负责您的护理工作,现在给您介绍一下病区的有关情况。
3. 现在给您测一下体温、血压,谢谢合作。
4. 您好,明天早晨6点以前空腹检查,今晚×点起不能吃东西不能喝水,请配合好吗?
5. 早上好,昨晚睡得好吗?
6. 这是您的药,请服下好吗?注意多喝水。
7. 您好,请问您叫什么名字?现在要给您输液,大约需要×小时,您是否需要去一下卫生间?
8. 打针有点痛,请您不要紧张,我会很轻的。
9. 非常对不起,给您增添痛苦了,请允许我再打一次好吗?谢谢。
10. 这是呼叫器,有事请按它,我会立即来的。

(四)真诚性原则

真诚性原则是人际交往的基本原则,在护患沟通过程中也尤其重要。真诚性原则的含义是真心诚意的态度,从爱心出发,加强与患者的情感交流,沟通时不讲假话、不例行公事,不将自己隐藏在专业角色后面,真实可信地与患者沟通。比如护士不要企图在患者面前扮演一个无所不知、无所不能的角色,而是按照"知之为知之,不知为不知"的方式行事。在对待职业活动时,护士应明确自己的实际能力,同时也应清楚地认识到医学能力的极限所在。在对待患者时,护士要及时向患者与家属说明情况,提出恰当的建议,解释相关的疑惑,给予适当的心理关怀与支持。

(五)准确性原则

言语行为的准确性是指语言表达必须符合语言规则或规范,也就是要符合语法。护士在语言沟通中应注意表意准确、清晰。如果护士的语言表述含糊、定义不准,就会影响信息传递的准确性,从而造成沟通障碍,甚至会影响治疗效果。临床上由于护士的语言表达不准确而造成不良影响的例子并不少见。

(六)严肃性原则

严肃性原则是指在护理工作中,护士语言的情感表达应具有一定的严肃性,要使人感觉到端庄、大方、高雅,在温柔的语态中要带几分维护自尊的肃穆,才能体现出"工作式"的交谈。如果说话声调过于抑扬顿挫或者很随便,或肢体语言过多且矫揉造作,都会给人以不严肃的感觉,致使患者产生不信任感。此外,护士在工作期间不要与患者漫无目的地长时间闲聊,也不要随便满足患者的无理要求,更不要与患者打闹嬉戏。

案例1 语言准确性

护士在为全麻患者及患者家属做术前指导时,只是简单地告诉患者家属:"你的孩子明天早上手术,不要让他吃早饭。"

当患者在术中发生呕吐,麻醉医生追问患者家属时,患者家属很自信地告诉他:"按照护士的嘱咐,我没有给孩子吃早饭,但怕孩子饿着,我给他喝了一杯牛奶。"

Respect is the primary principle of smooth communication. When nurses communicate with patients, nurses should give respect to patients firstly. They communicate with an equal attitude and way. Nurses cann't harm patients' dignity and insult patients' personality.

Courtesy language can make patients feeling warm and harmonious. Nurses should say "please" firstly and end with "thanks". When communicating, nurses should choose friendly and acceptable names which can be the patient's age or position.

Normalization is that nurses should not speak freely at their will when they provide guidance and consultation for patients. Instead, nurses should pay attention to the norms of language behavior, clear voice, accurate words, standard grammars, and keep systematic and logical.

Sincerity is the basic principle. It is sincere attitude that starts from love and strengthen emotional communication with patients. Nurses should not lie and hide themselves behind professional roles, but communicate truly and credible with patients.

The accuracy is that the language expression must conform to rules or norms. Nurses should pay attention to the accuracy and clarity in language communication.

The emotional expression of nurses language should be serious in nursing. It makes people feel dignified, generous and elegant. The tone is too cadence or casual, or too much body language will make patients feeling not serious and resulting in distrust.

（郭烘宇）

任务二　护理口头语言沟通（Nursing Oral Language Communication）

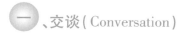

任务目标

◆ 叙述交谈的含义及素养。
◆ 叙述演讲的含义及素养。

口头语言沟通是人们利用有声的自然语言符号系统,通过口述和听觉来实现的,口头语言沟通是使用历史最久、范围最广、频率最高的语言交际形式,包括交谈和演讲等。

Oral language communication is natural language symbol system what people use sound. It achieves communication by speaking and listening. It is the longest historical, widest and used most frequently. It mainly includes conversation, speech and so on.

一、交谈（Conversation）

交谈,即交谈双方(或多方)以对话的方式,进行思想、感情、信息交流的活动过程。人与人之间需要沟通,而护患沟通的一个最主要的方式就是交谈。

交谈是以口头语言为载体进行的信息交流。如护士向患者询问病史资料、健康状况,护士之间交流思想和工作情况,科主任向护士了解病房的情况等。可以面对面交谈,也可以通过电话、网络等形式进行。

（一）交谈的特点

1.使用广泛、沟通迅速　口头语言沟通是运用最广泛的沟通形式,只要两个或两个以上的人愿意交谈,交谈就可以进行,不受年龄、性别、文化程度等因素的影响,不受时间等因素的限制,既可面谈,也可以通过电话、互联网等交谈,方便快捷。但交谈的深度、效果和持续时间,是否达到目的等会受到一定因素的制约。

2.话题多变、灵活多样　一般说来,交谈是一种比较随意、轻松的语言交际方式,特别是在非正式交谈时。它既不像谈判那样庄重,又不像辩论话题那么集中,也不像回答问题那么紧张。交谈可以就一个话题或几个话题同时展开讨论,也可以在交谈的过程中随时改变。而且交谈的时间、地点、对象、方式和策略也会因人、因事、因时而变化。交谈双方是信息发送者,也是信息接收者,听说兼顾,角色也在不断地变化。

3.运用口语、通俗易懂　交谈时所说的话一般都没有经过刻意修饰。由于人们在交谈时,主要是考虑语义的确定,对语言的形式考虑较少,因此具有句意明确、句式简短、词和复句较少的特点。同时,由于交谈双方有着特殊的交际场景,对交谈的内容或多或少有着共知的条件,所以有些话不必讲得太清楚、太详尽,就能达到沟通的目的。

4.双向沟通,听说兼顾　交谈双方既是信息发出者,也是信息接收者,所以在交谈的过程中,双方要诚恳、谦让,要顾及对方的感受和需要,要努力寻找双方共同喜爱的话题,适时控制说与听的深度与广度,才能保证交谈的进行。交谈双方在交谈过程中自始至终都是说与听的统一体。如果一方得不到对交谈内容的信息反馈,交谈就可能中止。因此,交谈的实质是交际双方信息发出与反馈的相互过程。

5.即兴发挥、随机应变　交谈双方在交谈过程中都需要把交谈的内容迅速转换为口语方式传递给对方,即在说的时候要想,听完之后能说,做到出口成章、衔接流畅。

6.借助体态,辅助交流　交谈时双方不仅可通过语句表达信息内容,还可以通过面部表情、目光、手势、姿势、点头等肢体语言辅助交流。

（二）良好的交谈素养

护士的语言素养是护士综合素质的体现,如果护士具备良好的语言沟通能力,在与患者交谈时,就会使患者能够充分理解治疗和护理的目的等,进而积极配合护士的工作,将有利于治疗和护理目标的实现。因此,护士语言修养的培养和提高尤为重要。

1.通俗性　护士与患者交谈时应坚持通俗性原则,即根据患者的认知水平和接受能力,用形象生动的语言、浅显贴切的比喻,循序渐进地向患者传授健康保健知识。护士在与患者交流时主要采用口头语言形式,应选用患者能理解的话语与之交流,用词要通俗、准确、清楚,忌用医学专业术语或医院内常有的省略句,不然就会造成护患沟通障碍。

案例2　语言通俗性

护士:"你有无尿路刺激症状?"

患者:"什么叫尿路刺激症状?"

护士:"就是尿频、尿急、尿痛嘛!"

患者:"什么叫尿频?"

护士:"就是次数多。"

患者:"多少次算次数多?"（仍然不解）

2.科学性　护士的语言应具有科学性。一方面,护士要确保言语内容正确、积极,在交谈中引

用的例证或其他资料都应有可靠的科学依据,而不能是道听途说的内容或主观、片面的说辞;另一方面,护士要坚持实事求是、客观辩证,在与患者的交谈中不可夸大或歪曲事实,既不可夸大治疗效果,也不可为了引起患者的高度重视而危言耸听。

案例3 语言科学性

肿瘤患者放疗时,每周测一次血常规,有的患者拒绝检查,主要是因为他们没意识到这种监测的目的是保护自己。

一次,护士小刘走进4床房间,说:"王大嫂,请抽血!"

患者:"不抽,我太瘦了,没有血,不抽了!"

小刘耐心地解释:"抽血是因为要检查骨髓的造血功能,例如,白细胞、红细胞、血小板等,血象太低了,就不能继续做放疗,人会很难受,治疗也会中断!"

患者:"降低了,又怎样呢?"

小刘说:"降低了医生就会用药物使它上升,仍然可以放疗! 你看,别的病友都抽了! 一点点血,对你不会有什么影响的。"

患者:"好吧!"

---

3. 治疗性 语言不仅能治病,也能致病。语言的治疗性有时可以起到药物起不到的作用,能为患者消除思想上的顾虑,使患者心情舒畅。护士在恰当的时候抚慰患者,缓和患者焦虑、紧张的不良情绪,能增强其战胜疾病的信心;反之,护士的刺激性语言可对患者形成不良影响,引起患者的不愉快、不满意甚至抑郁、恐惧等负面情绪,对健康的恢复产生消极影响,甚至导致病情加重,因此在临床工作中应避免使用。

案例4 语言治疗性

一位慢性再生障碍性贫血的患者,通过一段时间的治疗,总认为自己的病没什么好转,产生了悲观情绪。

责任护士观察到患者有好转的迹象:"您今天气色好多了! 脸上也红润了,我看了您的血细胞检查单,各项数值都比上一次检查好转了很多!"

患者听到这样的话而感到高兴,对治疗就会更有信心。

这时,护士继续说:"如果能积极配合治疗,保持均衡的营养,增强机体抵抗力,则可能康复得更快!"患者心情好,更容易接受护士的建议,能更好地配合治疗和护理。很快,患者就出院了。

---

4. 情感性 情感性语言是指带有情感性质和色彩的一类语言。有声语言始终伴随着情感,不具有情感性的语言,不具备感染力和鼓动力。护士的情感性语言是护士职业情感的真实体现,只有热爱护士职业的人,才会对患者倾注真情,使患者感受到真诚和温暖。如对胆小的患儿,护士可用儿童语言与他交谈,不要用"不听话,就给你打针"来吓唬他。

案例5 语言情感性

病房晚上9时熄灯,可是20床的家属还是不愿意走,说是患者情况不太好,想要陪着。

A护士对家属说:"我们医院规定晚上9时熄灯的,你们可以离开了。"

B护士在了解了家属不愿意离开的原因后对家属说:"我理解你的想法,但是现在是熄灯时间,病房里还有其他患者需要休息,你们可以留一个家属陪在这里,然后把日光灯换成墙灯,你看这样行吗?"

---

5. 委婉性 护士对患者不是在任何情况下都应该直言不讳,尤其是在患者诊断结果、治疗方案和疾病的预后等方面与患者或其家属进行沟通时,护士更要注意语言的谨慎、委婉。护患双方在沟

通中适时使用委婉的语言,有利于建立良好的护患关系,减少和防止护患纠纷的发生。在医院这个特殊的环境中,有许多事情是人们不希望发生但又不可避免会发生的,如谈及患者的死亡,护士应尽量避免应用患者或患者家属忌讳的语言,改用委婉的语言,如不说"死"字说"逝世""去世""走了"等;不说"尸体"说"遗体";不说"临死前"说"临终前";不说"去买死人的衣服"说"去买寿衣"等。

6. 保护性　一般情况下,医务人员实事求是地向患者说明病情和检查结果,这是对患者"知情权"的实际体现。但有时直言相告会加重患者的心理负担,带来意想不到的负面作用。比如,对于那些感情脆弱的癌症或终末期患者,如果医务人员用直接的、生硬的语言将绝症这一不良信息告知其本人,可能会引起患者强烈的心理震荡甚至心理崩溃,激发心理问题,甚至会出现自伤、自残、自杀等极端行为。因此,医务人员面对此类患者时,特别要注意采取保护性沟通手段,避重就轻,言语委婉含蓄,保护隐私,"善意欺骗"等,避免不分场合地"如实相告",最大限度地保护患者的心理和生理健康。

7. 幽默性　幽默是一剂良方,使人从痛苦的经验和情绪当中挣脱出来。幽默可以改善血液循环,激发免疫功能,增强机体抵抗力。护士根据环境气氛,患者的病情、性格适当运用幽默,可以有效地表达护士的意见,调动患者的愉悦情绪,取得事半功倍的效果。

案例6　语言幽默性

患者,向××,男,31岁,复合外伤。因上肢有多处擦伤,晨起采血时护士格外小心地避开患者伤口处,但是患者依然大喊:"疼啊,能不能轻点!"护士安抚后继续操作,消毒后穿刺,针头刚刚刺进血管,患者又喊道:"疼死我了,你会不会抽血啊!"他叫喊的同时甩了一下胳膊,针头被甩出血管外,顿时血流了出来。护士赶快松开止血带并压迫止血,此时患者开始各种谩骂。如果你是责任护士,如何平息这件事?

护士的沟通如下。

她笑着说:"向总啊,我抽血真有那么疼吗? 针还没进皮肤你就闭着眼睛喊!"

患者:"开玩笑,扎的不是你,你当然不疼!"

"向总,针眼处我给您压着,一会换那边胳膊继续抽。今天您就是再喊这血也是要抽的。待会再抽时您可以喊,但是千万别再甩胳膊好吗? 否则还有第三针的可能哦。"一边笑着说一边开始看对侧血管。

解析:青壮年男同志,对于"针"格外敏感。这样的患者,在做任何穿刺时,一定要先取得患者合作,采取灵活的沟通语言,甚至可以适当调侃幽默,稳定患者情绪的同时分散患者的注意力,而不是简单的说教。

(三)交谈的常用语言

1. 指导性语言　是指当患者不具备医学知识或者医学知识缺乏时,护士采用一种灌输式方法将与疾病和健康保健知识有关的内容教给他们,使其配合医护人员的工作以达到康复目的的一种语言表达方式。在旧的医学模式中,部分护士常常忽略应用指导性语言来加强护患之间的信任,对患者的提问不是一问三不知,就是用"去问医生"的回答来应付。随着新型医学模式的需要,绝大多数护士的服务理念也发生了明显的转变,她们愿意运用自己的专业知识为患者提供必要的专业指导,愿意尽自己最大的努力去满足患者的需求。如,早晨抽血检查肝功能时,要求患者"空腹等待",要求糖尿病患者"低糖饮食",要求肥胖患者"低脂饮食";静脉补氯化钾时,要求患者"不得调快滴速"等。

2.解释性语言　解释性语言是指当患者提出问题并需要解答时,护士采用的具有解释说明作用的语言表达方式。每个人在患病后,都会因生理和心理上的痛苦而出现情绪低落和情感脆弱,此时他们会对自己的健康状况给予更多的关注,并且非常希望能从医生和护士那里获取更多与疾病有关的信息,以减轻自己的心理压力。因此,当患者或患者家属提出问题时,护士应根据患者的具体情况给予恰如其分的解释。如,"大姐,我现在已经给您调好滴速了,您不要自己随便调快速度,您有心脏病,调快了心脏会受不了的!"

3.劝说性语言　是指当患者行为不当时,护士对其采用的一种语言表达方式。如患者在病房内吸烟,护士如果采用简单的命令性或斥责性语言,会使患者感到不舒服,如果采用劝说性语言,对患者晓之以理、动之以情,向患者讲清吸烟的危害及对疾病治疗的影响,患者就比较愿意接受。

4.鼓励性语言　是指护士通过交流,帮助患者增强信心的一种语言表达方式。临床护理工作中,主要从两个方面对患者进行鼓励:一是患者跟自卑作斗争的过程中,通过鼓励增强其自尊和自信;二是当患者犹豫不决时,通过鼓励促使其采取正确行动。护士可以用成功的经验或实例对患者进行鼓励,切忌盲目的、不切实际的鼓励。如,对康复期锻炼的患者,"您恢复得很快,一定要坚持锻炼下去!"

5.疏导性语言　主要用于心理性疾患的患者。护士在工作中应用疏导性语言能使患者倾吐心中的苦闷和忧郁,是治疗心理障碍的一种有效手段。当患者受挫时,护士婉言疏导,可以让患者把心里话说出来,使其在倾诉完后心情舒畅和满足。

6.安慰性语言　是一种使人心情安适的语言表达方式。护士安慰性语言的使用,可以在护患间产生情感的共鸣,进而稳定患者的情绪,帮助患者克服暂时性的困难,树立战胜疾病的信心,有利于疾病的治疗与康复。护士在使用安慰性语言时态度要诚恳,对患者的关心和同情要恰如其分,并设身处地地为患者考虑,避免过分做作。最巧妙的安慰方法就是在安慰中予以鼓励。如一位手术前紧张的患者,"没事的,不要紧张,麻药用上后一点也不疼,手术很快就会做完!"

7.暗示性语言　暗示是一种普遍存在的心理现象,是在无对抗态度的条件下,用含蓄、间接的方法对人的心理和行为产生影响,这种心理影响表现为使人按一定的方式行动或接受一定的信念及意见。在临床工作中,护士如果能注意到患者在治疗过程中出现某些症状缓解的情况,并适时给予积极的暗示,就可以消除患者的悲观心理,使其树立战胜疾病的信心,从而使患者积极配合医疗和护理工作。护士在护理工作中,要学会运用积极暗示来影响患者,使患者的治疗效果达到预期目的;反之,则可能导致相反的结果。因此,护士要注意避免对患者进行消极暗示。

案例7　暗示性语言

患者住院期间每天需要静脉输液,有些患者静脉条件不好,对穿刺感到特别紧张。

A护士在对患者说了输液的重要性之后,说:"我用小针头给你穿刺,好吗？你放松些,就不会那么疼了,来,深吸气!"趁患者放松时,一针见血地完成了输液操作。

B护士说:"9床某某某! 打针了!"扎好止血带后一边拍打患者手背一边抱怨着,"你的血管长得不好,待会儿我帮你打好后不要多动哦! 不然又要肿了!"

Conversation is the activity process of the two sides (or many parties) exchanging thoughts, feelings and information in the way of dialogue. People need to communicate, and one of the main ways to communicate is to talk.

Oral language communication is the most widely used form of communication, as long as two or more people are willing to talk, conversation can be carried out, unaffected by age, gender, culture and other factors, not limited by time and other factors, can interview, but also through telephone, internet, convenient and fast.

The language literacy of nurses is the embodiment of the comprehensive quality of nurses. If the nurse has good language communication ability, the patient can fully understand the purpose of treatment and nursing. Then the patient actively cooperate with the work of nurses, which will be conducive to the realization of the treatment goals.

When the nurse is talking to patients, they should adhere to the principle of popularity. That is, the nurse teaches patients health care knowledge step by step according to the patients' cognitive level and acceptance ability, with vivid language, simple and appropriate metaphor.

The nurse's language should be scientific. On the one hand, nurses should ensure that the speech content is correct and positive, the examples or other materials quoted in the conversation should have reliable scientific basis, not hearsay content or subjective or one-sided speech; on the other hand, nurses should adhere to seeking truth from facts and objective dialectics, can not exaggerate or distort the facts, neither exaggerate the treatment effect or alarmist to attract the high attention of patients.

Language can not only cure diseases, but also cause disease. The therapeutic nature of language sometimes can play a role in drugs, can relieve patients' ideological concerns, and make patients feel comfortable.

Emotional language refers to a class of language with emotional nature and color. Sound language is always accompanied by emotion, not emotional language, not infectious and drum motivation. The emotional language of the nurses is the true embodiment of the nurse's professional emotion. Only the people who love the nurse profession will pour the true feelings into the patients, so that the patients can feel sincere and warm.

Nurses should not be outspoken about patients in any case, especially when communicating with the patient diagnosis, treatment plan and prognosis of disease, nurses should pay more attention to language caution and euphemism. The timely use of euphemistic language in the communication is conducive to the establishment of a good protective relationship, and to reduce and prevent the occurrence of protective disputes.

Under general circumstances, medical personnel explain the condition and examination results to patients with truth and facts, which is the actual embodiment of patients's "right to know". But sometimes direct talk can increase the psychological burden of patients and bring unexpected negative effects. Therefore, when medical personnel face such patients, medical personnel should pay special attention to protective communication means, avoid priority, euphemistic words, protect privacy, "goodwill deception", etc., to avoid "truth" regardless of occasions, to maximize the protection of patients' mental and physiological health.

Humor is a recipe to break away from painful experience and emotions. Humor can improve blood circulation, stimulate immune function, and enhance body resistance. Nursing staff according to the environment atmosphere, the patient's condition, the character of the appropriate use of humor, can effectively express the opinions of the nursing staff, mobilize the patient's happy mood, to get twice the result with half the effort.

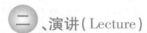

二、演讲(Lecture)

演讲又称演说、讲演,是一个人在公共场合以口头表达为主,借助手势、体态、语音语调等非语言表达手段,公开向听众发表自己的见解和主张,以达到感染人、说服人、教育人的目的。演讲是一种艺术化的语言交际形式。

(一)演讲的基本要素

一场完整的演讲应包括信息、语言、演讲者和听众四大基本要素。

1.信息　信息是演讲者与听众之间的纽带。只有通过信息的传递,演讲者与听众之间才能实现相互沟通。

2.语言　语言是传递信息的工具。演讲时应用的语言形式包括有声语言和态势语言。演讲者传递信息要借助有声语言,同时还需要借助手势、姿态、面部表情等态势语言来影响听众。因此,演讲者在演讲时的态势语言的重要性并不亚于有声语言。

3.演讲者　演讲者是演讲的发起者,也是信息的制造和传递者。演讲者可借助语言向听众表达自己对某一事物的观点、见解和思想感情等。

4.听众　听众是信息的接收者。听众对收到的信息进行理解和消化并转变为自己的态度和观点。由于听众的社会背景、人生经历和文化层次等的差异性,因而对同一个演讲者发出的信息,不同的听众会有不同的理解。

(二)良好的演讲素养

1.尽量使用通俗易懂的语言　演讲者在演讲过程中应多举具体事例来证明自己的观点,并且要让每位听众能接受,以达到演讲的最佳效果。例如,演讲者在题为"中美建交谈判始末"的演讲中引用周恩来的话:"乒乓球一弹过去,就震动了世界,小球转动了大球——地球。"这样一来,演讲的语言就十分形象生动,具有极强的吸引力。

2.演讲时应注入情感,语言要形象生动　演讲者若要达到演讲的预期效果,就必须事先进行演讲的语言设计,演讲时的语言不能平淡无奇、平铺直叙,应声情并茂,充分调动语音、语调等演说技巧和演说手段。只有综合运用这些手段,对演讲的语言进行艺术的加工和创造,才能使演讲取得成功。例如,闻一多先生在《最后一次讲演》中,慷慨激昂的演讲和无所畏惧的气势使国民党反动派如坐针毡。

3.演讲时应注意声音的音量、音质、音色的变化　演讲者在整个演讲过程中,要根据思想感情表达的需要、会场空间的规划及听众分布等情况,随时变化声音的响度;语调应抑扬顿挫、高低起伏,只有通过抑扬顿挫、轻重缓急、错落有致的修饰,才能变得生动、富于音韵美,才能引起听者的兴趣。

4.演讲者应控制好说话的速度　有时为了营造沉着的现场气氛,演讲者的讲话速度可稍微放慢。演讲中演讲者的讲话速度切忌从开头至结尾一直保持相同的速度,演讲者只有根据演讲的内容调整说话的速度,做到有快有慢、快慢结合,这样才能更好地吸引听众的注意力。

5.演讲时应注意体态表达　体态语言是人类社会的信息载体,也是演讲语言不可或缺的组成部分。演讲者要善于运用动作、表情来提示演讲的主题,表达内心丰富的情感。演讲体态表达的基本要求是准确、优美、适度。

A full presentation should include four essential elements of information, language, speaker and listener.

According to the speech form, the speech can be divided into proposition speech, impromptu speech and argumentative speech.

According to the speech content, the speech can be divided into work speech, etiquette speech, and life speech, campus speech.

According to the purpose, the speech can be divided into teaching speech, persuasive speech, encouraging speech, and recreational speech.

Lecturer should try to use language which is easy to understand. The speaker should give more specific examples to prove their views and accept each audience to achieve the best results of the speech.

Lecturer should speak with feeling and vivid language. If the speaker wants to achieve the desired effect of the speech, he must make the language design of the speech in advance. The language of the speech can not be plain and straightforward.

Lecturer should pay attention to the changes of volume, audio quality, timbre.

Lecturer should control the speed. The speaker only adjusts the speech speed according to the content of the speech, so as to combine fast, fast and slow, so as to better attract the attention of the audience.

Lecturer should pay attention to the physical expression. Body language is an information carrier of human society and an integral part of speech language. Speaker should be good at using movements and expressions to prompt the theme of the speech and express their rich inner emotions. The basic requirements of speech posture expression are accurate, beautiful and moderate.

（郭烘宇）

任务三　护理书面语言沟通(Nursing Written Language Communication)

任务目标

◆正确应用护理书面语言沟通。

在护理工作中,护患之间及医护人员之间通过文字或图表等形式进行的沟通就是护理书面语言沟通。护士借助书面语言的沟通手段,可以有效地收集患者的相关资料,制订护理计划,并形成医疗文件。书面语言沟通还能建立良好的护患关系、医护关系、护际关系等。因此,它是护理工作应用广泛的沟通方式,已日益成为提高护理整体水平、发展护理科学的重要手段。

The written language of nursing is the written form written by nursing staff. It is applied to all links of nursing work, including sick room report, various nursing medical records and nursing records, which is an important way of communication for nursing work.

一、护理书面语言沟通的原则(Principles of written language communication in nursing)

护理书面语言是护理人员在护理过程中所书写的文字形式,应用于护理工作的各个环节,包括病室报告、各种护理病历及护理记录等,是护理工作不可缺少的重要的沟通方式。

护理工作中的书面语言既具有一般写作的方法和规律,又具有护理学科的专业特点。因此,护士在进行书面语言沟通时应遵循一定的原则。

1. 及时　医疗与护理记录必须及时,不得拖延或提前,更不能漏记、错记,以保证记录的时效性,维持最新资料。如因抢救急重症患者未能及时记录的,有关医护人员应当在抢救结束后6 h内据实补记,并标明抢救完成时间和补记时间。

2. 准确　是指记录的内容必须在时间、内容及可靠程度上真实、无误,尤其对患者的主诉和行为应进行详细、真实、客观的描述,不应是护理人员的主观解释和有偏见的资料,而应是临床患者病情进展的科学记录,必要时可成为重要的法律依据。记录者必须是执行者。记录的时间应为实际给药、治疗、护理的时间,而不是事先安排的时间。有书写错误时用所书写的钢笔在错误字词上划线删除或修改,并在上面签全名。

3. 完整　眉栏、页码需填写完整。各项纪录,尤其是护理表格应按要求逐项填写,避免遗漏。记录应连续,不留空白。每项记录后签全名,以示负责。如患者出现病情恶化、拒绝接受治疗护理或有自杀倾向、意外、请假外出、并发症先兆等特殊情况,应详细记录并及时汇报、交接班等。

4. 简要　记录内容应重点突出、简洁、流畅。应使用医学术语和公认的缩写,避免笼统、含糊不清或过多修辞,以方便医护人员快速获取所需信息。此外,护理文件均可以采用表格形式,以节约书写时间,使护理人员有更多时间和精力为患者提供直接护理服务。

5. 清晰　按要求分别使用红、蓝(黑)色钢笔书写。一般白班用蓝(黑)色钢笔,夜班用红色钢笔记录。字迹清楚,字体端正,保持表格整洁,不得涂改、剪贴和滥用简化字。

The written language of nursing has both the methods and rules of general writing and the professional characteristics of nursing discipline. Therefore, nurses should follow certain principles when conducting written language communication, such as timeliness, accuracy, integrity, brevity, clarity.

二、书面语言沟通在护理工作中的应用(Application of written language communication in nursing work)

在护理工作中,护理书面语言可为护理工作提供依据,为医生诊断疾病提供信息,为患者复诊提供参考,为医疗纠纷提供依据,为教学科研积累资料。常用书面沟通的医疗护理文件如下。

1. 体温单　是病历的重要组成部分之一。体温单除记录患者的体温外还记录其脉搏、呼吸及其他情况,如出入院、分娩、转科或死亡时间、大便、小便、出入量、血压、体重等。可以说它是一份反映患者主要情况的综合记录单。要求填写完整、页面整齐、记录准确、没有涂改。医生可以通过阅读体温单,判断患者病情变化情况,以便及时修改治疗方案。

2. 医嘱单　是医生根据患者病情的需要,拟订治疗、检查等计划的书面嘱咐,由医护人员共同执行。它是为患者诊断、治疗方案的记录,也是处理医疗纠纷的重要凭据。因此,医护人员要以严肃认真的态度一丝不苟地进行填写,没有涂改并签全名。在护理工作中,护士一般情况下只执行医生的书面医嘱,不执行口头医嘱。

3. 护理记录单　护理记录是指患者入院至出院期间,护士按照护理程序及医嘱,对患者实施整体护理过程的客观、真实、动态的记录。所有住院患者均要建立护理记录单,护理记录单必须由有执业证的护士书写并签全名。凡危重、抢救、大手术后、特殊治疗或需严密观察病情者,需做好特别护理观察记录,填写特别护理记录单,以便及时了解和全面掌握患者情况,观察治疗或抢救后的效果。

4. 病室报告　是值班护士针对值班期间病室情况及患者病情动态变化等书写的工作记录和交班的主要内容,也是向下一班护士交代的工作重点。由白班、小夜班、大夜班护士负责书写,内容主要为患者流动情况、重点观察对象的病情变化及医疗、护理措施的效果等,要求做到准确、完整、连贯、重点突出、没有涂改。通过阅读病室报告,接班护士可全面了解病室全天工作动态、患者的身心状况、需继续观察的问题和实施的护理措施。

5.护理病历 在临床应用护理程序过程中,有关患者的健康资料、护理诊断、护理目标、护理措施、护理记录和效果评价、出院小结及出院指导等,均应有书面记录,这些记录就构成护理病历。总之,护理病历应反映护理程序的每个环节,记载护士对患者实施身心整体护理的全过程。目前,各医院护理病历的设计不尽相同,一般包括入院评估表、住院评估表、护理计划单、护理记录单、出院指导和健康教育等。它要求护士不但具有较好的写作能力,而且要有较高的专业水平。

6.个案护理病历与个案护理报告 个案护理病历是护士在护理某些疑难、典型病例时,为了学习、探索护理规律和总结护理经验所写的较为完整的病案资料。个案护理报告是临床报道的一种特殊形式,写作格式比较灵活,结构简单,主要是围绕一个病历进行写作,形式为一例一议,不拘一格。关键是善于发现和选择典型病例,使之具有报道价值。一般在护理罕见或疑难病例后总结出该病例的护理特点和方法,予以报道。如有完整的个案护理病历,则写作更为容易。

7.护理管理应用文 是护理行政和业务管理方面的应用文体,除了具有应用文共同的功能和作用外,还具有专业的特色和个性。其内容是紧紧围绕着护理专业,以传达和贯彻上级的方针政策,联系和处理各级机关、部门的行政事务,在上情下达、下情上达,以及在部门、单位之间互通情况,及时总结和交流经验教训等方面能发挥极为重要的作用。

8.护理论文 是以说明和议论为主要表达方式,以护理学科及相关学科的理论为指导,经过科研设计、实验、观察,取得第一手资料,再经归纳分析及必要的统计学处理,而撰写成的护理科技文章。

In nursing work, the written language of nursing can provide basis for nursing work, information for doctors to diagnose diseases, reference for patients, basis for medical disputes, and accumulate data for teaching and scientific research.

Temperature list: it is one of the important components of the medical records. It is a comprehensive checklist reflecting the main situation of the patient. Request complete filling, neat page, accurate record and not altered. The doctor can judge the changes in the patient's condition by reading the temperature sheet, in order to modify the treatment plan in time.

Doctor's order: it is the written charge of the doctor to formulate the treatment and examination plan according to the needs of the patient's condition, which is jointly executed by the medical staff. In nursing work, the nurse generally only perform the doctor's written advice, do not perform oral advice.

Nursing record sheet: nursing record refers to the objective, real and dynamic record of the overall nursing process for the patient according to the nursing procedures and the doctor's advice between the admission and the patient's discharge. All inpatients have to establish a nursing record sheet that must be written and signed by a nurse with a practicing certificate.

Disease room report: it is the work record and the main content of the shift written by the nurse on duty for the situation of the sick room and the patient's condition during the duty period, and it is also the work focus explained by the nurse in the next class. By reading the sick room report, succession nurses have a comprehensive understanding of the work dynamics throughout the day, the patient's physical and mental condition, the problems to continue observation and the care measures implemented.

Nursing medical records: in the process of clinical application of nursing procedures, the relevant patient health records, nursing diagnosis, nursing objectives, nursing measures, nursing records, nursing records and effect evaluation, discharge summary and discharge guidance, etc. , should be written records, and these records constitute nursing medical records.

Case nursing medical records and case nursing report：case nursing medical records are relatively complete medical data written by nursing staff to learn，explore nursing rules and summarize nursing experience when caring for some difficult and typical cases.

Nursing management application article：it is the application style of nursing administration and business management，in addition to the common function and role of application article，but also has professional characteristics and personality.

Nursing management application article：it is the application style of nursing administration and business management，in addition to the common application article function and effect，but also have professional characteristics and personality.

Nursing paper：it is a nursing science and technology article with explanation and discussion as the main expression，with the theory of nursing discipline and related discipline as the guidance，after scientific research design，experiment，observation，to obtain first – hand information，and then through inductive analysis and necessary statistical treatment.

（郭烘宇）

任务四　护理语言沟通的技巧(Nursing Language Communication Skills)

任务目标

◆正确应用护理语言沟通技巧，在护理工作中建立良好的人际关系。

语言表达的方式多种多样，没有固定的模式套用，人们可根据谈话对象、目的和类型不同而采用不同的交谈技巧。护理工作中语言的沟通技巧有倾听、提问、共情、安慰、鼓励、说服等。

There are many ways of language expression，and there is no fixed pattern. People can adopt different conversation skills according on the object，purpose and class. Language communication skills in nursing work include listening，asking questions，empathy，comfort，encouragement，persuasion，etc. .

一、开场技巧(Opening skills)

良好的开场技巧有利于建立良好的第一印象。如果护士在交谈之初即建立起一个温馨和谐的气氛，会使患者开放坦率地表达自己的思想情感，使交谈能够顺利进行。护患交谈开始前，护士应该先有礼貌地称呼患者，并介绍自己。此外，应向患者说明本次交谈的目的和大致需要的时间；向患者说明交谈中收集资料的目的是制订护理计划；向患者说明在交谈过程中希望他随时提问和澄清疑问。如何自然地开始交谈，可根据不同情况采用以下方式。

1.问候式　"您今天感觉怎么样?""昨晚睡得好吗?""昨天是周末，您家里来人看您了吗?""您觉得医院的饭菜可口吗?"

2. 关心式 "这两天来冷空气了，要多加点衣服，别着凉了。""您这样坐着，感觉舒服吗？""您想起床活动吗？等会儿我来扶您走走。"

3. 夸赞式 "您今天气色不错。""您看上去比前两天好多了。""您真不简单，看过这么多书。""你的手真巧。"

4. 言他式 "这束花真漂亮，是您爱人刚送来的吧？""您的化验结果要明天才能出来。""您在看什么书？"

这些开场话语既可以使患者感到护士的关心和爱护，也可以使患者放松心情，解除戒备心理，然后再自然地转入谈话正题。相反，如果护士一见面就说："您看上去没什么病嘛，怎么来医院的？说说，您哪儿不好？"这样的开场话语就容易对患者产生不良刺激。另外，开场话语的使用一定要注意符合情境习惯，不要随心所欲。

Good opening skills are good for building good first impressions. If the nurse builds a warm and harmonious atmosphere at the beginning of the conversation, it will make the patient open and frankly express their thoughts and emotions, so that the conversation can proceed smoothly. Before the patient conversation begins, nurses should politely call the patient and introduce themselves.

These opening words can both make the patient feel the nurse's care and love, or can make the patient relax, relieve the alert, and then naturally turn to the conversation topic. Instead, if the nurse said, "Do you look sick, how did you come to the hospital? Say, what aren't you good?" Such opening words are easy to produce bad stimulation to patients. In addition, the use of the opening words must be paid attention to the situational habits, do not follow your will.

二、倾听技巧（Listening skills）

倾听是指全神贯注地接收和感受对方在交谈时发出的全部信息（包括语言的和非语言的），并做出全面的理解。也就是说，倾听除了听取对方讲话的声音并理解其内容外，还须注意其声调、表情、体态等非语言行为所传递的信息，即通过听其言、观其行获得全面的信息。护理人员的倾听，是将患者发出的信息整体接受、感受和理解的过程。它也是一种临床心理咨询技术，因此不同于一般意义上的倾听。

（一）倾听的特点

倾听和听是有区别的。听是一种人体感官的被动接受，倾听是人体感官有选择的接受。倾听必须是人主动地参与过程，在这个过程中，人必须有参与并理解，并做出必要的反馈。

1. 获取态度的积极主动 由于护患双方在护理沟通中所处的地位明显不同，所以要求护士要有强烈的沟通动机，即"倾听"的意愿，并遵循新的医学模式的要求尊重患者，充分发挥患者在沟通中的主观能动性，用语言和非语言信号积极鼓励、支持患者倾诉，从其有限的主诉中获得最大的信息量。

2. 获取手段的积极主动 由于医学倾听不同于一般意义上的"听"，它以获取最大信息量为最终目标，护士在倾听时要积极主动地调动一切尽可能多的感官参与倾听，即除了用耳朵去完成"听"的生理过程之外，还要用心、用脑、用眼神、用姿势等去完成"听"的情感交流过程。

3. 反馈信息的积极主动 沟通、交流是一个动态、双向的过程，护士在接收患者信息时势必要有一个反馈的过程，可以通过语言的形式，也可以通过非语言手段，如肢体动作、眼神等，主动向患者反馈积极的信息，或鼓励患者进一步诉说，或确认、强调患者所讲信息，或适当插话调控谈话方向，使整个沟通过程"活"起来。

（二）倾听的注意事项

1. 目的明确　交谈前可先列出提纲,交谈时善于寻找患者传递信息的价值与含义。

2. 控制干扰　提供一个安静舒适的环境,将外界干扰降至最低,以保证谈话顺利进行,如关闭手机。

3. 耐心倾听　不要随意打断对方的诉说。

4. 完整理解　对于对方的诉说内容不要急于做出个人判断和评论;应让对方充分诉说,以便全面完整地理解对方的本意和真实感情。

5. 注意表情　倾听除了听取对方讲话的声音并理解其内容之外,还须注意其表情体态等非语言行为所传递的信息。因为非语言行为往往是真实情感的流露。

（三）倾听的技巧

有效倾听的关键是倾听者全身心地投入,其表现是在倾听时使用一些非语言行为和简单的应答,来显示自己的全神贯注和对于对方的关切,以使对方能畅所欲言。具体方法如下。

1. 良好的目光接触　用30%～60%的时间注视患者的面部,以表示真诚地倾听对方说话。

2. 以投入的姿态面对患者　交谈时护士应面向患者,保持合适的距离和体姿,身体稍倾向患者。不要有眼神漂移、晃动二郎腿、双手交叉抱在胸前等表示对说话的内容不感兴趣的行为。

3. 及时反馈　倾听过程中护士可以用轻轻点头、微笑,轻声应答"嗯""是""知道的"等回应,表示在认真听。

4. 重复　将对方的话,特别是关键内容重复一遍,但不加以评论,以表明完全听懂对方所讲的内容,有助于交谈顺利进行。

5. 适当进行提问　对于不清楚的谈话内容,可向对方提出问题,以求得更具体、更明确的信息。如用开放式问题提问时,要注意观察对方的反应,如偏离主题,可用提醒的方法来引导对方朝主题方向谈下去。

6. 综合信息　根据信息的全部内容寻找患者的思维活动和要表述的内容,注意患者的非语言行为,仔细体会"话中话""弦外之音"的含义,提炼患者的真实想法。

Notices of Listening as follows:

● The purpose is clear, before talking can first list the outline, good at looking for the value and meaning of patients to convey information.

● Control the interference, provide a quiet and comfortable environment, and minimize the external interference to ensure the smooth progress of the conversation, such as turning off the phone.

● Listen patiently and don't interrupt them at will.

● Do not rush to make personal judgments and comments on the other party; let the other party speak fully speak for a comprehensive and complete understanding of their intention and true feelings.

● In addition to listening to the voiceand understanding the content, pay attention to the information conveyed by non-verbal behaviors such as facial expressions. Because non-verbal behavior is often an expression of true feelings.

The key to effective listening is the listener who leheartedly, manifested by using nonverbal behaviors and simple responses to show their concentration and concern about the other person to enable the other person to speak freely.

The specific methods include: Good eye contact, Face patients with input, Feedback in time, Repeat, Ask questions appropriately, Comprehensive information.

三、提问技巧(Asking skills)

提问是收集信息和核对信息的重要方式,也是使交谈能够围绕主题持续进行的基本方法。有效的提问能使护士获得更多、更准确的资料。

(一)提问的方式

1. 封闭式提问　是一种将患者的应答限制在特定的范围内的提问。患者回答问题的选择性较少,甚至有时只是要求回答"是"或"不是"。封闭式提问较多地用于互通信息交谈,特别适用于收集患者资料,如采集病史和获取其他诊断性信息等。如:"今天您能下床活动一下吗?""您昨夜睡了几个小时?"封闭式提问的优点是患者能直接坦率地做出回答,使护士能迅速获得所需要的有价值的信息,节省时间。

2. 开放式提问　问题范围较广,不限制患者的回答,可诱导其开阔思路,鼓励其说出自己的观点、意见、想法和感觉。如:"过两天您就要动手术了,您对这次手术有什么想法,您有什么要求也请尽量提出来,我们会尽力帮助您的。"护士对于所提出的每一个开放性问题都应慎重考虑和选择,必要时应说明提问的目的、原因,以取得患者的理解。

(二)提问的注意事项

1. 选择合适的时机　不要随便打断对方的讲话,如果过早提问或经常打断对方的讲话,会显得没有礼貌,使对方有不被尊重的感觉。在提问前,原则上应向对方说抱歉,如:"对不起,我可以问个问题吗?"

2. 提出的问题要恰当　问题应紧紧围绕谈话内容,多个问题最好分次提问;不使用过于专业的术语,必要时尽量将术语解释清楚,适合倾听者的理解水平。

3. 避免诱导　在提问时不要过多地引导,否则难以获得真实的资料。要避免提问一些不愉快的问题,不可以借助提问,强迫患者同意自己的观点。例如:"您是不是觉得右下腹部有些痛?""难道您认为这样不对吗?"

4. 遵循提问的原则　首先是中心性原则,即提问应围绕交谈的主要目的进行,如对高血压患者,护士应围绕症状、饮食、休息、用药情况以及相关的社会心理因素等来提问。其次要遵循温暖性原则,即在询问的过程中关心患者,不能只为了问题才提问,而对患者的感受漠不关心。

Asking questions is an important way to gather and check information, and a basic way to continue conversation around the topic. Effective questions can give nurses access to more and more accurate information.

Closed question is a question that limits a patient's response to a specific range. Patients are less selective in answering questions or sometimes simply ask to answer "yes" or "no".

The wide range of open questions does not limit patients' answers, which can induce them to broaden their thinking and encourage them to express their views, opinions, ideas and feelings.

Don't casually interrupt the other party's speech, if you ask questions too early or often interrupt the other party's speech, it will appear impolite, so that the other party is not respected.

Questions should be closely around the content of the conversation, multiple questions are best asked; do not use too professional terms, as necessary, suitable for the listener's level of understanding.

Do not guide too much when asking questions, otherwise it is difficult to get real information. To avoid asking unpleasant questions, do not force patients to agree with their views.

The first is the central principle, that is, questions should be conducted around the main purpose of the conversation, such as hypertension patients, nurses should ask questions around symptoms, diet, rest, medication and related psychopsychological factors. Secondly, we should follow the principle of warmth, that is, care about the patient in the process of inquiry, can not ask questions only for the question, but be indifferent to the patient's feelings.

四、共情技巧（Compassion skills）

共情是指设身处地站在对方的立场上考虑问题，并通过认真倾听、思考、提问，正确了解对方的感觉，并做出恰当的感觉的过程。护患在沟通中，护士站在患者的角度思考问题，理解患者的感受就是护患交谈中的共情。护士的共情有助于护士充分理解患者不正常的情绪，使患者认为护士通情达理，善解人意，护患交流的信息就会更准确、更真实。例如，手术前，患者说："我好害怕。"护士如果说："没关系，医生的经验非常丰富，对他们来说是司空见惯的手术，轻车熟路。"患者就会认为："说得好听，又不是你做手术！"护士如果换一种说法："是啊，害怕是肯定的。如果是我，我可能比你还紧张。"这种回答容易与患者产生情感共鸣，患者就会感到护士的亲切可靠。

在实际工作中，护士可以用换位思考的方式最大限度地理解对方，倾听患者的述说，不将自己的观点强加于患者，充分表达对患者的尊重，就会使共情起到良好的沟通作用。

Empathy refers to the process of standing in the other party's position to consider problems, and by listening carefully, thinking, asking questions, to correctly solve their feelings, and to make the appropriate feeling. In the communication of the nurses, the nurse thinks in the patient's point of view, and understanding the patient's feelings is the empathy in the nurse's conversation. The empathy of nurses helps nurses fully understand the abnormal emotions of patients, so that patients think that nurses are reasonable and considerate, and the information exchanged by protecting patients will be more accurate and true.

In practical work, nurses can understand the other side in the maximum way of empathy, listen to patients' statements, do not impose their views on patients, fully express respect for patients, will make empathy play a good communication role.

五、阐释技巧（Interpretation skills）

阐释是叙述并解释的意思。患者来到医院这个陌生的环境，常常心存许多问题或疑虑，如诊断、治疗的反应，病情的严重程度，疾病的预后，各种注意事项等，这就需要护士运用阐释技巧为患者做宣传、解释并提供相关知识。阐释有利于患者认识问题，了解信息，消除患者的陌生感、恐惧感，从而采取有利于健康的生活方式。如护士在给患者输液时，应主动告诉患者输液的目的，药物的主要作用和副作用，以及用药时的注意事项。

（一）阐释的运用

护患沟通中的阐释常用于以下情况：①解答患者的各种疑问，消除不必要的顾虑和误解。②进行护理操作时，向患者阐述并解释该项护理操作的目的及注意事项。③根据患者的陈述，提出一些看法和解释，以帮助其更好地面对或处理自己所遇到的问题。④针对患者存在的问题提出建议和指导。护士的这些建议和解释，对患者来说，是可以选择的，既可以接受，也可以拒绝。

（二）阐释的注意事项

阐释的注意事项主要如下：①尽量为对方提供其感兴趣的信息。②将自己理解的观点、意见用简明扼要的语言阐释给对方，使对方容易理解和接受。③在阐释观点和看法时，应用委婉的口气向对方表明你的观点和想法并非绝对正确,对方可以选择完全接受、部分接受或拒绝接受。

Interpretation is the meaning of the narrative and interpretation. When patients come to this strange environment, they often have many problems or doubts, such as diagnosis and treatment response, the severity of the disease, the prognosis of disease, various matters needing attention, which requires nurses to use interpretation skills to publicize, explain and provide relevant knowledge for patients.

Interpretation in patient communication is often used in the following situations. ①Answering patient questions and eliminating unnecessary concerns and misunderstandings. ②When performs the nursing operation, explain the purpose and precautions of the patient. ③Based on the patient's statement, offers some opinions and explanations to help it better face or deal with the problems it has encountered. ④Provides recommendations and guidance on problems existing with patients. These proposals and explanations of the nurse, for the patient, are optional, both acceptable and rejected.

Notices of interpretation: ①try to provide the other party with information they are interested in. ②interprets ous views and opinions to each other in concise language, making it easy to understand and accept. ③When the nurse interprets his views and opinions, he applies a euphemistic tone to show him that your views and ideas are not absolutely correct, and that the other side can choose to fully accept them, partially accept them, or reject them.

六、核实技巧(Verfication skills)

核实是指在交谈过程中,为了验证自己对内容的理解是否准确所采用的沟通策略,是一种反馈机制。核实可以确保护士接受信息的准确性,也可以使患者感受到自己的谈话得到护士的重视。核实的方式有如下几种。

1. 重述　包括患者重述和护士重述两种情况。

2. 澄清　护士根据自己的理解,将患者一些模棱两可、含糊不清或不完整的陈述描述清楚,与患者进行核实,从而确保信息的准确性。

Verification refers to the communication strategy used in order to verify their accurate understanding of content, which is a feedback mechanism. Verification can ensure the accuracy of the nurse receiving the information or make the patient feel that their conversation is received nurse's attention. There are several ways to verify them as follows.

- Restatement: including patient restatement and nurse restatement.
- Clarification: nurses clearly describe some ambiguous, ambiguous or incomplete statements, and verify with the patient to ensure the accuracy of the information.

七、鼓励技巧(Encouragement skills)

护士按照治疗护理的工作目标、预期目的,对情绪低落、消极悲观,甚至拒绝治疗的患者,给予鼓励,以树立患者的信心,积极配合治疗。鼓励性语言常用于儿童患者、慢性疾病患者或预后较差的患者。护士只有根据患者的心理,在合适的场合和时间鼓励患者,才能达到最佳的鼓励效果。

1. 及时肯定他人　在现实生活中,一个常受到肯定的人,就会感到愉快和喜悦,自尊心和自信心也会随之增强。在临床护理中,护士面对的患者是形形色色的,他们存在着文化差异、性格差异、年龄差异、性别差异。因此,护士要善于肯定他们,哪怕是一件微小的事情,都要及时给予肯定和鼓励,"您很勇敢""您真细心""您做得很好""您就像这样坚持下去,效果会更好",这些肯定的语言,让患者在愉悦精神的同时,逐渐学会控制自己,约束自己,增加自身的增值感。

2. 运用多变语言　人人都需要鼓励,这是渴求上进、寻求理解的表现。但是鼓励应该有个度,无度的鼓励,让人感到虚假。有时我们也需要对他人的语言、观点、行为进行否定,当我们要否定他人时,应学会运用多变的语言,先肯定,再否定,使人在变化的否定语言中得到鼓励。

According to the work goal and expected purpose of the treatment and nursing, the nurses encourage the patients who are depressed, negative and pessimistic, or even refuse the treatment, so as to establish the confidence of the patients and actively cooperate with the treatment. Encouragement language is commonly used in pediatric patients, chronic disease, or patients with poor prognosis.

Be sure of others in time In real life, a person who is often affirmed, will feel happy and happy, and his self-esteem and self-confidence will also be enhanced. In clinical care, nurses face a variety of patients, they have cultural differences, personality differences, age differences, gender differences. Therefore, nurses should be good at affirming them, even if a small thing, to give affirmation and encouragement in time.

Use changeable language Everyone needs encouragement, which is a sign of a desire for progress and understanding. But the encouragement should have a degree, no degree of encouragement will let people feel false. Sometimes we also need to deny others' language, opinions, and behavior. When we want to deny others, we should learn to use changeable language, affirm first, and then deny, so that people can be encouraged in the changing negative language.

八、说服技巧(Persuasion skills)

在护理过程中常用的说服技巧如下。

1. 从患者利益出发　在护理过程中,常常遇到患者对检查、治疗、护理、饮食等方面不理解、不合作或难以接受的情况,此时就要从对方的利益出发,达到说服的目的。例如:糖尿病患者用胰岛素泵需要经常检测血糖,患者担心花费,拒绝测血糖,护士应从患者角度告知如不测血糖,注射胰岛素就会引起低血糖或高血糖,加重病情,花费更多,这样患者就会配合血糖检测。

2. 考虑对方的自尊心,不要随意批评　如有个别农村患者有随地吐痰习惯,护士不要简单地说:"您不能这样做。""您怎么能这样做呢?"这样容易引起患者反感,反而不能达到目的。护士可以换个方式说:"您看这里地面多清洁,突然多了东西太显眼了,水池旁有个拖把,有劳您了。"给了面子,又对其教育,让其记住良好的卫生习惯。

From the interests of patients in the process of nursing, often encounter patients do not understand the examination, treatment, nursing, diet and other aspects of understanding, cooperation or difficult to accept, at this time, nurses should start from the interests of the other side, to achieve the purpose of persuasion.

九、沉默技巧(Silence skills)

沉默是指交谈时倾听者对讲话者的沟通在一定时间内不做语言回应的一种交谈技巧。沉默既可以表达接受、关注和同情,也可以表达委婉的否认和拒绝。关键是选择什么时间、场合及如何运用沉默。在护患沟通中,护士可以运用沉默并配合眼神、点头等非语言沟通手段鼓励患者倾诉、整理思绪、选择措施。

案例 8　沉默技巧

患者:我实在不知道我把母亲送进老人院是否正确,我觉得我应该在家里照顾她(患者皱起眉头)。

护士:嗯……(注视患者,点头)

患者:让她去老人院别人会说我们遗弃了她,而她自己也不是很愿意去,她想和我们一起生活,毕竟已经生活了十几年了,关系也一直处得很好。(叹气)

护士:因此你希望自己能照顾她?

患者:是的,但是我现在也没有办法。我要上班,她不能走路,自己不能吃饭、上厕所,有时还糊涂。我真不知如何是好,如果……(停顿)

(护士保持沉默,默默地注视着患者)

患者:……如果她不中风多好。我对自己不能照顾她而感到内疚,但是我别无选择。

解析:从上例可以看出,护士可以运用沉默技巧,不断激发患者谈出自己将母亲送进敬老院一事上的思想和情感。

Silence is a conversation technique where a listener responds to a speaker for a certain period of time. Silence can express both acceptance, attention, and sympathy, and a euphemistic denial and rejection. The key is to choose what time, occasion, and how to use silence. In nursing communication, nurses can use silence and cooperate with eyes, nod and other non-verbal communication means to encourage patients to talk out, sort out their thoughts and choose measures.

 、结束技巧(Ending skills)

在交谈中,因为万事开头难,人们普遍重视开头,而对结束谈话往往不以为然,其实结束谈话并非如此简单。

(一)结束交谈的时机

1. 不要突然中断交谈　结束谈话的时机一般应选在患者的话题告一段落时,护士可以通过一些结束谈话的语句来告知患者。如:"好吧! 今天就谈到这里,以后再说好吧?"或者把话题引向较短的内容,做简短交谈后,再结束谈话。切不可突然中断谈话,不可在双方热烈讨论某问题时突然结束谈话,更不可在冷场之后无缘无故地离开患者,结束谈话。这些结束方式都是一种失礼的表现。如果谈话中一时出现僵局,护士应设法转变话题,缓和气氛,一定要等到气氛缓和后再结束谈话。

2. 留意对方的暗示　如果对方对谈话失去兴趣时,可能会利用"身体语言"做出希望结束谈话的暗示。比如,有意地看看手表,频繁地改变坐姿,游目四顾、心神不安等。遇到这些情况,最好及时结束谈话。

3. 恰到好处的掌握时间:在准备结束谈话前预留一小段时间,以便从容地停止。

(二)结束交谈的方式

1. 道谢式结束语　道谢式结束语在交谈技巧中具有较强的礼节性,它的基本特征是用客气话作为交谈的结束语和告别语,如"谢谢您的配合(光临、指导、帮助、支持等)!"道谢式结束语使用的场合和对象最广泛,无论在上下级间、同事之间、亲朋好友之间、左邻右舍以及初次交往者之间都是适宜的。

2. 关照式结束语　当护患双方已经交换了意见、看法后,在交谈即将结束时,护士可关照患者哪些问题是需要特别注意的,这种结束方式体现了护士的职业情感,在护理实践中较常使用。

3.道歉式结束语 当出现因工作繁忙等原因造成护患交谈提前结束时应用道歉式结束语,如"真对不起,我现在必须去……明天我再回答您的问题好吗?"

4.征询式结束语 征询式结束语是指当交谈将要完毕时,护士向患者再次征求意见:"您还有什么意见和要求吗?"这种结束语给人以谦虚大度、仔细周到的感觉。

5.邀请式结束语 这种结束语的基本特征是运用社交手段向对方发出礼节性邀请或正式邀请,如:"有空常来坐坐。"

6.祝颂式结束语 这种结束语的特点是有较强的礼节性和一定的鼓动性,常用于告别时。如:"路上多保重!""一路顺风!"

The right time to end a conversation:

• Don't suddenly interrupt the conversation:nurses should be chosen at the end of the end of the conversation.

• Watch the hint:if they lose interest in the conversation,they may use "body language" to make hints that they hope to end the conversation. For example,deliberately look at the watch,frequently change the sitting posture, wandering around, restless and so on. In these situations, it is best to close the conversation in time.

• The right time:leave a short time before preparing to end the conversation to stop calmly.

The way to end a conversation as follows.

• Thans consultation:conclusion has a strong etiquette in conversation skills,its basic feature is the use of polite words as the closing language and farewell language. Thanks ending is used with the widest range of occasions and objects,appropriate between upper and lower levels,between colleagues, between friends and relatives,neighbors and first-time contacts.

• Caring:when the two sides of the care and patients have exchanged opinions and views,at the end of the conversation,nurses can take care of what problems that the patients need to pay special attention to. This end method reflects the professional feelings of nurses,which is often used in nursing practice.

• Apology conclusion:apply apology conclusion when the protective conversation ends early due to busy work and other reasons,

• Consultation conclusion:a nurse asks the patient again when the conversation is over.

• Invitation conclusion:the basic feature of this conclusion is using social means to make a polite or formal invitation to each other

• Expressing good wishes of conclusion:the concluding language is characterized by strong etiquette and certain encouragement,often used for farewell.

实训项目一 健康教育

【实训目的】
通过实训,锻炼学生用语言表达医学知识的能力。
【实训准备】
1.环境准备 礼仪一体化教室或模拟病房。
2.用物准备 演练道具。
3.学生准备 学生衣帽整齐,符合护士规范要求。

【实训情景】

某医院呼吸内科组织患者和患者家属进行健康宣教。健康教育采用 PPT 结合护士讲解的模式进行。讲台上,护士表情严肃地讲解着与哮喘有关的健康知识,PPT 中大量引用了一些统计数据及检查参考数值,但是没有配任何的图片和案例。台上的护士用平稳的语调一直念着,台下的患者和家属们昏昏欲睡。结果很明显,这次的健康教育效果不理想。

【实训方法】

按照自由组合的原则,将全班同学分为若干个 6 人的小组。

1. 案例分析   上述案例中,健康教育失败的原因是什么? 如果你是那位进行健康教育的护士,你会如何进行健康宣教?

2. 以小组为单位,每个人选择一种自己熟悉的疾病,收集该疾病的相关资料,并撰写相应的健康教育短文,要求在 500 字以上。同时,根据这篇短文制作一份 PPT。

3. 情景模拟   一名同学扮演进行健康教育的护士,其他同学扮演患者和患者家属。由护士角色按照自己制作的 PPT 进行健康教育。

4. 小组讨论   情景模拟结束之后进行小组讨论,讨论各自的表现,进一步加深语言对沟通作用的理解,同时加强自身的语言组织能力。

【实训评价】

1. 语言是否文明、规范,选用是否合适。

2. 护生是否能够很好地运用各种交谈技巧与患者进行顺利的沟通。

实训项目二   演讲

【实训目的】

1. 通过演讲训练,锻炼学生面对听众或患者时的语言表达能力和表达技巧。

2. 培养学生的临场应变能力,学会克服紧张情绪。

【实训准备】

1. 环境准备   礼仪一体化教室。

2. 用物准备   学生根据演讲需要自备用物。

3. 学生准备   学生衣帽整齐。

【实训方法】

1. 小组课前训练   课前成立演讲小组(4~6 人一组),每组选出组长 1 名。每位同学都准备一篇演讲稿,演讲题目自拟,演讲题材不限,可涉及理想、励志、大学生活、生活趣事等各方面,并以小组为单位依据考核评估表的内容要求(考核评估表在训练前每人一份发到学生手中)课下勤加练习,同学之间相互指正,共同进步。

2. 课堂展示   课前 10 min 教师安排各演讲小组抽签,采取随机原则,每组抽中 2 名同学为代表进行课堂演讲,进行小规模演讲比赛。最后举行小型颁奖仪式,由教师颁奖给分值最高的演讲小组,并请所有组内成员发表获奖感言。

【实训评价】

1. 演讲稿设计要求   选题富有哲理性、启发性、教育性;内容健康积极、真实生动;结构条理清晰、层次分明;语言流畅、文辞精美、简明扼要。

2.有声语言表达技巧要求　使用普通话,发音准确,吐字清楚,措辞生动,通俗;根据演讲内容及情感表达需要使用合适的节奏、语速、语调,读准重音、停顿以增强演讲表现力。

3.态势语言表达技巧要求　运用得体。演讲者应服饰整洁;举止大方;演讲过程中运用恰当的表情及手势配合语言表达,增强演讲的感染力。

4.应变能力要求　应变能力强,能正确处理冷场等特殊情况。

5.综合素质要求　严肃认真、态度端正、团结协作,有集体荣誉感。

课件

课后习题

知识拓展

(郭烘宇)

项目九

护理工作中的非语言沟通
（Nonverbal Communication in Nursing Work）

非语言沟通作为一种沟通方式，在临床护理工作中发挥着不可替代的作用。护理工作的对象大多是患者，很多患者甚至不能用语言来表达自己的感受和愿望，这就需要护士能充分了解、掌握非语言沟通的特点、规律及其作用，更好地利用非语言沟通这种交流形式，了解病情，与患者进行良好的沟通，为患者提供有效的护理服务，提高护理质量。

护理工作中的
非语言沟通

As a way of communication, nonverbal communication plays an irreplaceable role in clinical nursing work. The objects of nursing work are mostly patients, and many patients cannot even express their feelings and wishes in words. This requires nurses to fully understand and master the characteristics, rules and functions of non-verbal communication, and make better use of this form of communication, understand the condition, communicate well with patients, provide patients with effective nursing services, and improve the quality of care.

任务一 护理非语言沟通概述（Overview of Nursing Non-verbal Communication）

任务目标

◆描述护理非语言沟通的含义。
◆分析护理非语言沟通的特点和作用。

在某些情况下，非语言沟通是获得信息的唯一方法。例如使用呼吸机的患者，不能用语言来表达他的感觉，只能依靠表情、姿势反映自己的感受，护士能从表情、姿势中解读他们的需求。所以，护士在工作中合理使用非语言沟通，可起到事半功倍的效果。

In some cases, nonverbal communication is the only way to obtain information. Therefore, the rational use of nonverbal communication by nurses at work can achieve a multiplier effect with half the effort.

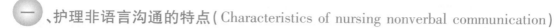

一、护理非语言沟通的特点（Characteristics of nursing nonverbal communication）

护理非语言沟通是指护士在医疗护理工作中,通过观察患者的面部表情、身体姿势、语气语调等非语言洞察他们的内心感受,获取真实的信息,从而提供必需的护理服务。

1.真实性　非语言行为往往是无意识的,它不像语言沟通中词语的选择,可以有意识地控制。在生活中,用眼睛看到的世界更真实,如某人说他不畏惧的时候,手却在发抖,那么我们更相信他是在害怕。愈是无意识地表露,真实性就愈强。因此,在某些情况下,当语言信息和非语言信息传递出不同的信息时,通常非语言信息的行为更能准确地表达说话者的真实情感。护士在观察患者病情的时候,可通过非语言掌握真实病情信息,为治疗和护理提供依据。

2.广泛性　在人类沟通过程中,非语言具有简便快捷的优越性,只要人们开口说话,不管他是否意识到,都会运用非语言辅助口语传情达意。例如在临床,我们询问患者病情,他们会一边述说,一边用手势辅助,用手指着自己的头说"我这里很疼",用手揉着膝盖说"只要一动,这里就不舒服"。有人对婴儿进行过试验,发现当人们对他们微笑,表示接纳时,他们也会用微笑来回应。非语言在护患交际中使用频率高、范围广,是其他任何一种辅助性交际手段所不及的。

3.直观性　有关资料显示,人类的感觉器官中,听觉和视觉的作用占90%以上,其中视觉作用尤为重要,87%的感觉印象来自眼睛。非语言被看到、听到、触摸到和体会到,从而更直观、更鲜明。如治愈出院的患者,紧握医护人员的手,虽未开口说话,但感激之情表露无遗。

4.模糊性　非语言表达的意义范围比较宽,但往往不确定,这是由沟通双方共同造成的。同一种非语言,由于理解的角度不同,所表达的意义也有所不同,这就是非语言的模糊性,即多解性。一个体态动作的解义会有多种,只有在了解了非语言依附的语境氛围后,方可正确理解其含义。了解非语言模糊性的特点,便于护士与患者沟通时做出正确判断,不至于产生偏差。当非语言可能会给他人造成理解歧义或不利于对方领会时,要同时使用口头语言来表达,使之理解更透彻、更准确。

5.通用性　非语言具有跨文化的特征。无论哪个民族、哪个国家,不论年龄、性别、文化层次,大多会使用某一种非语言符号来表达同一种情感。如鞠躬表示尊重,微笑表示友好等。患者一般用哭表示痛苦和悲哀,用微笑表示喜悦,用愁眉苦脸代表苦恼。护士懂得了非语言的通用性,可更准确地把握患者的心理动态。

6.差异性　虽然非语言有一定的通用性,但在很大程度上受种族、地域、历史、文化、风俗习惯等影响,形成了很大差异。每个国家,不同民族都有自己独特的非语言表达方式。如用拇指和示指构成的"O"形手势,在中国和法国表示为"零";在讲英语的国家表示为"OK";在日本则表示为"钱";而在地中海国家常暗示一个男同性恋者。因此,护士在与不同民族、不同文化背景的患者沟通时,只有了解其文化背景、风俗习惯,才能保证沟通顺利进行。

Characteristics of nursing nonverbal communication：

√ When observing the patient's condition, the nursing staff can grasp the true condition information through nonverbal language to provide a basis for treatment and nursing.

√ Nonverbaluse in nurse-patient communication is high in frequency and wide in scope, which is unmatched by any other auxiliary communication method.

√ Nonverbal can be seen, heard, touched and experienced, making it more intuitive and vivid.

√ The meaning of nonverbalexpression is relatively wide, but it is often uncertain. This is caused by the two sides of the communication.

√ Nonverbal communication has cross-cultural characteristics.

√ Although nonverbal communication has a certain degree of versatility, it is largely affected by race, region, history, culture, customs and habits, and there are great differences.

二、非语言沟通在护理工作中的作用(Role of nonverbal communication in nursing work)

1. 表达情感　非语言行为是人们真情实感的流露,人们的喜怒哀乐都可以通过表情、体态等直接表现出来。在护患沟通中,由于疾病的影响或在特定环境下,患者与护士只能通过非语言沟通信息。如患者紧皱眉头、唉声叹气,表达出内心的恐惧和痛苦。同样,医护人员也常常通过微笑来表达对患者的关心,以鼓励患者战胜疾病。

2. 替代作用　在特定环境、场景下,非语言沟通可替代语言使沟通双方获得信息。如在抢救患者时,医护人员通过目光或点头等非语言进行沟通,获得配合治疗的信息。这时的非语言符号代替了语言来表达信息。但是,这种替代是有条件的,必须是同样文化氛围或是普遍被人们认同的规则下才能应用,反之则会影响沟通效果。

3. 补充作用　亦称为辅助作用。如果人们在沟通过程中融入更多的非语言沟通,那么就能使人与人之间的交流达到声情并茂的效果。有时人们运用语言行为来沟通思想、表达情感,有词不达意或词难尽意的感觉,这时就可以使用非语言行为来进行辅助,或对言辞的内容加以强调,或弥补言语的局限,使自己的意图得到更充分、更完善的表达。例如,护士在与发热的患者交谈的同时,用手轻轻触摸患者的额头,这样既可以更准确地了解病情,又可以体现护士对患者的关心。

4. 调节作用　是指用非语言沟通来协调和调控人与人之间的言语交流状态。调节动作主要有点头、摇头、注视、转看别处、皱眉、降低声音、改变体位等。它可以从不同侧面调节信息的交流,动态帮助交谈者控制沟通的进行。如护士在为患者进行健康教育而患者的眼睛却看着别处,说明患者对交谈的内容听不懂或不感兴趣,此时护士应及时转换话题或暂时停止交谈。

The role of nonverbal communication in nursing work:

● Nonverbal behavior is the expression of people's true feelings, and people's emotions can be directly expressed through facial expressions and postures.

● In certain environments and scenarios, nonverbal communication can replace language so that both parties can obtain information.

● If people incorporate more nonverbal communication in the communication process, then the communication between people can achieve a sound and emotional effect.

● Nonverbal communication can coordinate and regulate the state of verbal communication between people.

（刘　雯）

任务二　非语言沟通在护理工作中的表现形式

(Manifestations of Nonverbal Communication in Nursing Work)

任务目标

◆总结护理非语言沟通的表现形式。

非语言沟通表现形式的划分涉及非语言符号的分类。有些非语言符号来自沟通者的面部表情和身体姿势,有些来自空间距离和环境,还有些来自相互接触抚摸等,有些是动态的,有些是静态的。根据非语言符号的不同来源,将非语言沟通的表现形式概括为动态语言、静态语言、辅助语言、类语言四大类别。

The classification of nonverbal communication manifestations involves the classification of nonverbal signs. According to the different sources of nonverbal signs, the manifestations of nonverbal communication are summarized into four categories:dynamic language,static language, and auxiliary language, quasi-language.

一、动态语言(Dynamic language)

动态的非语言形式是指沟通双方在交往时,除了有声语言之外,由身体各部位发生的动态的各种各样的姿势。这些姿势使沟通更加形象、具体。动态的非语言符号包括目光语、表情语、首语、手势语和触摸。

(一)目光语

目光是人际沟通中的一个重要载体。目光就像一面聚焦镜,凝聚着一个人的神韵和气质,人的一切情绪和态度的变化都能从眼睛里表现出来。例如人们常说的"眼睛是心灵之窗",人们可以有意地控制自己的语言,但很难控制自己的目光。因此,目光常作为非语言沟通的一种特殊形式,可用来表达沟通者微妙而复杂的思想情感。在人与人的沟通中,目光是最清楚、正确的信号。在临床护理工作中,护士要善于通过患者的目光来判断患者的心理。目光接触最主要的形式为注视,而注视的角度、部位和时间的不同都会传递不同的信息。

1.目光注视的角度　仰视他人是对其有尊敬和信任之意,俯视他人则有保持自己的尊严之意。面无悦色的斜视是一种表示鄙夷的目光,伴着微笑而平视对方是融洽的会意。在沟通过程中,人与人之间最好的注视角度是平视,平视可以显示个体对交谈对象的尊重和沟通双方地位的平等。护士注视患者的理想角度是平视,因此,护士应尽可能地与患者保持目光平行,护士根据患者所处的位置和角度,灵活调整自己的目光注视角度。如与患儿交谈时可以采取蹲式、半蹲式或坐位。与卧床患者交谈时可采取坐位或身体尽量前倾,以降低身高。

2.目光注视的部位　在人际交往中目光所及之处,就是注视的部位。注视他人的部位不同,不仅说明自己的态度不同,也说明双方关系的不同。交谈的场合不同,注视他人的部位也不同。一般可将目光的注视部位分为公务凝视区域、社交凝视区域和亲密凝视区域(表9-1)。

(1)公务凝视区域:是指交谈双方在洽谈、磋商、谈判时的目光凝视区域。公务凝视区域是以双眼为底线,额中为顶角所形成的正三角形区域,这是商务人员和外交人员经常使用的一种凝视部位。

(2)社交凝视区域:是指人们在社交场合目光凝视的区域。社交凝视区域是以两眼为上线、唇心为下顶角所形成的倒三角形区域,是各种类型的社交场合或朋友聚会时经常使用的凝视部位。个体在与他人交谈时注视这个区域,能让对方产生一种平等、轻松的感觉,从而创造愉快的交谈氛围。护士在与患者交流时的注视部位为社交凝视区域,使患者感到护士的行为恰当、有礼貌。

(3)亲密凝视区域:是指亲人、恋人等关系亲密的人之间的凝视区域。凝视区域从双眼到胸部之间,交往双方的相互注视多带有亲昵、爱恋的感情色彩。

表9-1 目光注视的部位

种类	部位	应用及注意事项
公务凝视区	以双眼为底线,额中为顶角所形成的三角形区	表示严肃认真、事关重大、公事公办。常用于极为正规的公务活动,如手术前与患者谈话等
社交凝视区	以两眼为上线、唇心为下顶角所形成的倒三角形区	表示亲切温和,营造一种融洽、和谐的气氛,多用于社交场合
亲密凝视区	注视对方双眼至胸的区域	表达炽热的情感,适用于关系亲密的异性之间,非亲密关系不宜使用

3. 目光注射的时间　指目光停留在注视部位时间的长短。在人际沟通中,双方目光接触的次数与每次接触维持的时间长短,是沟通信息的重要指标,相互作用过多或过少都会引起不良的后果。当一个人不诚实或无意沟通时,其目光与对方目光接触往往不足谈话时间的1/3。反之,长时间目不转睛地注视他人,是一种失礼的表现。若想起到良好的沟通效果,在整个沟通过程中,和对方的目光接触累计应达到全部谈话时间的30%～60%。

护士应在工作中学会运用目光表达不同的情感,如表达安慰的目光,目光中充满着关爱;给予支持的目光,目光中包含着力量;提供帮助的目光,目光中蕴含着真诚等。

(二)表情语

表情是指表现在人们面部的感情,是人类情绪、情感的生理性表露。表情是人类凭借眼、眉、嘴及面部肌肉的变化等体现出的丰富内容。表情是人们对现实环境和事物所产生的内心体验及所采取的态度,它经常有意或无意地通过面部表情表现出来。

1. 得体的表情　总体说来,个体在人际交流过程中的面部表情应该是诚恳坦率、轻松友好的,不应该摆出一副盛气凌人的模样,也不应该表现出自负的面孔,那样就会从心理上将他人拒于千里之外。此外,个体在沟通中的表情还应该是落落大方、自然得体、由衷而发的,不应该是矫揉造作、生硬僵滞的。

2. 微笑　微笑是一种最常用、最自然、最容易被对方接受的面部表情,是个体内心世界的反映,是礼貌的象征。微笑可以展示个体的温馨亲切,可以有效缩短人与人之间的心理距离,可以给对方留下良好的第一印象,是广交朋友、化解矛盾的有效方式。在护患沟通中,微笑是最佳润滑剂,护士合理使用微笑,既可以美化自身形象,也可以缓解患者的紧张、疑虑心理,使其感受到尊重、理解、温馨和友爱。微笑在护理工作中的作用如下。

(1)传情达意:在护理工作中,护士亲切的微笑给患者带来温暖和生命的希望,使其感受到来自护士的关心和尊重,重新树立战胜疾病的信心。

（2）改善关系:护士发自内心的微笑可以化解护患之间的矛盾,改善护患关系。

（3）优化形象:微笑可以美化护士的形象,陶冶护士的内心世界,是心理健康、精神愉快的标志。

（4）促进沟通:护士的微笑可以缩短护患之间的心理距离,缓解患者紧张、不安的心情,赢得患者的信任和支持。

案例1　微笑的故事

美国希尔顿酒店的董事长康纳·希尔顿在初入商海时,他的母亲对他说:"希望你找到一个简单、易行、不花本钱却又行之长久的经营秘诀。"希尔顿苦思冥想,终于笑了,大声说道:"微笑。"只有微笑才能够同时符合这4个标准,希尔顿经常问他的下属:"你今天微笑了吗?"希尔顿还说过:"无论碰到什么困难,服务员脸上的微笑是永远属于旅客的阳光。"在他的"微笑公关"策略的影响下,希尔顿酒店度过了经济萧条时期,发展成为闻名全球的酒店集团公司。

3.微笑的方法　先要放松自己的面部肌肉,然后使自己的嘴角微微向上翘起,让嘴唇略呈弧形。最后,在不牵动鼻子、不发出笑声、不露出牙龈的前提下,轻轻一笑,伴随微笑自然地露出8颗牙齿。

4.护士微笑的艺术　在使用微笑语时,要做到眼到、心到、言到。微笑时,眼睛要注视对方,由内心发出真挚的微笑,配合语言表达,才能传递欢迎、轻松、愉快、友好的信息。

（1）真诚:护士发自内心的、真诚的微笑,才能够真正感动患者。

（2）自然:微笑甜美、自然。面部表情要和蔼可亲,亲切自然;眼神柔和、亲切,眼睛和蔼有神。

（3）适度:护士微笑时应该掌握分寸。笑得过分,有讥笑之嫌;笑得过短,给人以虚伪感。

（4）适宜:护士的微笑一定要与工作场合、环境、患者的心情相适宜。当患者伤感时,要收敛笑容。

（三）首语

首语是指一种靠头部的活动来表达信息的非语言,是人们经常使用的一个动作姿势,往往能简洁明快地表达人们的意图和反应。首语包括点头、摇头、仰头、低头等。使用时,应该把握时机、力度和幅度,让对方能看懂看明白。

1.点头　点头可以表示肯定、认同、承认、赞成,也有理解为事先约定的特定的信号等。护士在做健康指导时,看到患者点头,表示他明白你表达的意思,接受你的建议和指导。

2.摇头　摇头一般表示拒绝和否定的意思,另外也可表示不行、不可以、沉思。在护理工作中,多使用于特定的背景和条件下。如患者术后精神不佳,护士在询问病情时,患者往往会使用摇头来表达自己的感受。

3.仰头　仰头有思考和犹豫的意思。如门诊患者需要住院,护士征询意见时,患者往往会仰起头,思考后才会给出答案。

4.低头　低头表示沉思、羞愧、认错,被指责、被批评时也常会不由自主地低头。在采集患者病情信息时,如涉及隐私,患者会低头沉思,考虑是否要说出实话。这时护士应加以引导,鼓励其实话实说,这样才能收集到完整的病情资料。

（四）手势语

手势语也称手语、肢体语言,是指人用两手及手臂的动作来传递信息的一种无声语言。人际沟通中手势语变化形式多,没有固定模式,在沟通中要因人、因事、因情灵活应用。应用手势语时要自然亲切、不僵硬、不刻板,频率适度,不过度追求手势语的使用。禁止使用不礼貌、不稳重、不卫生的手势。

根据沟通的意境不同,手势语分为情意手势、象征手势、象形手势、指示手势。

1. 情意手势 情意手势是用来表达感情的一种手的动作。它使抽象的感情更加形象化、具体化。如拍手鼓掌表示热烈欢迎和衷心感谢,摇手表示拒绝或否定,挥拳表示愤怒、抗议,搓手则表示焦虑恐惧。对于绝望痛苦的患者,护士可以轻轻地握住他的手,给予其心理上的安慰和精神上的支持。

2. 象征手势 象征手势主要表达较为复杂的情感和抽象的概念,有特定的所指,也带有普遍性。常用的象征手势包括"O"形手势(也称"OK"手势)、"V"形手势、拇指手势等。

3. 象形手势 通过比划事物的形状特点,引起听众注意,使其有一个具体而明确的印象。如用手比画物品的大小,手臂伸展比画长短、高低等。

4. 指示手势 指示手势是指用以引导来宾、指示方向或物品位置时的手势。常用的有以下几种。

(1)引导手势:引导客人时,以右手臂从体侧或前方抬起,五指自然并拢,掌心向上。首先指向客人身体中端,再平行划向所指方向,待客人离去后再将手臂收回。

(2)方位手势:指明方位时,应五指并拢,手心微斜,用手掌的全部来指示。掌心向上,小臂带动大臂,根据指示距离的远近调整手臂的高度,指示较近座位时,大臂和小臂呈90°~120°;指示较远座位时,手臂伸直。在指示方位时,要配合眼神、表情和其他姿态,才能显得大方。收回时手臂应略呈弧线,缓慢收回。

(3)位置手势:为对方指明物品位置时要面带微笑,视线顺序依次是对方的眼睛、指示物或方向,然后回到对方的眼睛,同时配合语言进行沟通,确定对方是否理解。

(4)致意手势:也叫挥手致意,用来向他人表示问候、致敬、感谢。做法:当看见熟悉的人,距离较远又无暇分身的时候,就举手致意,可以消除对方的被冷落感。举手致意时要掌心向外,面对对方,指尖朝向上方,同时挥动手臂,动作幅度可以夸张些,以引起对方注意。

(5)介绍手势:为客人做介绍时,应掌心向上,手指自然并拢,以肘关节为轴将手指向被介绍人,同时上身稍向前倾,以示敬重,切忌伸出示指来指点。

(五)触摸

触摸是指人与人之间的皮肤接触、抚摸,是非语言沟通的特殊形式,包括搀扶、依偎、握手、拥抱、亲吻等。它可以减轻因焦虑和紧张等引起的疼痛,产生良好的心理和精神安慰;也可以通过按摩刺激增强人体的免疫系统功能,促进健康的恢复。触摸所传递的各种不同信息,是其他沟通形式所不能取代的。

1. 触摸在护理工作中的应用

(1)健康评估:护士在对患者进行健康评估时,会采用触摸方式。例如,护士触摸患者的脉搏,了解是否有心律失常等。

(2)给予心理支持:触摸可以传递关心、理解、体贴、安慰等,是一种无声的安慰以及重要的心理支持方式。例如,在产妇分娩时,护士抚摸产妇的腹部或握住产妇的手,产妇会感到安慰,甚至感觉疼痛的减轻;护士抚摸幼儿的头面部,传递的是护士对患儿关心的信息。

(3)辅助治疗:有关研究发现,触摸可以激发人体免疫系统,减轻因焦虑、紧张而加重的疼痛,有时还能缓解心动过速、心律失常等症状,具有一定的保健和辅助治疗作用。根据临床观察,触摸对儿童的生长发育、智力发育及良好性格的形成具有明显的刺激作用。因此,在病情允许的情况下,护士应常常抱抱孩子,抚摸其背、头、肢体等部位。

2. 触摸的注意事项 由于人们受沟通背景等因素的影响,对触摸的理解、适应、反应的程度是有差异的。在专业范围内,审慎地、有选择地使用触摸对沟通交流有促进作用。反之,则会产生消极的作用。因此,在实际应用时,要注意以下要点:①根据情境、场合等的实际情况,采取不同的触摸方式。②根据患者的性别、年龄、病情特点,采取患者易于接受的触摸方式。③根据沟通双方关系的程度,选择恰当的触摸方式。

所以,在选择和使用人体触摸的沟通方式时,应十分注意观察对方的反应。一旦发现效果不佳或有所误解时,应立即调整,或结合使用语言交流来加以弥补或纠正。

案例2　触摸的作用

一位护士在办公室写护理文书时,看见外面休息室坐着一位老太太似乎很悲伤的样子。她走过去坐在老太太的身边问她有什么需要帮助,老太太说她老伴得了癌症并且已扩散到全身……说着便流下了眼泪。

这位护士静静地注视着老太太,并轻轻地抚摸着她的手。两人默默地坐了几分钟后有人叫这位护士。

老太太感激地说:"你去忙吧! 我已经好过多了! 真谢谢你!"

The dynamic nonverbal form refers to the dynamic various postures generated by various parts of the body in addition to the spoken language during the communication between the two parties. Dynamic nonverbal symbols include gaze, emoticons, initials, gestures, and touch.

- The most important form of eye contact is gaze, and the angle, location and time of gaze will convey different information. Looking up at others means respecting and trusting them, while looking down at others means maintaining one's dignity. An unpleasant squint is a look that expresses contempt, and it is harmonious and understanding to look at the other person with a smile.

- The place to look at other people is also different in different occasions of the conversation. Generally, the gaze area can be divided into official gaze area, social gaze area and intimate gaze area.

- Expression refers to the emotions expressed on people's faces, and is the physical manifestation of human emotions and emotions. The expression of an individual in communication should also be generous, natural and decent, and should not be pretentious, stiff and rigid. In nurse-patient communication, smile is the best lubricant. The rational use of smile by nurses can not only beautify their own image, but also relieve the patient's nervousness and doubts.

- There is also a nonverbal expression of information by head movement. It is a gesture that people often use, which can often express people's intentions and reactions concisely and clearly. Head movement includes nodding, shaking your head, raising your head, bowing your head, etc. When using it, you should grasp the timing, strength, and amplitude so that the other party can understand it.

- Sign language refers to a silent language in which people use the movements of their hands and arms to convey information. There are many variations of sign language in interpersonal communication, and there is no fixed pattern. In communication, it must be used flexibly according to the person, the situation, and the situation. When using sign language, it should be natural and kind, not rigid, not rigid, with a moderate frequency, and not excessively pursuing the use of sign language.

- Touching refers to skin contact and touching between people. It is a special form of nonverbal communication, including support, snuggle, handshake, hug, kiss, etc.. It can relieve pain caused by anxiety and tension, and produce good psychological and spiritual comfort. It is also possible to stimulate the body's immune system through massage stimulation and promote healthy recovery. The various information conveyed by touch cannot be replaced by other forms of communication.

二、静态语言(Static language)

静态语言是相对动态语言而言的。在人际交往中,相对于语言、眼神、动作、步态等,衣着、妆容、人际距离、空间位置、环境等都处于相对静态中,这些静态语言对沟通起着关键性的作用。静态语言包括空间效应、仪容仪表和物理环境等。

（一）空间效应

1. 近体距离　近体距离是指沟通双方所保持的躯体之间的距离。心理学家研究发现,距离不同,沟通也会有不同的氛围。距离较近,沟通气氛比较融洽,而当距离较远时,容易造成敌对或攻击的气氛。沟通双方之间距离的远近,取决于双方的亲密程度、谈话内容、环境因素。近体距离分为亲密距离、个人距离、社交距离、公众距离四种。

（1）亲密距离:亲密距离一般为 0~0.5 m,一般只有感情非常亲密的双方才会允许彼此进入这个距离。在此距离谈话常是低声的或者是耳语,话题往往非常私人性。在这个距离内,人们的沟通不仅限于言谈话语,而且包括身体接触,如保护、安慰、爱抚等。因此这是一种知心密友、父母与子女间或情人之间关系的距离。如果不具备这种关系的人无缘无故进入这种距离,便会造成"空间的侵犯",会使人十分不快。

在医疗护理工作中,某些护理操作必须进入亲密距离方能进行,如人床整理、口腔护理、皮肤护理等。此时应向患者解释或说明,使患者有所准备并给予配合。否则会使患者产生不安和紧张。

（2）个人距离:个人距离一般为 0.5~1.2 m,伸手可以握到对方的手,但不容易接触对方的身体,是一般交往时保持的距离。通常,熟人、朋友、同事之间的交谈多采用这种距离。谈话声音不宜过高、要柔和亲切。在医疗护理工作中,护士常以个人距离对患者进行健康教育、心理咨询等,个人距离是护士与患者之间较为理想的人际距离。

（3）社交距离:社交距离一般为 1.2~3.5 m,它主要用于社会交谈或商贸谈判,如小型会议、商业洽谈或宴会等。说话的音量中等或略响,以使对方听清楚为宜。在医疗护理工作中,医护人员对患者进行会诊、查房时常用此距离。另外,医护人员之间交接班时,也常用此距离。

（4）公共距离:公共距离一般为 3.5 m 以上,主要适用于做报告、发表学术演讲等场合。在距离较远的情况下,人们可以通过提高声音,适当增加姿势、手势等方式来调整心理感受和拉近心理距离。一般情况下,公共距离不适合个人交谈。

总之,对医护人员来说,在不同的情况下,要保持对距离的敏感性,重视距离在沟通中的有效性和舒适感中所起的作用,通过距离的选择应用,以表现对患者的尊重、关切和爱护。

2. 座位方位　座位方位也可表示人的地位和人际关系,如在开会时,坐在前排位置的人的地位通常高于坐在后排位置的人的地位,坐在中央位置的人的地位通常要高于坐在两侧位置的人的地位,左边位置的人的地位要高于右边位置的人的地位。而且当事人座位的方位也体现了双方的关系及交谈的内容。如图9-1,不同位置可以体现交流的形式。

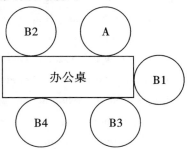

图9-1　4种不同的座位方位

（1）A与B1的位置属于"汇报谈心式"空间语言,适于医护人员与患者之间的谈话或者向上级汇报工作。

（2）A与B2的位置属于"友好信赖式"空间语言,常用于关系密切的好友或上司与员工的谈心。

（3）A 与 B3 的位置属于"防范竞争式"空间语言,多用于谈判,也见于人际关系紧张时。

（4）A 与 B4 的位置属于"互不相关式"空间语言,多用于公共场所,如图书馆、餐厅中陌生人之间。

护士在与患者沟通时,应根据交谈的内容、场合和对象选择适宜的距离和座位方式,以造成最佳的沟通效果。

（二）仪容仪表

仪容仪表是一种无声的语言,通过它既可以表现自己,也可以充分了解别人。据报道,84% 的人对另一个人的第一印象来源于他的仪容仪表。如护士衣着整洁、合体,仪表端庄稳重、和蔼可亲,在一定程度上给患者留下很好的印象,产生良好的沟通效果。

1. 仪容　男士的仪容应清洁、得体、潇洒,女士的仪容应美丽、整洁、端庄。护士的仪容则应端庄、大方、简洁、整齐,才能充分体现护士的职业特点。

2. 仪态　仪态主要是指人的各种姿态,包括身体姿势和身体动作,如手势、点头、摇头、耸肩、摆手等。在人际沟通当中,仪态又被称为体态语言或身体语言,是人们用身体动作来表达情感、交流信息、说明意向的沟通手段,对应着大量的非语言沟通形式。体态语言虽然是一种无声语言,但它同有声语言一样也具有明确的含义和表达功能,有时能达到有声语言达不到的效果,这就是所谓的"无声胜有声"。

3. 服饰　护士的服饰应与护士的角色相适应,符合护士的工作环境和工作性质,护士应按医院要求统一规范着装,保持衣服的清洁,一旦污染及时更换,重视面部、四肢、头发的修饰,可以化淡妆,体现护士的精神风貌。

（三）物理环境

物理环境不仅影响人们的心情,也影响沟通的频率和效果,甚至传递出非常重要的信息。在整洁、优雅的环境中生活和工作,不仅让人感到舒适、愉悦,还会让人精神放松,有益于身心健康。护士要创造良好的医疗环境,以满足患者治疗康复的需求。

非语言沟通涉及的物理环境包括房间结构、室内布局、适宜的温度和湿度、通风、绿化采光等。如医院将重症监护室（ICU）的病床安排成环形或扇形,医护人员工作室处于监护室的中心,并仅用玻璃门窗相隔,内外一目了然。这等于向重症患者传递这样的信息:你们都在医护人员有效监护之下,一旦有什么问题,可以立刻得到救护和处理,尽管放心。白墙壁已越来越多地被浅绿色或浅蓝色墙壁所代替。儿科病房的墙上贴了孩子们喜爱的和色彩明快的卡通画,护士们换上了浅绿色或粉红色的工作服,一些病室走廊摆放了绿色植物和鲜花等。这些都可以向患者传递温暖、亲切的信息,特别有利于缓解儿童患者的恐惧心理。

In interpersonal communication, clothing, makeup, interpersonal distance, spatial position, environment, etc. , are relatively static relative to language, eye expression, movement, and gait. These static languages play a key role in communication. Static language includes spatial effects, environmental layout, appearance, etc. .

● Psychologists have found that communication will have a different atmosphere at different distances. The distance is closer and the communication atmosphere is more harmonious. When the distance is far, it is easy to create an atmosphere of hostilityor attack. The distance between the communicating parties depends on the intimacy of the two parties, the content of the conversation, and environmental factors.

● Seat position indicates people's status and interpersonal relationship. When communicating with patients, nursing staff should choose the appropriate distance and seating method according to the content, occasion and object of the conversation, so as to achieve the best communication effect.

Appearance is a silent language, through which you can express yourself and fully understand others. The nurses are neatly dressed, well-fitted, dignified, stable, and amiable. To a certain extent, they leave a good impression on patients and produce good communication effects.

The physical environment involved in nonverbal communication includes room structure, indoor layout, suitable temperature and humidity, timely ventilation, and greening and lighting. The physical environment not only affects people's mood, but also affects the frequency and effect of communication, and even conveys very important information. Living and working in a clean and elegant environment not only makes people feel comfortable and happy, but also relaxes the mind and is beneficial to physical and mental health. Nurses must create a good medical environment to meet the needs of patients for treatment and rehabilitation.

三、辅助语言（Auxiliary language）

辅助语言是指伴随话语而出现的音调高低、声量大小、节奏快慢、抑扬顿挫,甚至停顿、犹豫等非语言信息,对语言具有一定的影响力,可展示个性与感情、突出重点、渲染气氛。

1.语速　指说话的速度。语速快慢给人的印象完全不同。说话语速较快,给人以充满活力和热忱的印象,并且能够吸引听众的注意力;说话速度较慢,可以给人认真、权威和思虑周密的良好印象。

2.声调　即说话声调高低、抑扬轻重的配置和变化。一般情况下,柔和的声调表示坦率和友善,在激动时会有颤抖,表示同情时略为低沉。阴阳怪气就显得冷嘲热讽;用鼻音哼声往往表现傲慢、冷漠、恼怒和鄙视,是缺乏诚意的,会引起人不快。恰当自然地运用声调,是顺利交往和沟通成功的条件。

3.音量　音量指说话声音的高低程度。高音更权威、自信、悦耳,但也有恐惧、惊奇或气愤;低音则显得不够自信,与愉快、烦恼、悲伤的情绪相联系。

4.重音　说话时,常常加重一句话中的几个字的音量,以达到提醒对方或特别强调的目的。如老师在讲课过程中,发现学生没有认真听讲,要提醒她,又不能影响别的同学,往往会用眼神示意该同学,同时提高音量,加重语气。在为患者做健康指导时,可根据患者的理解接受能力,加重某些关键性词语,起到提示对方的作用。

Auxiliary language is accompanied by the emergence of the discourse tonal pitch, sound volume size, speed rhythm, cadence, and even pause, hesitation and other nonverbal information, has a certain influence on the language, can show personality and emotions, focus, rendering the atmosphere.

● The speed of speech gives a completely different impression. Speaking faster, gives people the impression of being full of energy and enthusiasm, and can attract the attention of the audience, speaking slower, can give people a good impression of seriousness, authority and thoughtful thinking.

● Tone refers to the rising and falling tone of a group of words, indicating whether the sentence is a question or a declarative sentence, indicating whether the speaker wants to convey or obtain information. Under normal circumstances, a soft tone indicates frankness and friendliness, trembling when excited, and a little low when expressing sympathy.

● The high-profile sound was not very confident, and happy, worry, grief linked.

● When speaking, the volume of a few words in a sentence is often increased to achieve the purpose of reminding the other party or emphasizing. When giving health guidance to the patient, some key words can be emphasized according to the patient's understanding and acceptance ability, and play the role of reminding the other party.

四、类语言(Accompanying language)

类语言是一种伴随性语言,它指有声而无固定意义的语言外符号系统,包括咳嗽、呻吟、叹息、笑声、哭泣等。在人际交往中,熟悉和掌握类语言的成分,将有助于通过声音来判断对方的情绪,了解人们的需求,以便能及时做出反应,实施有效的沟通。

患者的类语言可以传递病情变化的信息,提醒医护人员正确进行医疗和护理活动。如患者呻吟表明身体不适,哭泣说明伤心或遇到难题。同样医护人员的类语言也可以为患者提供信号。如护士为患者介绍病情时,如不自觉地发出叹息声"唉……",患者会认为自己的病情很重,从而增加心理负担。

Accompanying language includes coughing, groaning, sighing, laughter, and crying. Familiarity with and mastering the components of accompanying language will help nurses to judge the emotions of the other party through the sound, understand people's needs, so that they can react in time and implement effective communication.

（刘　雯）

任务三　护理非语言沟通的应用技巧(Nursing Nonverbal Communication Application Skills)

任务目标

◆ 正确运用非语言沟通技巧与不同患者进行沟通。

非语言沟通在护理工作中应用广泛,护士应遵循一定的原则,适时使用非语言沟通技巧,促进护患沟通和谐。

Nonverbal communication is widely used in nursing work. Nursing staff should follow certain principles and use nonverbal communication skills when appropriate to promote harmonious communication between nurses and patients.

一、护理非语言沟通的原则(Principles of nursing nonverbal communication)

1. 尊重患者　尊重患者就是要把患者放在平等的位置上,使处于疾病状态下的患者保持心理平衡,不因疾病受歧视,保持人的尊严。护士尊重患者的人格,就是要尊重患者的个性心理,尊重患者作为社会成员应有的尊严,即使是精神病患者也应该受到尊重。

2. 适度得体　当与患者初次接触时,护士的举止仪表、风度等给患者留下良好的首次印象,为日后交往奠定良好的基础。在与患者的交往中,护士的姿态要落落大方,面部笑容要适度自然,言谈举止要礼貌热情,称呼、声音、语气要使患者感到亲切、温暖。与异性患者接触应消除邪念,尊重社会习俗。

3.敏捷稳重 护理工作是为了治病救人,对时间的要求很严格,特别是在抢救时,时间就是生命。延误时间就可能贻误治疗,甚至危及患者生命。因此护士工作,特别是在抢救危重患者时,既要敏捷果断,又要稳重有序。只有这样,才能真正做到维护患者的健康,赢得患者的信任,同患者建立起良好的护患关系。

4.因人而异 患者是千差万别的,每个患者都具有其个性特点,非语言行为方式也各不相同。在护患沟通中,护士要站在患者的角度上,通过倾听、提问等交流方式了解其真实感受。护士只有在体验到患者情感状态的前提下,才能准确理解患者的非语言信息。因此护士在日常生活和工作中要善于观察不同患者在不同心态下的非语言行为,并努力寻找各种非语言行为之间的内在联系,总结出不同患者在不同情绪状态下的非语言行为模式,这样才能有效地进行护患沟通,达到满意的治疗性沟通效果。

Principles of nursing nonverbal communication:

✓Respect patients, put patients in an equal position, keep patients in a state of illness, keep their mental balance, avoid discrimination due to illness, and maintain human dignity.

✓When contacting the patient for the first time, the nurse's demeanor and demeanor left a good first impression on the patient, laying a good foundation for future communication.

✓Nursing work is to treat diseases and save people, and the requirements for time are very strict, especially in rescue, time is life. Delayed time may delay treatment and even endanger the patient's life.

✓Patients are very different, each patient has its own personality, and its nonverbal behavior is also different. In nurse-patient communication, nurses should stand from the perspective of the patient and understand their true feelings through communication methods such as listening and asking questions.

二、护理非语言沟通的技巧(Nursing nonverbal communication skills)

(一)接待门诊、急诊患者的非语言沟通技巧

1.衣着仪表规范 门诊是医院的窗口,接诊护士的外在形象直接影响患者对医院的最初判断。良好的仪表给患者以信任感、安全感,同时有被尊敬的感受。护士在上班前,应整理好自己的衣着仪表,重视面部修饰、肢体修饰、发部修饰,着装要整洁、庄重、大方、合体,禁忌浓妆艳抹、佩戴夸张饰品、工作服脏污或缺扣等。

2.面部表情温和 门诊就诊的患者病情不同,表情也各不相同。护士要细致观察患者的面部表情,为诊疗疾病提供依据,同时也要善于应用面部表情,增加护患之间的亲近感。一般情况下常用微笑,患者会感觉到友善、轻松和信任感,能有效地缩短双方的距离,为进一步沟通打下基础。

3.目光热情亲切 护士要合理使用目光语,给患者正向的鼓励与支持。禁忌使用斜视、俯视、虚视、眼皮低垂,或只管低头干活,不看患者。热情亲切的目光,能使患者产生一种友善的感觉与亲切的印象,从而唤起患者战胜疾病的乐观情绪,使患者主动自觉地配合治疗和护理。

4.站姿稳重优美 门诊预检分诊的护士常采用站姿迎接患者。护士在站立时力求端庄稳重、自然得体、优美大方。歪头斜肩、双腿叉开、手脚随意乱动、倚墙或靠墙等会给人无精打采、自由散漫的感觉。

5.指示手势明确清晰　门诊患者多是初次就诊,对医院的布局不清楚,护士应根据个体情况,使用语言和规范的指示手势,为患者指明就诊路线,危重患者应陪同检查,以防发生意外。指引路线时,护士应注意掌心向上,手指并拢,同时面带微笑,目光注视患者。

6.处理急诊患者沉着冷静　急诊患者病情紧急、危重,患者和家属都会出现焦虑、恐惧的情绪,护士应该给予恰当的解释,同时配合医生进行抢救。接待危重患者或使用轮椅平车的患者,护士应立即上前迎接、果断采取措施;接待意识不清的患者,应迅速镇静地将患者推入抢救室,尽快向家属了解病情;接待外伤、骨折的患者,应协助医生为患者止血或固定伤肢;在抢救危重患者时,动作要轻、快、稳,以求尽快减轻患者的痛苦;面部表情要专注,不应微笑,患者痛苦时,护士可皱皱眉头,以示同情,给患者心理安慰。

(二)迎送住院、出院患者的非语言沟通技巧

1.根据患者不同情况,选择合适的迎送方式　患者新入院或出院,护士要根据具体情况,选择合适的运送工具。对于病情较轻、行动自如的患者,鼓励患者步行入院或出院;对于病情较重、不能步行的患者,可以选择轮椅或者平车运送。

2.对新入院的患者,要热情接待　患者入院时,护士要起立面向患者,微笑相迎,如有其他护士在场,也应暂时停下手中的工作,抬起头来,点头以示欢迎。带患者到安排好的病房,向患者介绍室友、主管医生、责任护士、住院环境、医院的规章制度,消除患者对周围环境的陌生感,尽快适应患者角色。

3.对出院的患者,应真诚地祝贺　患者出院可以采用握手礼表示祝贺。患者离开时,应送上一段距离,一般可送至病区门口等患者走出视线或送至电梯口待电梯门关闭后离开。

(三)与住院患者的非语言沟通技巧

1.创造温馨安全的医疗环境,保证患者的安全　医院的物理环境是影响患者生理与心理舒适的重要因素。医院环境要温馨安静、整洁舒适、适时通风、采光良好。

(1)温馨安静:病房墙壁大多采用白色,给人清洁、庄重的感觉;也可根据科室类别,选择绿色或浅蓝色,给人宁静舒适的感觉。墙壁或廊柱上应设立导医牌和温馨提示语。病区内应避免噪声,工作人员在执行各项操作时要做到"四轻",即说话轻、走路轻、操作轻、关门轻。

(2)整洁舒适:整理床单元,及时更换污染的被褥和患者衣裤,保持病室内整洁。适宜的温度、湿度有利于患者休养及治疗。一般病室冬季的温度以 18 ~ 22 ℃为宜,婴儿室、产房、手术室以 22 ~ 24 ℃为宜。病室相对湿度在 50% ~ 60%。

(3)适时通风:病室应定时开窗通风换气,每次通风 30 min 左右。冬天通风时要注意保暖,避免冷风直吹患者。

(4)采光良好:室内光线要适宜,有利于护士治疗和患者休养。

2.采集患者信息,做健康宣教时

(1)认真倾听,及时记录:护士在采集病史时要关注对方的每一个表情、每一句话,可选择坐位或站位,选择坐位时应该端坐,身体略微前倾,站立时全身要稳。倾听过程中,偶尔向对方点头表示你的赞同,也说明你认真听了对方的谈话。将患者的信息客观地记录在病历上,但要注意与患者的目光交流。

(2)逻辑清晰,音量适中:在与患者沟通时,表达的逻辑思路很重要,应该把握表达的主线,传递时声音的大小、音调的高低、重音的把握都要加以控制,要使你的每一句话都很清晰、表达连贯,使对方容易理解和接受。

(3)合理安排时间,正确使用空间效应:护士应在充分了解病情后合理安排时间。采集信息一

般安排在患者入院当天,患者进入病房休息片刻安静下来后进行。根据患者病情,可选择个人距离,采取站立或坐位;为病区患者进行健康宣教,涉及的人数较多,应选择患者治疗结束之后,选择社交距离或公众距离,用患者可以理解接受的语言和非语言进行宣教。注意考虑患者病情,把握好总体时间,不能过长,超过患者身体承受能力;也不能太短,达不到宣教目的。对异性患者,护士要有意识地控制和患者的距离,以防引起误会。

3. 为患者进行治疗护理时

(1)做好三查七对:护士在为患者治疗前,应先做好三查七对工作。在患者床前,采取规范站立,上身略前倾的姿势,面带微笑,询问患者的姓名;轻轻掀开被子,查看腕带;至床尾,下蹲后核对床尾卡。核对无误后向患者解释操作的目的及配合要点。

(2)动作轻稳,保护安全、隐私,注意保暖:很多操作要使用金属仪器,在操作时,要严格遵守操作规程,防止操作带给患者伤害。如注射前,认真检查针头的锋利程度,防止带钩、弯曲;仪器直接接触患者皮肤时,应先揉搓温暖后再使用;如需暴露患者皮肤或隐私部位,应事先疏散病室内异性或使用床帘遮挡;需要搬动患者身体、肢体时,应合理应用节力原理,轻轻地抬起、翻动,防止用力过猛损伤患者;遇到昏迷、躁动不安、自伤倾向的患者,应使用床档或约束带加以约束,防止坠床;天气寒冷时,要注意加盖毛毯或棉被,防止受凉。

(3)正确使用触摸:护士在为患者做治疗时,触摸是不可避免的,如为患者测量血压、观察脉搏、进行肌内注射、皮肤按摩、观察皮肤弹性和冷暖、帮助患者翻身和叩背等。此时护士必须进入患者的亲密距离,应向患者做出解释和说明,使者有所准备并给予配合。

4. 参加护理交接班、护理查房时

(1)交接班:晨会交接班由护士长主持,所有人员都要准时参加。交班的护士要着装整洁,向大家介绍值班情况时要吐字清晰、重点突出、全面概括,时间不能太长;接班的护士要求衣帽整洁、仪表端庄、精神饱满,听取接班内容时,应规范站立,面向交班者,双目平视、全神贯注,不允许东张西望、交头接耳。

(2)护理查房:走进病房,应环视病房内所有患者,和他们打招呼、问候,不盯着特殊体貌的患者、不瞪视不讲卫生的患者,不特殊对待某个患者,目光应亲切、柔和,给人以平等友善的感觉。

(四)与特殊患者的非语言沟通技巧

1. 失语患者　在临床护理工作中,常会遇到由于各种原因导致失语的患者,如喉癌根治术后、脑外伤、脑卒中、气管插管、口腔疾病等致失语,与这些患者交流,非语言沟通成了唯一的方式。除了正确使用首语、目光语、微笑、触摸、空间效应外,护士可以根据患者情况与患者规定一些标志性非语言动作,来达到双方的顺利沟通。

(1)使用标志性语言:如对于神志清楚、听力正常的患者,可以用语言为其讲解病情,患者可以采用非语言行为来表达自己的感受和需要。如用手指指向某个部位、握紧拳头表示该处疼痛、竖起大拇指表示满意舒适、用手拍打臀部表示大小便、翻转手掌表示需要翻身等。这些手势语可根据患者情况与患者一起制定,护士反复强调,直到患者记住才能灵活应用。

(2)使用提示卡片:使用小卡片写上词语,如"喝水""睡觉""吃饭"等,患者可以使用卡片表达自己的需求。

(3)使用文字表达需要:为患者准备写字板、笔,让患者随时写下自己的需要。护理失语患者,护士要安排更多的时间,在床边细心观察患者病情,了解患者非语言及标志性语言的含义,提供更多的情感支持,解决患者的实际问题。

2. 儿童　儿童年龄较小,对医疗知识缺乏,甚至不会用语言表达,但他们对外界充满好奇、求知欲强、接受能力强、模仿能力强。儿科护士应针对儿童的生理和心理特性,灵活使用非语言沟通技巧。

(1)环境布置:儿科诊室和儿科病房布置有别于其他科室,应尽可能摆放一些儿童喜欢的装饰物和图片、贴画玩具、儿童读物等,墙壁颜色以蓝色或浅绿色为主,尽量避免白色,以减少给儿童带来的恐惧。设立儿童活动室,让病情许可的孩子在活动室做做游戏。

(2)护士着装:儿科护士着装要活泼、美观、合体、清洁,避免单一色彩和款式,尽量迎合儿童心理。目前有医院给护士定制两件套儿童装式护士服,里面是白色的长袖或短袖工作服,外面加红色外套或背带裙,看起来活泼大方,深受孩子们的喜爱。

(3)多使用手势语:在与儿童交往时,可考虑多使用手势语,加以强调、肯定、示范。如教儿童使用床头铃,可先给他示范怎么操作,并让他自己尝试操作;对于配合较好的孩子要及时鼓励,伸出拇指告诉他,他很棒、很坚强;对孩子比较害怕的检查或操作,可以用通俗易懂的话语讲解,并配合手势指示,让孩子事先有个大致的了解;也可以用孩子们喜欢的动画片中的人物激励他们。

3.孕产妇　孕产妇是一类特殊的群体,因为妊娠、分娩、哺乳,她们的生理、心理体验有别于其他女性。在进行孕前检查、产前检查、待产时,医院的特定环境会使她们产生陌生感和恐惧感;分娩阵痛或剖宫产术后的疼痛让她们的心理更加脆弱,容易出现抑郁症;母乳喂养的知识缺乏,使她们无所适从,这期间非常需要护士和家人的关怀和安慰。

(1)做孕前检查、产前检查时:妇女孕期要做多次检查,每次都会暴露腹部,产前检查要暴露会阴部。门诊护士、助产护士要充分考虑孕妇的自尊,关好门窗、拉上窗帘,或在检查床边拉起围帘予以遮挡;检查室应该光线明亮,便于观察;检查时动作轻柔,避免仪器伤害孕妇;天气寒冷时应注意保暖;上下检查床应提供帮助,防止磕碰和摔伤;耐心解答孕妇的疑问,及时予以孕期健康指导。

(2)待产时:待产孕妇阵痛比较明显。发生阵痛时,可握住产妇的手,抚摸腹部,为其擦干汗水;在阵痛间歇,嘱咐产妇闭上眼睛休息,教她做深呼吸;播放舒缓的轻音乐,使产妇在轻松愉快的环境中养精蓄锐。

(3)产后:及时告诉产妇分娩结束,将清洗干净的新生儿抱到产妇身旁,及早进行吸吮,促进亲情建立。

4.老年人　由于老年人的感觉、知觉、记忆力、思维能力、智力等方面都发生了变化,心理状态也发生了改变。护士与老年人的沟通应把重点放在非语言沟通上,这将使沟通更具表现力和亲和力。

(1)充分了解患者信息:护士可从患者的着装、修饰了解其职业、健康状况、文化层次等信息,根据患者具体情况,选择适宜的非语言沟通方式。

(2)病房环境温馨安全:尽量把病房布置得具有家庭氛围,病床高度以老年人坐下来双腿水平为宜;墙壁边装有扶手,方便老年人行走;地板要防滑;卫生间设置坐便器、呼叫器;有条件的医院为老年人配备老花镜;病房内放置老年人感兴趣的书报,便于老年人阅读。

(3)正确使用辅助语言:与老年人交流时,尽量选择坐位(或蹲位),投以关注的目光、微笑的表情,以示对老年人的尊重。护士可握住老年人的手,耐心倾听对方诉说,不时点头表示你在认真听,适当地给老年人整理被子、梳梳头发、递下水杯、扶正老花镜。与老年人讲话时,速度要慢,声音要大,一句话只表达一个意思,如果老年人没有理解要多重复。对于思维混乱的老年人,不要与之产生争执,应表示更多的关怀和接纳。

5.传染病患者　传染科的患者因疾病具有传染性,常常受到社会的歧视,往往承受着很大的心理压力。而护士在治疗和护理时又总是采取佩戴口罩、帽子和穿着隔离衣等防护措施,这无形中又增加了患者的思想负担。护士要善于使用非语言沟通技巧,如在采集病史时,患者往往隐瞒病情,护士应讲解真实病历的重要性,以支持、放松的目光和微笑鼓励患者讲述实际病情;如患者出现烦躁不安、大发雷霆或拒绝治疗及护理时,护士最好采取适时沉默与耐心倾听相结合的方式,使患者的压抑情绪得到释放;在与患者进行交流沟通时要注意保持优美的体态,手势的运用要大方、得体;在适当的范围内对患者实施触摸行为,如握手、拍肩,这对于具有传染性、饱受歧视的传染病患者来说是非常重要的;要善于使用热情、亲切的目光语,给患者以鼓励和爱护。

6.手术患者 手术患者往往有对手术的恐惧和对术后功能恢复的忧虑,护士要做好术前、术中、术后的护理工作。

(1)手术前:用通俗易懂的语言阐明手术的重要性、必要性。主动向患者说明术中可能出现的一些生理和心理上的感受及手术中需要配合的注意事项。这样可以减少患者的忧虑,加强治疗疾病的信心。

(2)手术中:向患者介绍手术室的环境、手术医生和护士的姓名,巡回护士要主动与患者沟通,协助患者上手术床、盖好盖被;要提前做好准备工作,避免让患者一个人躺在床上等待,这样会加重其恐惧心理,严重者会影响手术的顺利进行;提醒患者及时把不适告诉医护人员,如恶心、胃肠不适、伤口疼痛、肢体酸困等,以便采取必要措施;巡回护士多使用抚触如用手轻抚患者的额头、握住患者的手、轻轻按摩受压肢体等,使患者得到心理安慰。

(3)手术后:护士护送患者到病房,在搬运患者时要轻抬轻放,防止拖拉;要特别注意保护患者的隐私,注意保暖;安置好各种管道;对于麻醉未清醒患者,要特别观察患者的面部表情和肢体动作,从而了解病情;保持环境安静舒适。

7.临终患者 临终患者的病情复杂多变,需要医护人员随时抢救护理;患者对疾病的预后往往出现比较复杂的心理变化,这要求护士密切观察患者的体态姿势、神态、面部表情、眼神等,从他们的各种非语言行为中探求其心理状态,给予相应的护理。

(1)疾病告知时:世界卫生组织提出一个比较合理的告知患者病情的方法:分阶段分次告知患者病情,既要留有余地又要给患者希望。观察患者获知病情后的表现,认真耐心倾听患者述说,给予适当的引导;鼓励患者发泄,对患者粗暴的言辞和行为,给予充分的理解和宽容;患者有接受倾向时,多给予鼓励;了解患者信仰,提示患者安排后事;根据患者体力情况,与患者沟通时间尽量简短,控制在 10 ~ 15 min;多给家属提供陪伴机会,使患者感受到亲情。

(2)抢救治疗阶段:护士走路要轻盈、稳重;抢救时切忌慌乱,要有条不紊;将患者安置在舒适卧位,保持床单清洁、无异味;可以握住患者的手或抚触前额,以减少恐惧,增加安全感;使用呼吸机、吸痰、胸外心脏按压等抢救治疗措施时,要遵循操作程序,动作轻柔规范,避免给患者造成伤害。

Nonverbal communication skills for receiving outpatients and emergency patients:

✓ Before going to work, nurses should tidy up their clothes and pay attention to facial retouching.

✓ Nurses should carefully observe the facial expressions of patients to provide a basis for diagnosis and treatment of diseases. At the same time, they should also be good at applying facial expressions to increase the closeness between nurses and patients.

✓ Nurses should use eye language reasonably to give positive encouragement and support to patients.

✓ The nurse sought in the standing dignified and stable, natural decency, beautiful and generous.

✓ Nurses should use language and standardized gestures to indicate the route of treatment for patients based on individual conditions. Critically ill patients should accompany the examination to prevent accidents.

✓ Calm and calm when dealing with emergency patients.

Nonverbal communication skills for hospitalized and discharged patients:

√ When a patient is newly admitted or discharged, nurses should choose the appropriate transportation tool according to the specific situation.

√ When admitted to the hospital, nurses should stand up and face the patient with a smile.

√ A handshake ceremony can be used to congratulate patients when they are discharged from the hospital. When the patient leaves, they should be sent for a certain distance. Generally, they can be sent to the door of the ward to wait for the patient to walk out of sight; or sent to the elevator entrance and leave after the elevator door is closed.

Nonverbal communication skills with inpatients:

√ The hospital environment should be warm, quiet, clean and comfortable, well ventilated in time, and well-lit.

√ When taking medical history, nurses should listen carefully and make notes in time. Nurses should arrange the time reasonably after fully understanding the condition, and use the space effect correctly.

√ Perform three checks and seven pairs during the treatment and nursing of the patient. During the operation, the movements are light and steady, to protect safety and privacy, and to keep warm. When nurses are treating patients, touching is inevitable. They should explain and explain to the patients to prepare the patients and provide cooperation.

√ When attending nursing handover shifts and nursing rounds, nurses on shifts should be personally clean and hygienic, dress neatly, and be clear, focused, and comprehensive when introducing the duty situation, and the time should not be too long. The successor nurses are required to have clean clothes, dignified appearance, and full of energy. When listening to the succession content, they should stand upright, face the person in charge, have their eyes open and concentrate, and are not allowed to look around or whisper.

√ When entering the ward, nurses should look around all the patients in the ward, greet and greet them, do not stare at patients with special appearances, do not stare at patients who do not care about hygiene, and do not treat a patient specially. The eyes should be cordial and gentle, giving people a sense of equality and friendliness.

实训项目一　微笑训练

【实训目的】

通过训练，熟练掌握微笑的方法，并能在护理工作中正确运用，增进沟通效果。

【实训准备】

1. 环境准备　礼仪一体化教室或模拟病房。

2. 用物准备　镜子、筷子等。

3. 学生准备　学生衣帽整齐，符合护士规范要求。

【实训方法】

1.口型训练法　通过一些相似的发音口型,找到适合自己的最美的微笑状态,如"一""茄子"等;或选用一根洁净、光滑的圆柱形筷子(不宜用一次性的简易木筷,以防划破嘴唇),横放在口中,用牙轻轻咬住(含住),以观察微笑状态。

2.对镜训练法　端坐镜前,以轻松愉快的心情,调整呼吸自然顺畅;静心3 s,开始微笑,使嘴角微微翘起,面部肌肉舒展;同时注意眼神的配合,使之达到眉目舒展的微笑面容。如此反复多次。

3.观摩欣赏法　学生6~10人为一组,每人用一张厚纸挡住眼睛下面,开始微笑,互相观摩,评价哪位同学的眼睛会笑。

【实训评价】

护士正确掌握微笑的方法,在使用微笑语时,做到真诚、自然、适度、适宜。

实训项目二　目光训练

【实训目的】

通过训练,熟练掌握目光运用技巧,并能在护理工作中正确运用,在与患者沟通过程中,配合语言与非语言沟通技巧的运用,增进沟通效果。

【实训准备】

1.环境准备　礼仪一体化教室或模拟病房。

2.学生准备　学生衣帽整齐,符合护士规范要求。

【实训方法】

1.课前将学生分组,学生首先进行情景设计,包括目光注视的部位、角度、时间、变化、尊重患者等内容,情景中必须包含考核评估表中所列的具体项目,少一项则此项为0分。

2.学生分组进行角色扮演,训练中要注重目光的应用,并与语言、表情和肢体语言等沟通方式相配合,充分体现对患者的关心与尊重。

【实训评价】

1.目光注视的部位、角度、时间正确。

2.目光能配合语言和表情做出相应变化,体现对患者的尊重和关心。

3.训练态度认真,团结协作。

实训项目三　非语言沟通能力综合训练

【实训目的】

通过训练,护士熟练掌握非语言沟通技巧,并能在护理工作中运用自如,工作中与患者进行有效沟通,建立良好的护患关系。同时观察患者的非语言沟通形式所传递的信息,及时了解患者的病情变化及心理变化。

【实训准备】

1.环境准备　礼仪一体化教室或模拟病房。

2.用物准备　演练道具。

3.学生准备　学生衣帽整齐,符合护士规范要求。

【实训方法】

课前将学生分组,学生首先进行情景设计,包括非语言沟通的各种形式,情景中必须包含考核评估表中所列的具体项目,少一项则此项为0分。

根据情景设计进行角色扮演,训练中要考虑患者的年龄、性别、病情等因素,正确运用面部表情、肢体语言、人际距离、触摸、辅助性语言等非语言沟通方式,同时注意观察患者非语言行为所表达的信息,为患者提供优质服务。

【实训评价】

在学生分组的角色扮演中进行考核,重点考核扮演护士角色的学生。考核团队成员训练态度是否认真,是否团结协作。小组成员得分相同。非语言沟通训练考核评估见表9-2。

表9-2　非语言沟通训练考核评估表

班级_____　学号_____　姓名_____　总分_____　评价教师_____

考核项目	内容	应得分	扣分及原因	得分
仪表 (10分)	服装:整洁、得体	5		
	仪容:清洁、端庄	5		
面部表情 (20分)	目光:友好、真诚,时间、角度、部位应用合理	10		
	微笑:整体配合,表里如一,与环境、场合适宜,学会控制不良情绪	10		
举止 (15分)	手势:明确、精练、自然、生动	5		
	姿态与步态:表达恰当,善于观察患者的行为所传递的信息	10		
辅助性语言和类语言 (15分)	音量:音量适中、吐字清晰	5		
	语音语速语调:适合情景、节奏分明	5		
	类语言:明确类语言所传递的信息	5		
人际距离 (10分)	正确的人际距离	10		
触摸的规范化操作 (10分)	触摸的方式正确	5		
	根据患者的特点,采取其易于接受的触摸方式	5		
体现对患者的关爱 (10分)	面部表情、举止、人际距离、触摸等方面体现对患者的关爱	10		
综合素质 (10分)	态度认真	5		
	团结协作	5		

课件   课后习题   知识拓展

（刘　雯）

项目十

护理工作中的沟通艺术

（Communication Arts in Nursing）

医院是对群众或特定人群进行防病、治病的场所。由于特殊的工作性质，护理工作中会遇到各种各样的患者。不同的患者，其心理状态、生理特点、服务需求有较大的差异，这与所患疾病的性质、种类、严重程度，患者的年龄、文化程度、社会处境等有关。特别是老年患者、儿童患者、孕产妇、肿瘤患者、临终患者等，这些患者的生理、心理问题较多，病情较复杂，护理难度大，更需要护士有较全面的沟通知识和技巧，运用沟通艺术才能达到良好的沟通效果。

Hospital is for people or certain people to carry on the prevention and cure. Because of the special nature of the job, nurses will meet all kinds of patients in nursing work. Patients with different mental state, physiology characteristic, service requirements have bigger difference, the nature, type, and the disease severity and patient's age, culture level, social situation and so on. Particularly in elderly patients, maternal, child patients, cancer patients, hospice patients, their physiological and psychological problems more, condition is relatively complex, difficult to care, more need to nurse has the comprehensive communication knowledge and skills, use the communication art to achieve good communication effectt.

任务一 　与老年患者的沟通（Communication with Elderly Patients）

任务目标

◆ 掌握与老年患者的沟通知识和技巧。在临床工作的情境中正确进行沟通。

◆ 分析老年患者的生理、心理特点。

准确把握老年患者的特点，针对性地采用恰当的沟通技巧，以达到预期沟通效果。

Accurately grasp the characteristics of elderly patients, targeted implementation of appropriate communication skills, in order to achieve the expected effect of communication.

一、老年患者的特点 (Characteristics of elderly patients)

1. 感觉功能下降　随着年龄的增长,老年人的智力、学习能力、记忆力逐渐减低,机体的各器官功能逐渐退化,开始出现听力下降、视力下降、理解能力差、反应慢等问题。

2. 自尊心强、性格固执　由于社会活动减少,社会地位变化,老年人易出现抑郁、淡漠、孤独等复杂心理反应,并出现性格和行为的变化。主要表现为冲动、多疑、幼稚、自私、固执、不听他人意见及劝阻,有时甚至不近人情。喜欢周围人都尊敬他、恭敬他、依从他。

3. 喜欢怀旧、适应能力差　随着社会改革的不断深入,人们的意识形态、生活方式不断发生变化,老年人由于很少与外界接触,往往喜欢回忆过去,生活模式单一。生活规律与环境的变化,常会使他们焦虑不安。一旦生病住院,就会产生依赖性,需要家人及医务人员重视,一切生活均需依靠他人照顾,如果这时与家人分离,会产生被遗弃感。

> ✓ The body of the function of each organ gradually degradation. Hearing, eyesight decline, poor understanding ability, slow reaction and so on questions.
>
> ✓ Prone to depression in the elderly, complex psychological reactions such as indifference, loneliness, and personality and behavior change.
>
> ✓ The elderly because of the little contact with the outside world, often like to recall the past, a single life mode. Once was ill in hospital, it will produce dependence, family and the medical staff to be paid more attention, all the life needs to rely on others to take care of, if separated from his family at this moment, will feel sense of abandonment.

二、与老年患者的沟通技巧 (Communication skills with elderly patients)

1. 尊重老年患者是沟通成功的前提　心理学研究表明,人人都希望得到他人的尊重,尤其是老年人。要正确对待不同老年人的种种"权威思想"的表现,从刚入院开始,满足患者对尊重的需求。护士应该首先主动接近患者,安排合适的床位,热情地介绍住院须知、病区环境、住院医生、负责护士等,其次要尽可能满足其的合理需求,并解答患者的疑问,陪同并指导其做各种辅助检查,使患者入院后安心放心,为以后的进一步沟通交流打好基础。

你到底会不会
扎针?

2. 重视与老年患者家属的沟通　在沟通中护士应该尊重患者的亲属,并通过与他们进行沟通,了解患者的心理需求。往往这些来自亲人和好友的心理支持,对患者有信心接受治疗和护理会起到不可替代的作用。在处理与家属的关系时应做到和气、耐心、主动,以表现护士良好的修养并体现出护理工作的艺术性,力求减轻家属的心理负担,使之对护士产生信任感,从而得到家属对护士工作的帮助和支持,同时为患者解除思想负担,起到事半功倍的作用。因此,在与患者沟通时,不能忽视与患者家属的沟通交流。

谁把我爸爸的
胳膊搞成这样的?

3. 细心照顾,增进信任　老年患者特殊的生理心理反应,更需要护士的细心照顾和关心。对于那些老年期痴呆、健忘、视力不好的患者,护士应主动问寒问暖,加强生活护理,协助完成特殊检查和服药,日常生活用品如手纸、眼镜、水杯等,放在伸手可取的地方;对能自理的患者,鼓励适当活动,提高自我护理能力,避免产生依赖心理。护士每天都要和患者接触,要细心观察患者的心理变化,并选择适合的交流时间,从患者感兴趣的话题入手,比如谈老人年轻时的岁月,能较快取得老年患者的信任。

4. 耐心沟通,注意反馈 老年人交流中语速过慢,动作也迟缓,注意使用倾听、提问、关爱等沟通技巧。同时要特别注意自己的仪表、站或坐的姿势,态度要从容镇定、充满自信,给患者以安全感,让患者乐于与护士沟通。沟通时要注意多使用敬语和谦语,使用通俗易懂的语言,重点反复强调。对听力丧失的患者,可通过轻轻的抚摸,加强交流,说话时让患者看到你的脸部和口型,用手势和面部表情来加强表达,可将声音略提高,要有耐心,必要时进行书面交流,满足患者的需求。

这药你就不能一次给我吗?

There are four main points in communication skills with elderly patients:

- Respect for the elderly patients are prerequisites of the success of communication. The nurse should first approach the patient actively, arrange the appropriate bed, and warmly introduce the hospital instructions, ward environment, resident doctors, responsible nurses, etc.. Secondly, they should try their best to meet their reasonable needs, answer their questions, accompany and guide them to do various auxiliary examinations, so that the patient can feel at ease after admission, and lay a good foundation for further communication in the future.

- Attach importance to communication with elderly patients' families. In communication, the nurse should respect the patient's relatives, and through communication with them, understand the psychological needs of patients. Often these psychological support from relatives and friends, patients have the confidence to accept treatment and care will play an irreplaceable role.

- Elderly patients with special physiological and psychological reaction, need more careful nursing care and concern. Nurses should contact with patients every day, carefully observe the psychological changes of patients, and choose the appropriate time for communication, starting from the topics that patients are interested in, such as talking about the years when the elderly were young, can quickly win the trust of elderly patients.

- The old communication speed too slow, action is slow, pay attention to use communication skills such as listening, asking questions, care.

 、与老年患者的沟通案例(Communication cases with elderly patients)

案例1 不想扎针

患者,刘××,女,81 岁,心功能不全、慢性阻塞性肺疾病,因病情反复长期住院。近日再次出现肺部感染,呼吸困难,咳嗽、咳痰、烦躁、易怒,拒绝静脉留置针穿刺。如果你是责任护士,你应该如何与患者沟通,才能缓解患者的烦躁情绪,让患者配合完成治疗?

A 护士的沟通:

"奶奶好,今天咳嗽好点了吧?说明这几天输液还是有效果的。按照医嘱,液体今天还是要继续输的。为了避免每天扎针,我建议给您扎个留置针怎么样?"

"我不扎针!"没等护士说完,患者就打断护士……

B 护士的沟通:

"奶奶,早上好!我看您今天气色比昨天好多了!咳嗽也少了。昨晚休息得不错吧?早餐吃了没有?今天我们要输一组液体,是针对肺部感染的,能缓解咳嗽和呼吸困难的症状,今天输了液,明天状态会更好。为了保护血管,减少扎针的次数,我建议给您扎个留置针,好不好?"

"你要保证一针见血还不能太疼!"患者一边说,一边调整好体位,配合护士。

"那当然喽!"护士微笑着顺利完成穿刺,治疗顺利完成。

C护士的沟通:

"奶奶,我来看看您,我听说您不想扎针来着……"

奶奶听到这句话,像个委屈的孩子:"昨天就扎了两针,今天再一针扎不好怎么办?我害怕扎针!"

"哦,原来是这样啊!我还以为您不想配合治疗呢。这个问题我帮您解决!我找科室扎针最好的护士给您扎,好不好?咱只有确保治疗及时您才可以早点痊愈,这样就可以早日回家了,晒晒太阳,养养花、喂喂鱼,还能看见您孙子,多好啊……所以,现在我们是不是要把留置针扎上啊?"

患者的情绪比之前明显缓和,扎针过程中一边配合护士,一边聊他的孙子,留置针顺利扎好,患者也表示基本没有疼痛。

解析:老年患者,尤其是长期患病的老年患者,因为病情变化会引起较大的情绪波动。在与患者沟通完成治疗的过程中,护士要评估患者的心理状态,了解患者情绪波动的原因,给予安慰和解释。同时,长期住院的患者住院过程中,护士应该适当了解患者的生活习惯和兴趣爱好,以便于能够在患者情绪波动的时候,适当帮助患者分散注意力,使沟通和治疗能够顺利进行。C护士就是在充分了解患者心理的基础上,利用患者的爱好,完成了与患者的有效沟通。

案例2　不能离开病房

患者,王××,女,63岁,糖尿病,因反复发生低血糖入院。随机血糖19.8 mmol/L,遵医嘱皮下注射6 U普通胰岛素,并密切观察血糖变化。胰岛素注射完成后,患者执意离开病房回家吃饭。如果你是责任护士,你应该怎样与患者沟通?

A护士的沟通:

"阿姨,您的主管医生交代过了,不能离开病房!您赶紧回床上躺着,千万不能回家去。"

B护士的沟通:

"阿姨,刚刚主管医生交代过了,您的血糖很不稳定,要严密观察。刚打了胰岛素,您不能离开病房,您出去会有危险的!"

C护士的沟通:

"阿姨,您可千万不能离开病房!刚刚因为血糖高,给您注射了胰岛素,主管医生担心您血糖突然变化,特别交代要密切观察。并且您之前就反复出现低血糖的情况,如果您在回家路上或者在家里再出现低血糖的现象,您自己是很难处理的,可能会出现严重的后果!您现在是我们的住院患者,要遵守医院的规定啊,不可以随便离开病房的。我们都是为了您的健康好!"

解析:老年慢性病患者,虽然病程较长,但是并不代表患者具有相应的自我管理知识和能力,有些老年患者并不明确疾病的影响或者可能出现的情况。加之部分性格、行为习惯的影响,会给住院期间的管理和沟通造成一定的影响。护士在沟通的过程中,首先要考虑到患者最关注的问题,与患者进行深入的探讨和分析,才能够达到使患者积极配合的目的。

案例3 这是我的轮椅

患者,赵××,男,68岁,高血压。遵医嘱所有检查轮椅接送。按照检查预约安排,患者下午3点要去放射科做CT平扫。下午1点45分,工作人员携带轮椅到病区接隔壁病房患者行心脏彩超检查,赵爷爷看到工作人员的轮椅,将它推到自己床旁,并称自己马上要做检查,轮椅应该由他先用。工作人员劝说无效,求助责任护士。如果你是责任护士,你应该怎样跟患者沟通?

A护士的沟通:

"赵爷爷,您的检查还早呢!您现在就把轮椅推过来,这不是浪费资源吗!"

B护士的沟通:

"赵爷爷,您都能自己找轮椅了,是不是血压下来了,头不晕了?您赶紧把轮椅还给人家!您的检查还早着呢,等您去做检查时我们会帮您协调的!"

C护士的沟通:

"赵爷爷,您先让工作人员把这个轮椅推走,她是来接2点钟做检查的患者的,再不走可就错过预约时间了!您的检查是下午3点钟,2点40分左右会有专人来接您。我们按照主管医生的医嘱,专门安排了轮椅接送,您不用担心没有轮椅。还有,您血压那么高,在房间休息就好了,检查的事情我们都帮您安排好了,您放心就是了。"

解析:部分老年患者在住院期间会出现明显的情绪波动情况,如焦虑、缺乏安全感等。护士对于这类老年患者要给予更多的关怀和了解,明确告知检查、化验安排,治疗方案等,尽可能消除患者的不安情绪。同时,如果出现沟通不畅的情况,要积极寻找原因,积极为患者解决问题,才能得到患者的充分信任。

Elderly patients, especially those who have been ill for a long time, can cause greater mood swings due to changes in their condition. In the process of communicating with the patient to complete the treatment, it is necessary to assess the patient's mental state, understand the reason for the patient's mood swings, and provide comfort and explanation. At the same time, nurses should properly understand the patient's living habits and interests during the long-term hospitalization of the patient hobbies, so as to be able to properly help the patient to distract when the patient's mood fluctuates, so that communication and treatment can proceed smoothly. On the basis of fully understanding the patient's psychology, nurse C uses the patient's hobby to complete effective communication with the patient.

Although the course of the elderly patients with chronic diseases is longer, it does not mean that the patients have the corresponding knowledge and ability of self-management. Some elderly patients are not clear about the impact of the disease or the possible conditions. Coupled with the influence of some personality and behavior habits, it will have a certain impact on the management and communication during the hospitalization. In the process of communication, nurses must first consider a certain aspect that the patient is most concerned about, and conduct in-depth discussions and analysis with the patient, in order to achieve the purpose of actively cooperating with the patient.

Some elderly patients will experience obvious mood swings during hospitalization, such as anxiety and insecurity. Nurses should give more care and understanding to such elderly patients, and clearly inform the inspection, laboratory testing arrangements, and treatment plans to eliminate the patient's anxiety as much as possible. At the same time, if there is a situation of poor communication, it is necessary to actively find the cause and actively solve the problem for the patient in order to obtain the patient's full trust.

（杨　兵）

任务二　与儿童患者的沟通（Communication with Children Patients）

任务目标

◆ 分析儿童患者的生理、心理特点。
◆ 掌握与儿童患者的沟通知识和技巧。
◆ 在临床工作的情境中正确进行沟通。

准确把握儿童患者的特点，针对性地采用恰当的沟通技巧，以达到良好的沟通效果。

Accurately grasp the characteristics of children patients, targeted implementation of appropriate communication skills, in order to achieve good communication effect.

与特殊患者的
沟通技巧

一、儿童患者的特点（Characteristics of children patients）

1. 年龄小，对疾病缺乏深刻认识　儿科患者大多是 14 岁以下的儿童，更多的是婴幼儿。患儿对医院环境有陌生感，对护士有恐惧感，在护理治疗中既不容易与之沟通，患儿也不容易配合。

2. 心理活动变化大，依赖性强　患儿心理活动多随治疗情境而迅速变化，因为他们注意力转移较快，情感表露又比较直率、外露和单纯，不善于掩饰病情。另外，儿童在不同阶段的心理发育不一，在患病时的反应也不一样。在新生儿期易发生惊骇、哭叫和痉挛；幼儿期患者入院后易产生恐惧与对立情绪；学龄前期儿童患者有依恋家庭情绪，情感较为复杂，个性也在形成；学龄期儿童初入院时有惧怕心理，表现为孤僻、胆怯、悲伤、焦虑等。总之，儿童在患病期间，对父母更加依赖，更渴望父母的呵护，对门诊或住院治疗造成一定的困难，与父母短时或相对较长时间的分离，就会引起儿童的极大情绪反应，造成"分离性焦虑"情绪。

3. 家属要求高　由于儿童年幼，常常表达不清自己的思想感情与心理反应，因此家属往往成为孩子的代言人。在我国现实生活中，儿童大都是独生子女，一旦生病，父母格外紧张、焦虑。他们大都过分照顾，夸大病情，对医护人员提出过高要求。

As children patients:
✓ Younge, lack of deep understanding of disease.
✓ The mental activity of children changes rapidly with the treatment situation.
✓ During illness, children become more dependent on their parents and more eager for their care.
✓ When a child is sick, parents are particularly nervous and anxious.

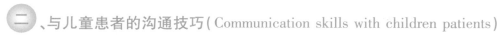

二、与儿童患者的沟通技巧(Communication skills with children patients)

1. 要有强烈的责任感　儿科护理工作具有一定的复杂性,患儿身体娇嫩,又处于无知、能力低下的状态中,同时儿童情绪不稳定,易喜怒多变,护士必须具有强烈的责任感和保护意识,要培养自己敏锐的观察力和情感感染力,做到观其表情,猜其心事。护士不但要照顾他们的生活,还要启发他们的思维,与患儿交朋友以取得他们的信任,建立良好的护患关系。

2. 要有丰富的知识与技能　儿童有丰富的好奇心以及对知识的渴望,榜样是吸引他们主动进行学习和模仿的重要对象。所以,护士丰富的知识素养、娴熟的护理技术,都能为顺利与患儿沟通奠定基础。如能擅长运用小游戏、儿歌、寓言、童话故事、卡通人物与患儿交流和沟通;熟悉儿童成长发育过程中的变化及身心进行全面的护理;掌握各年龄组儿童对疾病的心理及情绪的不同反应,注意身心两方面客观征象及主观症状;具备健康教育的知识及能力;能深刻了解儿科常用药物的剂量、作用及用法等。

3. 要重视与家长的沟通　由于患儿的直接表达能力有限,大量的护理资料要通过家属提供。护士要不断与患儿及家长交流信息,因为只有这样才能全面地了解患儿的生理、心理和社会情况,争取家长早日积极主动地配合护理工作的开展。有针对性地对患儿和家长进行健康宣教,但应与医生的意见一致,避免他们由于对疾病缺乏认识而盲目恐惧、紧张和焦虑。

4. 使用鼓励性、安慰性和赞美性语言　学龄前期及学龄期的患儿常常需要鼓励,当患儿对治疗和护理比较配合时,护士要及时运用鼓励性语言,为日后的治疗和护理工作打下良好的基础。年龄较大的学龄期患儿常常因为住院影响学习而导致心中不安,不积极配合治疗,护士应根据患儿的实际情况给予安慰和鼓励,使其对护士认可,积极配合治疗。现在,大多数家庭的孩子都是家里的宝贝,护士利用这种心理特点适时地对患儿进行赞美,会使患儿和家长都得到心理上的满足,主动配合治疗和护理,同时也融洽了护患关系。

5. 增加非语言沟通　非语言沟通是通过目光、表情、手势等动态或静态的身体姿势来传递或表达沟通、交流信息的方法。微笑是一种表达美好感情的语言,它消除了患儿的陌生感,增加了对护士的信任。通过"走进病房笑一笑,患儿床前站一站、看一看,患儿额头摸一摸,患儿小手握一握,生活不便帮一帮",可以有效地拉近护患之间的距离,利于沟通和治疗。适当运用形体语言的交流技巧,还可以增强语言沟通的有效性,比如与患儿交谈时要注意平视,可以蹲下身来或患儿坐床上,护士坐椅子上,这样给患儿以平等感。较小患儿可以抱起,以缩短距离,消除其紧张情绪,产生安全感。

Communication skills with children patients:

✓ Pediatric nursing work has a certain complexity. Children with delicate body, and in the state of ignorance, low ability, at the same time, children's emotional instability, easy to change the mood. Nurses must have a strong sense of responsibility and awareness of protection, to cultivate their own keen observation and emotional appeal, to see their facial expressions, guess their mind.

✓ Nurse's rich knowledge and skilled nursing skills can lay the foundation for smooth communication with children.

✓ Nurses should constantly communicate information with children and parents, because only in this way can we fully understand the physical, psychological and social conditions of children, and strive for parents to actively cooperate with the development of nursing work as soon as possible.

✓ Preschool and school – age children often need encouragement. When children are more cooperative in treatment and nursing, they should use encouraging language in time to lay a good foundation for future treatment and nursing work.

✓ Increase nonverbal communication. Nonverbal communication is through the eyes and facial expressions, gestures, such as dynamic or static body posture to relay communication and the exchange of information or expression method.

、与儿童患者的沟通案例(Communication cases with children patients)

案例4 降不下来的体温

患儿,张×,女,10岁,急性化脓性扁桃体炎。入院第二天仍发热,体温最高达40.2 ℃,多次口服退热药降温后2~3 h体温均再次升高,家属情绪激动:"你们到底会不会看病啊? 住院两天了还发烧!"如果你是责任护士,你应该如何与患儿家属沟通?

A 护士的沟通:

"孩子得急性化脓性扁桃体炎就是会发热,降温是需要一个过程的,现在给孩子再口服一次退热药,体温一会儿会降下来的。"

B 护士的沟通:

"您别着急,孩子得急性化脓性扁桃体炎就是会发热,降温是需要一个过程的,已经静脉输了抗生素,现在可以给孩子再口服一次退热药,同时进行温水擦浴降温,相信体温会很快降下来的。"

C 护士的沟通:

"您别着急,我先来给孩子物理降温。"待家属情绪稳定后解释:"化脓性扁桃体炎是由细菌感染引起的,发热是我们人体的一种防御反应,就好像士兵在和入侵的敌人打仗。孩子持续发热时可以口服布洛芬退热,但是口服退热药就好比火上烧水,水开了只往壶里加凉水,不把火灭掉,过不了多久水还会开,只有彻底把火灭掉,也就是说彻底控制炎症才能完全退热。现在我们已经给孩子静脉滴注了抗生素,这就是用来控制炎症的,所以您别着急。布洛芬用于小儿退热是非常安全的,而且副作用少,只要每次间隔6 h,每天总量不超过4次都是可以使用的;这期间要给孩子多喝水,多休息,吃清淡易消化食物,等炎症完全控制住了,体温自然就会降下来。"

解析:发热是小儿最常见的一种症状,尤其是高热可能留下后遗症,家属往往都会非常着急,总是希望药到病除、立竿见影。此种情况下,护士要理解家属的感受,首先给予有效的措施,让家属感受到自己的孩子是被关注的,再进行相关的健康教育,语言通俗易懂,比喻形象生动,这样不同教育程度的家属都可以理解,从而缓解家属紧张、焦虑的心情。

案例5 一针见血

患儿,张×,男,7个月,高热惊厥。遵医嘱需输液治疗,但患儿血管条件较差,护士仔细评估血管时,家属说:"你能不能给孩子一针见血,不行就换人! 别让孩子受罪。"如果你是责任护士,你应该如何与患儿家属沟通?

A 护士的沟通：

"一针见血我可不能保证，孩子的血管条件还这么不好！我只能尽力。"

B 护士的沟通：

"张先生，我们也非常希望一针见血，但我们也只能尽我们最大的努力，谁都不可能保证能够一针见血啊！希望您能理解我们。"

C 护士的沟通：

"张先生，您先别担心，为了保证能够'一针见血'，我需要仔细评估血管，您宝宝的血管条件不是很好，所以护士长专门派我来，我一定会尽最大努力；另外，为了方便随时给药，我们要给宝宝穿刺一个留置针，就是把柔软的导管留置在血管里进行输液治疗，这样可减少宝宝反复穿刺的痛苦，好吗？"

解析：首先，护士在遇到患儿家属情绪紧张、质疑时，应判断家属的担忧是什么，从而有针对性地进行安抚，对于家属提出的要求耐心解释，尽量满足。其次，护士应具备扎实的理论基础、操作技能及良好的心理素质，在沟通时应注意说话的语气及方式。

案例6　全家总动员

患儿，刘×，男，7岁，肾病综合征。确诊肾病综合征半年，长期服用糖皮质激素，多次查尿蛋白+++，为进一步治疗而入院。当护士进入病房进行晨间护理时，患儿爷爷、奶奶、姥姥、姥爷、爸爸、妈妈6人均围在床边，如果你是该护士，你应该如何与患儿家属沟通？

A 护士的沟通：

"你们陪护人员太多了，这样会影响其他患儿的休息，请留一位陪护就可以了，其他人都回去吧。"

B 护士的沟通：

"你们陪护人员太多了，孩子正在服用激素，特别容易感染，为了孩子早日康复，请留一位陪护，好吗？"

C 护士的沟通：

"爷爷，奶奶，来看你们的宝贝孙子啦？这两天孩子正在完善各项检查，一般情况还不错，但是肾病综合征最容易发生的并发症就是感染。孩子长期服用糖皮质激素，抵抗力较差，这个时候一定要注意预防感染。但是陪护人员多，就特别容易引起感染，为了孩子早日康复、早日回到学校，我建议大家合理排班，每天派一个人来陪孩子，好吗？"

解析：孩子在一个家庭中被视为掌上明珠，一旦生病往往都是全家总动员，因此护士首先要理解家属的行为，其次从患儿的利益出发对患儿家属进行宣教，告知疾病的相关知识，激素的作用及副作用等，从而让患儿家属理解控制陪护人数的目的，既保障了病房的整洁安全，同时也降低了患儿交叉感染的概率。

Fever is the most common symptom in children, especially family members of high fever who are afraid of leaving sequelae. In this case, the nurse should understand the feelings of the family members, first give effective measures to let the family members feel that their children are being paid attention to, and then carry out related health education, requiring easy-to-understand language and vivid metaphors, so different education the family members can understand, thus alleviating the nervous and anxious mood of the family members.

First, a nurse in the face of families of children with emotional stress, doubt, should determine what the families are worried, thus targeted to appease, the requirements for families of patience to explain, try to meet. Secondly, nursing staff should have a solid theoretical foundation, operational skills and good psychological quality. They should pay attention to the tone and way of speaking when communicating.

The child is regarded as the jewel in the palm of the hand. Once sick, the whole family is often mobilized. Therefore, nurses must first understand the behavior of the family members, and secondly, proceed from the interests of the child to educating the family members of the child and control the number of accompanying persons. This improves the cleanliness and safety of the ward, and at the same time reduces the chance of cross-infection in children.

（杨　兵）

任务三　　与孕产妇的沟通（Communication with Pregnant Women）

任务目标

◆ 分析孕产妇的生理、心理特点。
◆ 掌握与孕产妇的沟通知识和技巧。
◆ 根据不同的临床工作情境正确进行沟通。

准确把握孕产妇的特点，针对性地采用恰当的沟通技巧，以达到良好的沟通效果。

Accurately grasp the characteristics of pregnant women and use appropriate communication skills to achieve good communication results.

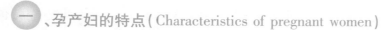

一、孕产妇的特点（Characteristics of pregnant women）

妊娠和分娩是人类繁衍后代的一种生理现象，所以孕产妇不是真正意义上的患者，而是医院里一群特殊的健康"患者"。

1. 要求高　孕产妇入院前的社会地位虽然各不相同，但家庭地位比任何时候都高，入院后她们潜意识仍需要很高的社会和家庭待遇。目前，我国一对夫妇大多一个孩子，对于母婴的护理依赖和护理需求越来越大，因此孕产妇对产科护士各方面的要求也越来越高。

2. 喜悦和害怕　孕妇憧憬着做母亲的喜悦，时时刻刻期待着孩子的降临。但越在乎往往就越害怕，害怕孩子有什么闪失，也害怕孩子畸形，不健康。另外我国重男轻女的封建思想至今仍存在，因此产妇渴望生男孩的心理较多，她们在潜意识里排斥生女孩，渴望生男孩，这就加重了她们的焦虑担忧心理。她们往往是通过电视、电影里痛苦的分娩镜头认识分娩的疼痛，这会让孕妇在临近生产时焦虑不安。

Characteristics of pregnant women: Pregnancy and childbirth are a physiological phenomenon of human reproduction, so pregnant women are not patients in the true sense.

　　√ Although the social status of pregnant women before admission is different, their family status is higher than at any time. After admission, they still subconsciously need high social and family treatment.

　　√ Pregnant women look forward to the joy of motherhood and look forward to the arrival of their children all the time. The pain of childbirth is often recognized through the painful childbirth scenes in TV and movies, which can make pregnant women feel anxious and uneasy when they are close to child-birth.

二、与孕产妇的沟通技巧(Communication skills with pregnant women)

1. **热情真诚**　产科是一个有着无限欣喜的地方,护士要善于运用赞赏性、鼓励性的语言和安慰性的体态语言巩固护患合作关系。护士与孕产妇及家属接触最多,称呼语是护患交往的起点,得体的称呼,能给孕产妇一种亲近感。因孕产妇都较年轻,产科护士可以用"小张""小王"等称呼她们,而不应用床号取代称谓;当产妇进入潜伏期出现阵发性腹痛时,护士可以面带微笑地摸着产妇的腹部轻轻拍着肩膀鼓励说:"不要害怕,进入这个时期就有希望,生孩子也就这会儿最困难,过了这段时间就能顺利过关当妈妈了!"当产妇和新生儿一起回到休养室时,护士可以拉住产妇的手欣慰地夸奖:"恭喜你终于成为妈妈了! 你很勇敢,好样的!"床边检查婴儿时说"你的宝宝真漂亮,好可爱呀!"这样既活跃了气氛又跟她们拉近了距离,用自然流露的真情和爱心温暖产妇和家属,使她们真切地感受到护士对她们的关爱。

2. **加强宣教**　每一个孕产妇和家属都把安全视为第一位,这是她们求医行为的最终目的。她们期待着可信赖的医务人员能及时准确地治疗和护理。护士要依据产科特点,开展有针对性的教育活动。做好产前宣教工作,向产妇耐心讲解有关分娩的知识,分娩时的配合技巧,实行陪伴分娩,让产妇了解分娩是一个正常的生理过程,使产妇正确对待疼痛,有利于集中精力配合医生助产,将害怕和恐惧的心理转变成积极配合,以一种平和的心态迎接生命的诞生。为产妇讲解饮食与营养、活动与休息、清洁卫生、母乳喂养以及新生儿护理等方面的相关知识,讲解出院异常情况的应对措施以及产后复查,新生儿预防接种的时间,并告知咨询电话,以便出院后随时与医护人员联系。用丰富的知识和周到的服务建立坚实的信任关系。

3. **关爱和尊重**　分娩阵痛或剖宫产术后的疼痛会让孕产妇感觉无助,非常需要护士和家人的关怀和安慰,不管孕产妇的年龄、社会地位、文化程度如何,护士都要一视同仁,真诚地、朋友式地对待她们中的每一位。为产妇进行会阴冲洗、乳房护理或指导母乳喂养时实施人性化护理,请无关人员回避,减少暴露,操作完毕应尽快为产妇穿好衣裤或盖上被子后再离开病房,让产妇感受到在医院跟在家一样有人尊重,有人关爱。

Communication skills with pregnant women:

　　√ Obstetrics is a place of infinite joy. It is good at using admiration, encouraging language and comforting body language to consolidate nurse-patient cooperation.

　　√ Mothers look forward to reliable medical staff to treat and care in a timely and accurate manner.

　　√ Nursing staff should carry out targeted education activities based on the characteristics of obstetrics.

✓ Labor pains or pain after caesarean section can make pregnant women feel helpless, and they need the care and comfort of nurses and family members. Regardless of the age, social status, or education level of pregnant women, nurses should treat them equally, sincerely and as friends. Treat each of them.

 三、与孕产妇的沟通案例(Communication cases with pregnant women)

案例7　怕疼的产妇

患者,王××,女,29 岁,妊娠 40 周临产。入院时自诉已出现不规律宫缩,下午 4 点责任护士检查:规律宫缩,宫口开 3 cm,胎心 130 次/min。患者问责任护士:我什么时候进产房? 几点能生? 责任护士答道:根据你的情况,如果产程进展顺利的话,还需要七八个小时! 患者听完后,大哭起来,"我要剖宫产! 我受不了!"如果你是责任护士,你该如何向患者及家属解释?

A 护士的沟通:

"生孩子哪有不痛的? 您坚持一下! 这个疼痛谁也代替不了!"

B 护士的沟通:

"王××您好! 您的宫口开了 3 cm 了,现在是最痛的时候,您再坚持一下,等宫口开全,就没有这么难受了。"边说边摸着患者的腹部,"现在宫缩过去了,您可以休息一下了,一定要坚持哦!"

C 护士的沟通:

"王××您好,您的宫口开了 3 cm 了,现在是最痛的时候。现在正在宫缩,来,跟着我一起深呼吸,呼-吸……宫缩过去了,放松,正常呼吸,这样是不是不那么痛了? 一定要加油,剖宫产也不是百分百安全的、无痛的。"边说边摸着患者的腹部,这时宝宝动了一下,"您感到宝宝动了吗? 宝宝也在和您一起加油呢,我们大家一起努力就可以早一点看到宝宝了。"

解析:宫缩的疼痛,是每一位产妇在产程过程中最难忍受的,B、C 护士在与患者沟通时充分应用了肢体语言——触摸,拉近了护患之间的距离;C 护士在此基础上与患者一起做深呼吸,进一步拉近了护患之间的距离,并使用了鼓励性的语言,使患者和家属感受到了专业的关怀,看到了希望,能更好地配合责任护士。并且告知剖宫产的不利之处,使产妇对顺产更有信心。

案例8　坐月子不开窗户

患者,王××,女,29 岁,剖宫产术后 2 d。某日下午责任护士巡回病房时,发现该病房窗户紧闭,整个病房闷热,责任护士随即打开窗户,患者家属马上过来边关窗户边说,"坐月子不能开窗户,她不能吹风的,得了月子病怎么办?"如果你是责任护士,你该如何给患者及家属做好解释工作?

A 护士的沟通:

"阿姨,您好,今天气温较高,病房闷热,一定要开窗通风,不然患者中暑了怎么办?"

B 护士的沟通:

"阿姨,您好,今天天气热,产妇和宝宝需要新鲜空气,只要风不直接吹产妇即可,不开窗户怎么能行? 房间太热的话,产妇容易中暑。"

C 护士的沟通:

"阿姨,您好,今天天气热,您看宝宝的脸上都起疹子了。"责任护士走近患者,看见患者满脸通红,"您热吗?""护士,我热得难受,可是我们家坐月子不让开窗户。"

"阿姨,您看,现在气温这么高,房间里太热了,产妇身体虚弱,如果长时间不开窗通风,容易中暑。另外,产妇和宝宝现在抵抗力低,室内空气污浊,易发生感染。只要产妇不吹对流风就没关系的。"

解析:当发生以上情况时,责任护士应该告知患者及家属这样做的弊端,讲解科学度过产褥期的相关知识,帮助她们走出误区。A护士只是简单地告知患者不开窗户的弊端。C护士则能从患者的感受出发,向患者及家属讲解相关知识,使用具有情感性的语言告知患者产褥期相关注意事项,使患者及家属易于接受。

案例9　不想母乳喂养的妈妈

患者,刘××,女,24岁,正常分娩后。责任护士与助产士交接完之后,协助其进行母乳喂养。产妇却很抗拒,"我现在没有奶,我的宝宝吃奶粉就好了,我们买的是最好的奶粉。"如果你是责任护士,你如何与患者进行沟通,如何指导母乳喂养?

A护士的沟通:

"刘××,您好!母乳是宝宝最好的食品,再好的奶粉,也比不上母乳有营养啊!"

B护士的沟通:

"刘××,您好!为什么不喂宝宝?"责任护士走近患者床旁。

"护士,我还没有奶,等有了再喂宝宝。"患者边说边向后躲。

"现在提倡纯母乳喂养,母乳是宝宝最好的食品,再好的奶粉也没有母乳有营养;您各方面条件都适合喂宝宝,现在奶水少很正常,只要坚持哺乳,奶水就会多起来。"

C护士的沟通:

"刘××,您好!宝宝真漂亮!为什么不喂母乳呢?"

"护士,我还没有奶!"

"来让我看看。"责任护士检查她的乳腺,"您看,奶水挺好的。"

"我不想喂,哺乳会影响体型恢复的;生完宝宝我还要继续工作,到时候会不方便的。"

"哺乳不但不会影响体型,还有利于您的身体恢复,减少乳腺疾病的发生;另外,母乳是宝宝最好的食品,现在都提倡母乳喂养,您上班后可以储存母乳,不会影响您的工作和宝宝的喂养。"

"护士,那我试一下吧!"

"好,我来帮您。"责任护士抱起宝宝协助患者喂奶。

解析:当发生以上情况时,责任护士应该先了解患者不进行母乳喂养的原因,耐心倾听。A护士只是简单地告知患者母乳对宝宝好。C护士注意倾听患者的讲述,在了解了患者不进行母乳喂养的具体原因后,详细地介绍母乳喂养的相关知识,并且给患者母乳喂养的具体指导,解决患者担心的问题。

When the mouth of the uterus opened 3 cm, it was the most unbearable time for each parturient during the labor process. Nurses B and C fully used body language when communicating with the patient—touching, bringing the nurses closer. On this basis, nurse C took deep breaths with the patient, further shortening the distance between nurses and patients, and used encouraging language, so that patients and their families can feel professional care, see hope, and be more cooperate well with the responsible nurse, and to inform the disadvantages of cesarean section, so that mothers have more confidence in the smooth delivery.

When the above situation occurs, the responsible nurse should inform the patients and their families of the disadvantages of doing so, explain the relevant knowledge of scientifically passing the puerperium, and help them out of misunderstandings. Nurse A simply informed the patient of the disadvantages of not opening the window. Nurse C could start from the patient's feelings, explain relevant knowledge to the patient and their family members, and use emotional language to inform the patient of the precautions related to the puerperium, so that the patient and family members were easy to accept.

When the above situation occurs, the responsible nurse should first understand the reason why the patient does not breastfeed and listen patiently. Nurse A simply told the patient that breast milk is the best food for the baby. Nurse C payed attention to the patient's narration. After understanding the specific reasons why the patient didn't breastfeed, nurse C introduced the relevant knowledge of breastfeeding in detail, and gave the patient specific instructions on breastfeeding to solve the patient's concerns.

（杨　兵）

任务四　与肿瘤患者的沟通（Communication with Cancer Patients）

任务目标

◆分析肿瘤患者的生理、心理特点。

◆掌握与肿瘤患者的沟通知识和技巧。

◆根据不同的临床工作情境正确进行沟通。

准确把握肿瘤患者的特点，针对性地采用恰当的沟通技巧，以达到良好的沟通效果。

Accurately grasp the characteristics of cancer patients, and use appropriate communication skills to achieve good communication results.

一、肿瘤患者的特点（Characteristics of cancer patients）

1. **焦虑和抑郁**　以社会大众的一般认识，肿瘤往往意味着死亡，所以肿瘤患者存在着不同程度的焦虑和抑郁，如恐惧、愤怒、不愿意承认现实，沉默、冷漠、不愿与他人交谈，自怜、自弃、不愿意积极治疗等。尤其手术后化疗和放疗期间，患者本人因不能承担既往的社会角色和社会功能而精神负担较重，再加之药物副作用的影响、并发症的发生、高额的花费，常使患者产生极强的负面情绪。

2. **知情程度较差**　很多肿瘤患者家属担心患者的承受能力，害怕患者知情后有不利影响，常常不同意医务人员将病情告知患者本人。患者无法知道真实病情或对病情一知半解，心存猜疑，忐忑不安，对于治疗不能积极配合，有的还会造成误解。

3. **情绪波动大**　肿瘤是目前医学尚未解决的一大难题，绝大多数患者及其家属对该病的了解不够，一旦确诊，患者和家属往往会陷入"病急乱投医"的困境，对治疗的期望值过高。当肿瘤患者经过手术、放疗、化疗等多种治疗方案后，往往会因病情不能逆转而产生无望等负性情绪，甚至会造成患者遵医行为的退化以及治疗及护理工作的中断。

Characteristics of cancer patients：

√According to the general understanding of the general public, tumors often mean death, so cancer patients have varying degrees of anxiety and depression.

√Many family members of cancer patients are worried about the patient's ability to withstand the patient's ability, and are afraid of adverse effects after the patient knows it. They often disagree with the medical staff to inform the patient of their condition.

√Tumor is a major problem that has not yet been solved by medicine. The vast majority of patients and their families do not know enough about the disease. When cancer patients undergo various treatment options such as surgery, radiotherapy, chemotherapy, they often become hopeless due to the irreversible condition of the disease. Such negative emotions can even cause the deterioration of patients' compliance behavior and the interruption of treatment and nursing work.

二、与肿瘤患者的沟通技巧(Communication skills with cancer patients)

1. 加强与家属的沟通　肿瘤患者患病初期，常因未能确诊而焦躁不安、心神不宁。此时，一般不主张直言相告，以防患者因缺少必要的心理准备而精神崩溃，但要和患者家属保持密切沟通，实时告知患者的病情。随着治疗的深入，肿瘤患者往往从用药情况及家属特别精心的照料上初步判断出自己的病情，当患者有了比较充分的思想准备时，可以将实情告知患者本人。不过在知情的过程中，要掌握一定的沟通艺术，有计划、有步骤地将信息传递给患者，并积极寻求家属的配合。

2. 提高对疾病的认知能力　肿瘤知识的贫乏使人们难以接受疾病所带来的打击，护士应适时对患者及其家属进行疾病相关知识教育，如肿瘤的病因、是否具有传染性和遗传性、饮食营养知识等，并将肿瘤治疗中的一些新进展、新方法和成功的病例告诉患者，让患者了解现代医学的飞速发展，认识到肿瘤并不是完全不可以对付的，帮助患者重新燃起生的希望。另外，循序渐进地开展死亡教育，消除患者和家属对死亡的恐惧。

3. 提倡人性化的服务　护士要用真诚的心去抚慰患者，用关切的目光去关心患者，用适当的沉默去理解患者。当患者态度冷漠时，护士应多做解释性工作，使患者积极主动；当患者情绪低落、沉默寡言时，护士应同情、体贴患者，给予心理支持。尽可能按照患者的特点提供人性化的服务，满足患者的合理要求，给患者家属充分的陪护时间。

Communication skills with cancer patients：

√Strengthen communication with family members.

√When the patient has more adequate mental preparation, the patient can be informed of the facts.

√The lack of tumor knowledge makes it difficult for people to accept the blows brought about by the disease. Nursing staff should educate patients and their families on disease-related knowledge in a timely manner.

√Nursing staff should comfort the patient with a sincere heart, care for the patient with a concerned eye, and understand the patient with appropriate silence.

、与肿瘤患者的沟通案例(Communication cases with cancer patients)

案例10　患者需要爱和陪伴

患者,李××,女,54 岁,白血病。患者本次化疗后 1 周出现骨髓抑制,遵医嘱将患者搬入层流病房进行保护性隔离。患者搬入层流病房后表现出焦虑、紧张。尽管医护人员反复给她讲解骨髓抑制和保护性隔离的相关知识,说明进行骨髓抑制防护是非常必要的。但一日,患者实在待不住,就走出了病房……如果你是责任护士,你如何与患者沟通?

A 护士的沟通:

"您正在隔离,必须待在层流病房,不能出来的,赶紧回去。"

B 护士的沟通:

"阿姨,您赶快回病房吧,您白细胞低,出来有可能被感染。"

C 护士的沟通:

"阿姨,我知道您一个人待在层流室里难免有些着急。但您正处于骨髓抑制期,白细胞非常低,外面来来往往的人多,您很容易被感染。我先陪陪您,和您聊聊天。再通知您家人过来陪陪您,好吗?"

解析:骨髓抑制期,因为患者的白细胞缺乏,容易发生感染,就要求对患者进行保护性隔离,隔离期间限制患者的活动范围,患者就会感觉到度日如年,加之隔离期间限制家属陪伴使患者感到不适应。因此,护士在患者隔离前一定要做好解释工作,时常安慰和陪伴患者,从而使患者接受和配合。针对患者的不同情况,护士要密切观察,及时发现患者的心理变化,并给予疏导,对于出现的异常情况及时与家属、医生沟通。

案例11　脱发的烦恼

患者,张×,女,28 岁,乳腺癌。患者年纪轻,非常在意自己的外貌。在行化疗后的半个月左右,患者出现了严重脱发,同时伴有恐惧、焦虑、抑郁,不愿和别人说话,更不愿意亲朋好友来探望她。如果你是责任护士,你应该如何与患者沟通?

A 护士的沟通:

"头发掉了还会长出来的,没必要太在意和紧张,您可以先买一顶假发戴上!"

B 护士的沟通:

"脱发是化疗常见的反应,您也看到了,咱们病区有许多患者都是这样的,没人会笑话您的,头发长起来很快的,别担心!"

C 护士的沟通:

"张×,您好! 我是您的责任护士小李,您的气色今天看上去不错,是不是胃口好一些了?"(音量较平时小,语调柔和,用亲切的眼神看着患者)

"我知道您正在为脱发而发愁,听我跟您讲(拉起患者的手),您的肿瘤发现得早,只要术后积极配合放化疗,保持良好的心态,治愈的可能性非常大。说到化疗,脱发在所难免,但只是暂时的,化疗结束后自然会长出来的。您看隔壁病房的张大姐也是化疗引起的脱发,她买了款漂亮的假发,戴上一点儿都看不出来,而且还能经常换发型呢! 只要您注意饮食营养,平时多吃一些黑芝麻、核桃、黑豆这些利于头发生长的食物,同时配合按摩头皮,刺激毛囊,头发很快就会长出来的,所以您不必过于担心。"

解析:首先,护士应恰如其分地告知病情,耐心地做解释,用不同的安慰性、解释性的语言由浅入深地让患者了解病情和治疗的必要性。其次,对癌症患者,应遵循保护性医疗制度,不可直言相告,可委婉地把"癌"字说成"肿瘤"或"肿块"等,避免患者产生更加严重的恐惧心理。再次,进行语言沟通的同时,使用非语言沟通的方式,如:用亲切的眼神看着患者,握手、轻拍背等动作,都可使患者感受到护士的关怀,减轻孤独感,握住患者的手,可给予力量的支持,从而达到沟通目的。

案例 12　脾气暴躁的患者

患者,张×,男,51 岁,小肠间质瘤。患者入住肿瘤内科后,病情逐日加重,可疑肿瘤破溃合并腹腔感染,医生建议转入肛肠科行手术治疗。患者非常焦虑,怕手术不能解决问题,更怕术后病情加重。因此,脾气变得暴躁,经常在楼梯间偷偷吸烟,还对医生和护士发火。如果你是责任护士,你如何与患者沟通?

A 护士的沟通:

"叔叔,您的病做了手术肯定会好的,也不要过于担心了。"

B 护士的沟通:

"叔叔,您好! 所有手术都是存在风险的。我知道您担心手术失败,可您吸烟和发脾气也解决不了问题呀! 更何况吸烟对身体是有害的。"

C 护士的沟通:

"叔叔,您又吸烟了,是心情不好吗?"

"医生说我的病又复发了,还怀疑肿瘤破了。"

"我很难过。医生还说了什么?"

"他认为目前的这种情况应该立即开刀,切除病灶。"

"您是怎么想的呢?"

"我不知手术的危险性有多大,担心手术失败。"

"我能理解您(护士伸出手,放在患者背上),如果这件事发生在我身上,我也会如此。我们科过去有许多患者都接受了这个手术,恢复的效果也不错,您也不必太担心了。"

"谢谢你,和你说说话现在我感觉好一些了。我是很担心,但只要有治愈的希望,我也不会轻易放弃的,家里还有老人和孩子等我照顾呢!"

"能听到您这样说真是太好了,我们都会为您加油的!"

解析:A 护士的沟通不但过于简单,而且话说得太满以至于无法挽回,会造成被动。B 护士说话不顾及患者的感受和情绪,使患者感受到不愉快,或是在患者不理智、不冷静时出言不逊,导致矛盾的激化和扩大,容易造成纠纷。C 护士态度诚恳,尊重患者,利用了肢体语言表达了对患者的关心和理解,愿意倾听患者的想法,了解患者真实的感受,从而取得患者的信任,缩短护患之间的距离,消除患者的疑虑和担心。

The nurse must do a good job of explaining before the patient is isolated, and often comfort and accompany the patient, so that the patient accepts and cooperates. In view of the different conditions of the patients, the nurses should closely observe, find out the psychological changes of the patients in time, provide guidance, and communicate with family members and doctors in time for abnormal situations.

The nurse should inform the patient of the condition appropriately, explain patiently, and use different comforting and explanatory language to let the patient understand the condition and the necessity of treatment. For cancer patients, the protective medical system should be followed, and the word "cancer" can be euphemistically described as "tumor" or "lump" to avoid more serious fears.

Nurse C had a sincere attitude, respected the patient, used body language to express care and understanding of the patient, was willing to listen to the patient's thoughts, understood the patient's true feelings, so as to gain the trust of the patient, shortened the distance between the nurse and the patient, and eliminated the patient's doubts.

（杨　兵　司延萍）

任务五　跨文化护理沟通（Intercultural Nursing Communication）

任务目标

◆掌握跨文化护理沟通的影响因素。
◆熟悉跨文化护理沟通的技巧和策略。
◆在多元文化背景下正确进行护理人际沟通。

随着现代社会的进步、科技的发展和国际一体化进程的加速,不同国家和地区之间人们的接触和交往日益增多,多种文化背景的人共同聚集、生活和工作在一起,形成了多元文化的社会体系。医疗卫生领域同样受到多元文化的影响,在多元文化背景下,护士可能遇到不同国家、不同民族、不同地区、不同文化背景的患者,他们有不同的信仰和价值观,这些可能影响他们对生命和健康的认知、健康行为以及健康状况改变后的反应。进行跨文化护理沟通,满足患者身心、社会、文化等健康需要,对护理专业人员来说是一个巨大的挑战。

In a multicultural background, nurses may encounter patients from different countries, different ethnic groups, different regions, and different cultural backgrounds. They have different beliefs and values, which may affect their perceptions of life and health, healthy behaviors, and reactions to changes in their health conditions.

、跨文化沟通与跨文化护理沟通（Intercultural communication and intercultural nursing communication）

跨文化沟通是指不同国家、地区、民族、文化背景下的主体之间的沟通。跨文化护理沟通是指护理人员与不同国家、不同地区、不同民族文化背景下的服务对象之间的沟通。

案例 13　跨文化护理沟通

患者,陈××,女,64 岁,40 年前新婚后从中国移民到美国,近期回国。明天将按预定进行子宫切除术,手术室护士对她进行术前评估访谈。尽管陈女士能很好地运用和理解英语,但是她与护士几乎没有直接的眼神接触,并且不问任何问题,她拒绝服用术前镇痛药。护士需要得到她对手术过程的知情同意,但是护士不能确定陈女士是否明白她们讨论的内容。

思考:陈女士文化背景中哪些因素会影响护患沟通?

Intercultural communication refers to the communication between subjects in different countries, regions, ethnicities, and cultural backgrounds. Intercultural nursing communication refers to the communication between nursing staff and service targets in different countries, regions, and cultural backgrounds of different ethnic groups.

二、跨文化护理沟通的影响因素(Influencing factors of intercultural nursing communication)

影响跨文化护理沟通的主要因素是文化背景,它包括价值观、语言差异、禁忌与习俗、时间观念、非语言沟通差异等。

(一)价值观的影响

价值观是个人或社会对某种特定的行为方式或存在状态的一种判断和持久信念。这种价值观包括认知、情感和行为3个部分。价值观的认知成分和情感成分影响并决定着价值观的行为成分。有什么样的价值观就有什么样的行为方式。如对于年龄的看法、时间观念、自我概念和成就感等,在东西方文化中存在着很大差异。在北美、大多数西欧国家以及澳大利亚、新西兰等国家,人们崇尚个人主义价值观,非常重视个性发展。他们非常重视个人空间和隐私,生活中的一切问题都由个人来决定,他人不能干涉;而亚洲、非洲、中东地区等国家主要持集体主义核心价值观,每个人都隶属于有凝聚力的大家庭,讲究和谐的家庭关系与亲情,忠诚于群体,把群体利益置于个人利益之上。

(二)语言差异

语言是社会沟通最重要、最基本的工具,由于不同的历史、地域、种族、传统等复杂因素,地球上的语言纷杂多样,即使同一语言,也因地区之别演变成不同的方言,是跨文化护理中的最大障碍。在临床工作中,经常可以看到医护人员听不懂来院就诊的患者及其家属提出的要求,而患者也听不懂医护人员的询问,这就是双方语言不通造成的障碍。随着我国改革开放的不断深入,越来越多的合资医院、独资医院或外资医院进入我国医疗市场,越来越多的国外客商、留学生、游客及短期来访的国际友人在华期间,都需要获得医疗卫生保障,而语言差异成为医务人员进行沟通的主要障碍。

(三)禁忌与风俗的影响

风俗是指社会上长期形成的风尚、礼节、习惯的总和。各个国家和民族之间存在千差万别的风俗。禁忌是一种特殊的民俗事象,与民俗宗教、信仰有关,常被人们视为约束自己行为的准则。护士在与患者的沟通中如果违背了这些特殊的民俗事象、民俗宗教和信仰,就会造成严重的沟通障碍。"入乡问俗,入国问禁"就是指这一点,也是国家交往中的常规。

1.中国的习俗与禁忌 汉族、藏族、布依族对长辈不能直呼其名;满族、锡伯族禁食狗肉;回族、塔吉克族、维吾尔族禁食猪肉,甚至连谈话中也忌带"猪"字或同音字。南方人忌讳数字"4"。藏胞最忌讳别人用手摸佛像、经书、佛球和护身符。

2.西方习俗与禁忌 在西方若送给患者红白相间的花一定会被赶出病房,它是病房中将有人死亡的征兆。不同国家颜色禁忌不同:埃及人忌黄色;印度人忌白色;泰国人忌红色;比利时人忌蓝色;欧美人忌黑色。许多西方国家都不喜欢"13"号和星期五;日本人忌讳4与9以及由它们组成的数字;欧美人谈话特别注意自己的隐私,也尊重他人的隐私,比如不能向对方询问收入、年龄、住址等。

(四)非语言沟通差异的影响

不同文化对衣着、空间、触摸、姿势、肢体动作和礼仪的阐释千差万别。由于人们对非语言暗示往往并不十分清楚,因此由非语言沟通引起的误会较语言沟通引起的误会更难消除。

1. 眼神 不同的文化,眼神的定义不同,同一地区不同区域的人们也有不同。欧裔美国人倾听时眼神是不变的直接的目光接触,说话时偶尔扫一眼对方;而非裔美国人在发言时专注于倾听者,倾听时低头或者转过头去;阿拉伯人会一直保持直接而专注的眼神注视对方,否则意味着你对他的话题缺少兴趣,对他们缺少尊重。

2. 面部表情 美国文化微笑一般代表友好、快乐和愉快,而很多亚洲文化以微笑代表恐惧或尴尬。

3. 点头 在不同的文化中意义不同。美国等大多数国家点头表示同意,而保加利亚、斯里兰卡、新斯顿则表示不同意。

4. 触摸 性别、社会文化背景不同,触摸的形式,礼节规范和交往习惯等都不同,阿拉伯人喜欢接触的快感,苏丹人在交往中更讲究接触、拥抱礼、握手礼等。

5. 手势与姿势 同印度、阿拉伯人交往忌用左手递东西,他们认为左手是不干净的;很多地方用一个手指指向他人是令人不愉快的;在阿拉伯应避免举拇指。同一姿势的意义也有不同,如懒散地低头走路,多代表心有不快,但美国文化则代表我很轻松。

6. 空间 在正常的社交情况下,北美人站在一起时,一般相互间隔 70 cm 左右,大约为一臂之遥。这个间距被认为是使个人感到舒适安逸的范围。然而,东方人的间距一般还要大些。相反,中东人则靠拢得更紧,有时甚至脚趾抵脚趾,并肩站立时两肘相触。

(五)时间观念的影响

德国人、美国人认为时间是神圣的,时间与效率紧密相连,因而特别重视时间计划,按钟表来集中精力做事,很少变更,不喜欢被打扰;他们非常计较人们对待时间的态度,对不守时的人会极端恼火。而意大利、西班牙、希腊、阿拉伯人对于时间的流逝却不是很在意。

案例 14 时间观念的不同

一位 49 岁美国公司职员约翰来到中国工作,他因肺部感染住院治疗,住院期间与医务科的王科长成为好朋友,约翰出院后回家继续康复治疗。王科长为了表达对朋友的关心,按中国人的习惯,每隔 3 d 给约翰打个电话,询问身体康复情况并周末登门看望。然而没过 2 周,约翰就不再接王科长的电话了,王科长对此大感不解。

思考:王科长的做法有什么不妥?

The main factor affecting cross-cultural nursing communication is cultural background, which includes values, language differences, taboos and customs, time concepts, differences in non-verbal symbols, and so on.

● Values include three parts: cognition, emotion and behavior. The cognitive and emotional components of values influence and determine the behavioral components of values. What kind of value has what kind of behavior.

● The languages on the earth are complex and diverse, even if the same language evolves into different dialects depending on the region, it is the biggest obstacle in cross-cultural nursing.

● If a nurse violates special folklore events, folklore religions and beliefs in communicating with patients, it will cause serious communication barriers.

● Non-verbal communication is communication through non-verbal means such as body, expression, space and time. Different cultures have different interpretations of clothing, space, touch, posture, body movements and etiquette. Since people are often not very clear about nonverbal cues, misunderstandings caused by nonverbal communication are more difficult to eliminate than misunderstandings caused by verbal communication.

● People in different regions value time differently.

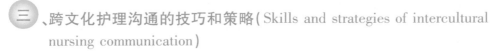

三、跨文化护理沟通的技巧和策略(Skills and strategies of intercultural nursing communication)

由于患者可能来自多种文化背景,其中一些患者对于护士来说可能很少遇见,因此与每位患者沟通时,保持一种开放的思维和接纳的态度是非常重要的。护士在临床工作中,应了解文化差异,认同文化差异,最终融合文化差异。具体的策略与技巧如下。①多元文化沟通需要护士首先考虑患者是一个个体,有其自己的文化背景;②要适时评估患者语言的需要,可以安排翻译服务来协助沟通;③对患者应称呼其正式名字,或询问称呼方式,以示尊重;④确保足够的时间和安静的环境;⑤坐在与患者同高水平线上,与患者保持舒服的距离;⑥倾听的同时观察患者的非语言信息;⑦向患者保证保护其个人隐私;⑧分析患者的交流类型,采取适宜的沟通方式;⑨提供患者熟悉的语言类型的书面资料;⑩给予足够的提问时间。

案例15　跨文化沟通的策略

乔治是一位来自西方国家的糖尿病患者,信奉伊斯兰教,大学文化,讲英语,喜欢甜食,从事环保技术工作。于1个月前来中国,就医时可见全身水肿,不习惯吃中国食品。由于语言不通,平日与病房其他人几乎没有交流,整日闷闷不乐。护士长查房时发现这一问题,特意安排了一位英语水平较高的护士对其进行护理。该护士经过与乔治交谈,了解到他有较强的时间观念,不愿忍受糖尿病饮食,不喜欢护士每天整理自己的东西和替自己擦洗皮肤。因此,护士认真地向他介绍了糖尿病饮食的重要性及注意事项,并解释了每天整理床单位及皮肤护理的原因,按时对其进行相应的护理。此后的几天里,该患者逐渐适应了这种照护模式,并很快康复出院。

思考:护士长和护士运用了哪些沟通的策略使乔治适应了中国的照护模式?

In clinical work, nurses should understand cultural differences, recognize cultural differences, and finally integrate cultural differences. The nurse should first consider that the patient is an individual with its own cultural background. It is necessary to assess the patient's language needs in a timely manner, and the patient should be called his official name to ensure sufficient time and a quiet environment. Keep a comfortable distance from the patient, observe the patient's nonverbal information while listening, protect the patient's privacy, and allow enough time for questioning.

课后习题

知识拓展

（杨　兵　王　娜）

参考文献

[1]秦东华.护理礼仪与人际沟通[M].2 版.北京:人民卫生出版社,2019.

[2]王晓莉,孙海娅,王淑芳.护理礼仪与人际沟通[M].北京:高等教育出版社,2021.

[3]赵爱平,单伟颖.护理礼仪与人际沟通[M].北京:北京大学医学出版社,2017.

[4]位汶军,过玉蓉.护理礼仪与人际沟通[M].北京:北京大学医学出版社,2019.

[5]李晓乾.护理礼仪与人际沟通[M].上海:第二军医大学出版社,2016.

[6]李华琼,宋丽华.护理礼仪与人际沟通[M].北京:人民卫生出版社,2019.

[7]李惠君,郭媛.医患沟通技能训练[M].北京:人民卫生出版社,2015.

[8]耿洁,吴彬.护理礼仪[M].3 版.北京:人民卫生出版社,2015.

[9]陈小红,刘艳.护理礼仪与人际沟通[M].武汉:华中科技大学出版社,2019.

[10]韩琳.护患沟通典型案例解析[M].北京:人民卫生出版社,2018.

[11]尹梅.医学沟通学[M].北京:人民卫生出版社,2011.

[12]奚锦芝.护理礼仪[M].北京:中国中医药出版社,2021.

[13]韩文萍,罗劲梅.护理礼仪[M].武汉:华中科技大学出版社,2015.

[14]唐庆荣,徐建鸣,叶萌.护理礼仪与人际沟通[M].上海:复旦大学出版社,2014.

[15]高燕.护理礼仪与人际沟通[M].3 版.北京:高等教育出版社,2014.

[16]郑弘,雍磊,唐志宏.人际沟通学[M].天津:天津教育出版社,2010.

[17]王斌.人际沟通[M].2 版.北京:人民卫生出版社,2011.